ARNIKA
Königin der Heilpflanzen

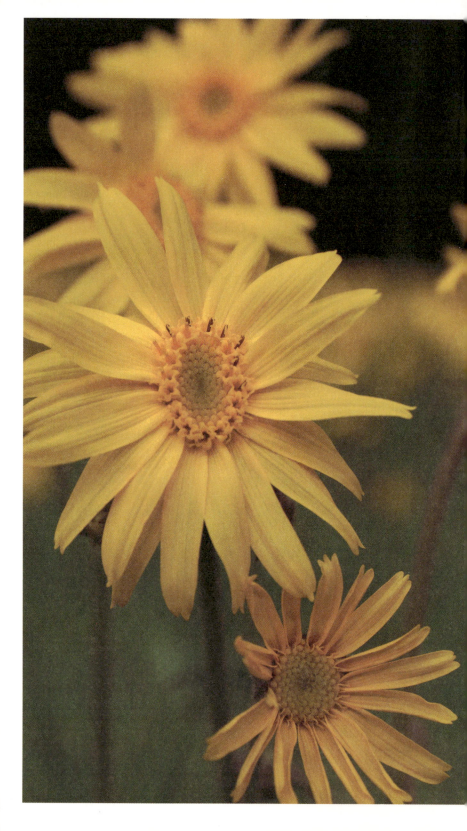

Johannes Wilkens
Frank Meyer
Ruth Mandera

ARNIKA
Königin der
Heilpflanzen

atVERLAG

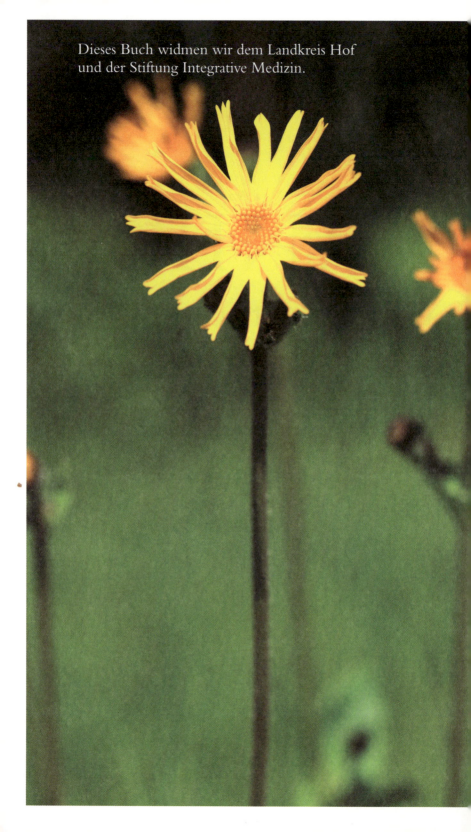

Dieses Buch widmen wir dem Landkreis Hof
und der Stiftung Integrative Medizin.

Inhalt

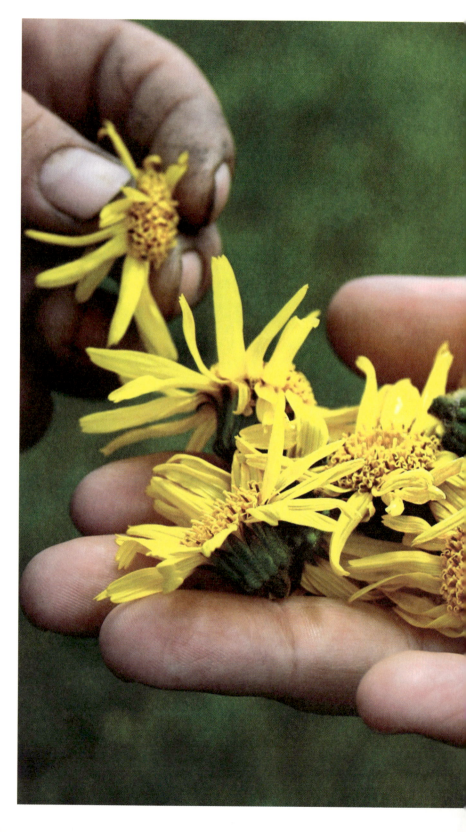

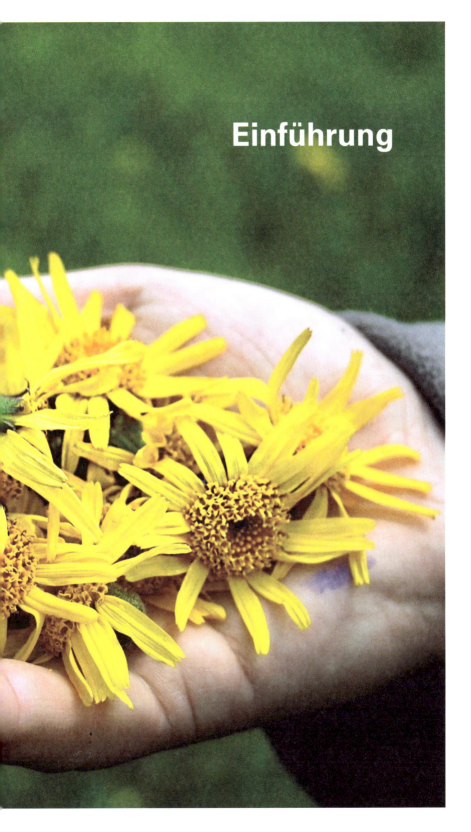

Einführung

Arnika

Wo über mächt'ges Felsgestein
Der wilde Bergfluss jagt,
Und seiner Quellen Heimatort
»Leb wohl auf immer« sagt,
Wo tosend er in grauser Schlucht
Dem tiefen Abgrund nah –
Still trauernd wiegt im Wind ihr Haupt
Die gold'ne Arnika.

Dort, wo der Menschen Lieb' und Hass
Nicht lodert hoch empor,
Dort, wo die Ruh' ohn' Unterlass
Zaub'risch umspinnt das Ohr –
Da trägt zu des Gebirges Ruhm
Dem blauen Himmel nah,
Ein Festgewand im Heiligtum
Die gold'ne Arnika.

Emil Schlegel (1852–1934)

Alltägliche Arnikageschichten

Die Triathleten hatten ihre Übungsstunde im Wasser beendet und betraten nun wieder den festen Boden. Ich bewunderte ihre Kraft und Ausdauer, ließ mich aber selbst gerade passiv von der Sonne bescheinen und genoss den Tag. Mein kleiner Sohn tauchte und schwamm im Wasser. Als er dann zu mir zurückeilte, stürzte er heftig und verletzte sich an der rechten Wade. Noch ehe ich mich erschrocken aufraffte und zu ihm eilte, war bereits einer der Triathleten zu ihm gerannt: »Hier, nimm Arnikaglobuli, dann wird es wieder.«

Meine Freundin konnte es nicht lassen. In der Fußgängerzone begrenzten Steinpolder im Abstand von einem Meter den Weg. Es war ihr ein Vergnügen, von Polder zu Polder zu springen, sie sang und sprang. Dann geschah doch das, was ich befürchtet hatte. Sie stürzte kopfüber mit der Stirn auf das Pflaster. Die Beule an ihrer Stirn wuchs in Sekunden an und hatte schnell die Größe von einem kleinen Ei erreicht. Arnica D30 hatte ich dabei. Sie nahm sofort ein paar Globuli davon, und verblüfft konnte ich zuschauen, wie die Schwellung sich binnen weniger Minuten fast komplett zurückbildete. Auch einen Tag später zeigte sich nur im Ansatz ein Bluterguss. Wer so etwas nicht selbst gesehen hat, der glaubt es nicht. So dachte ich schon damals, lange Zeit vor meinen wissenschaftlichen Forschungen zur Arnika.

Bei einem Patienten war es wieder passiert. Dabei hatte er sich von seinem Schlaganfall so gut erholt. Nach einem Sturz war erneut eine große Blutung im Gehirn aufgetreten. In der Klinik war man zögerlich und entschloss sich, erst einmal abzuwarten und zu beobachten. Ich riet dazu, täglich Arnika-Wundtücher (WALA) auf den betroffenen Schläfenbereich aufzulegen. Ergebnis der Kontrolle nach sieben Tagen: Hämatom komplett resorbiert.

Drei typische Arnikageschichten. Keine andere homöopathische Arznei hat so schnell den Weg in die moderne Hausapotheke gefunden wie Arnika. Keine andere Arznei ist so populär und wird von fast jeder Mutter in der Tasche mitgeführt. Arnika ist vielen Menschen ein Begriff beziehungsweise wieder ein Begriff geworden. In den Reformhäusern und Apotheken schmückt ihr Bild so manchen

Artikel: Shampoo, Fußbäder, Massageöle und viele weitere weisen als Inhaltsstoff Arnikaauszüge auf.

Viele der alten Bauersfrauen aus dem Frankenwald und dem nahegelegenen Fichtelgebirge kennen sie aus eigener Anschauung und haben früher selbst Arnika in Alkohol eingelegt. Noch vor fünfzig Jahren gab es Wiesen, die in Gänze mit *Arnica montana* besiedelt waren. Arnika aus dem Fichtelgebirge galt zur damaligen Zeit in Deutschland als die arzneikräftigste. Das ist inzwischen Legende. Sie ist fast vollständig aus dem hiesigen Gebiet verschwunden, und nur der Kenner weiß noch kleine Standorte zu nennen; Überdüngung und andere Nebenerscheinungen der modernen Landwirtschaft haben sie von ihren alten Standorten verbannt.

Es ist eine gegenläufige Entwicklung zu beobachten: Je seltener Arnika infolge der modernen Landwirtschaft und der Industrialisierung geworden ist, desto mehr wird sie für die Zivilisationskrankheiten des Menschen benötigt. Sie ist tatsächlich eine Heilpflanze für die heutige Zeit: Bluthochdruck, Herzkrankheiten, Unfallfolgen, Nervenerkrankungen gehören zu ihrem Heilrepertoire – alles Krankheiten der stressreichen heutigen Zeit.

In allen komplementärmedizinischen Richtungen nimmt die Arnika einen Stammplatz ein: Die Phytotherapie setzte sie bevorzugt bei Herzkrankheiten ein, die Homöopathie betont seit Hahnemanns Zeiten ihre Heilkraft bei Unfallfolgen, die Anthroposophische Medizin bedient sich ihrer zusätzlich für Nervenschädigungen in Rückenmark und zentralem Nervensystem. Man kann sich fragen, wie das möglich ist: Eine Pflanze heilt zugleich Rhythmusstörungen des Herzens, Nervenschwäche und Verletzungen der Blutgefäße. Was verbirgt sich hinter diesem »Mixtum compositum«, wie Rudolf Steiner, der Begründer der Anthroposophischen Medizin, die Arnika einmal in einem Kurs für Mediziner bezeichnet hatte (Vortrag vom 2.1.1924)?

In diesem Buch soll versucht werden, dieser Pflanze in Geschichte, Botanik, Homöopathie, klinischen Studien und der anthroposophischen Anschauung nachzugehen. Die Darstellung beansprucht dabei keine Vollständigkeit; unsere Kenntnis ihrer vielen Seiten scheint noch sehr unvollkommen.

Das zeigt sich auch in der Forschung zur *Arnica montana*. Die Pflanze ist zu komplex, um in ihren Wirkungen auf bestimmte Inhaltsstoffe reduzierbar zu sein. Zu vielfältig sind die Einsatzmöglichkeiten. Fast jede neue Studie zeigt Arnika mit einem anderen Gesicht, findet etwas anderes. In alldem dennoch eine Linie, einen roten Faden zu finden und Ihnen eine der größten Arzneipflanzen Europas nahezubringen, das ist das Ziel unseres Buches.

Dr. med. Johannes Wilkens

Arnikawiesen am Sitz der Götter

Der Mount Shasta im Westen der USA gehört zu den heiligen Bergen dieses Planeten. Mit über 4300 Metern ist sein weiß vergletscherter Gipfel eine weithin sichtbare Landmarke in der kalifornischen Wildnis. Er strahlt eine erhabene Ruhe aus, die nicht ahnen lässt, dass es sich um einen Vulkan handelt, der jederzeit wieder ausbrechen kann. Die Mythen der indigenen Völker, die hier seit Jahrtausenden leben, kreisen um den heiligen Berg als Ausgangspunkt der Schöpfung und Wohnstätte des »Großen Geistes«. Bis heute ist er das zentrale Heiligtum mehrerer Stämme. Er ist ihre Kathedrale, und die arnikareichen Blumenwiesen an seinen Hängen sind die Gebetsteppiche, auf denen sie ihre religiösen Rituale verrichten.

An einem kühlen Augustmorgen vor zehn Jahren machte ich mich mit meiner Familie auf, um diese heiligen Wiesen zu erkunden. Eingebettet in die schützenden Flanken des Berges umfing uns eine unberührte Natur mit alpinen Wäldern und Fluren, die noch nicht durch menschliche Bewirtschaftung entweiht waren. Der Weg führte uns langsam hinauf auf weit über 2000 Meter durch die immer karger werdende Vegetation. Die Luft wurde spürbar dünner, und die Sonne, die sich klar gegen die spärliche Bewölkung durchgesetzt hatte, brannte erbarmungslos, als wir in alten Lavabetten aufstiegen. Während wir eine kaum bewachsene, staubige Steinwüste durchquerten, stellten wir fest, dass wir den Pfad verloren hatten. Desorientiert in der bizarren vulkanischen Landschaft, ohne verlässliche Karte oder Kompass und mit viel zu wenig Wasser, folgten wir jetzt nur noch unseren Instinkten und sprachen uns gegenseitig Mut zu. In der Richtung, in der wir unser Ziel, die Arnikawiesen vermuteten, sahen wir nicht eine Spur von Grün. Allerdings entdeckten wir in der Ferne einen steinigen Bergrücken, über den ein Pass zu führen schien, was die Hoffnung weckte, dort wieder einen Weg aufnehmen zu können – wohin auch immer.

Mit sinkender Hoffnung, jemals die berühmten Wiesen zu finden, kletterten wir über den steilen Kamm, und als wir ihn überquert hatten, änderte sich die Landschaft schlagartig. Vor uns breitete sich ein feuchter, schattenspendender Nadelwald aus, durch den wir alsbald abstiegen. Im Schutz von flechtenüberzogenen Tannen zogen kleine Bäche durch den moorigen Untergrund, Insekten und Vögel schwirrten umher und funkelten im einfallenden Sonnenlicht. Hier entdeckte ich die erste Arnika, die amerikanische *Arnica mollis* mit ihren wolligen Blättern, dem behaarten, überwiegend nackten Stamm, weichen, sanft leuchtenden, gelben Blütenköpfchen und dem typisch würzigen Duft. Als sich der Wald lichtete, breitete sich vor uns die herrlichste Wiese aus, eingerahmt von schneebedeckten Gipfeln, Bergwäldern und vulkanischen Felsformationen, durchzogen von gurgelnden Bächen und kleinen Wasserfällen, die eiskaltes Gletscherwasser führten, das aus unzähligen Quellen sprudelte. Der fragile, steinige Untergrund wurde vom Wurzelwerk uralter Heidekrautstöcke zusammengehalten, die auch in den harten Wintern und während der Schneeschmelze den Elementen trotzen und dichte Rasen bilden, zwischen denen sich dunkle, fruchtbare vulkanische Erde angesammelt hat. Hier, nicht mehr allzu fern vom eisigen Gletscherrand, beschienen von einer kräftigen Sonne und einem makellosen Sternenhimmel, beschallt vom Murmeln und Plätschern der Bergbäche, gedeiht diese Arnika in vitalster, ungehemmtester Weise.

Die Schönheit dieser Wiesen mit der sie beherrschenden Farbe des goldenen Gelbs der Arnika, in perfekter Abstimmung mit dem Rot des Indian Paintbrush, auch »Präriefeuer« genannt (*Castilleja*-Arten), dem Violett vieler Blüten und dem allgegenwärtigen satten Grün, ist mystisch. Es handelt sich in der Tat um ein Heiligtum. Zum ersten Mal hatte ich intuitiv verstanden, was in den alten Mythen mit »Paradiesgarten« gemeint war und was es mit der ewigen Suche der Menschen nach paradiesischen Orten auf sich hat, nach Shangri-la, dem Gesundheit und Unsterblichkeit spendenden Ort, tief verborgen im Gebirge. Von diesem Moment an wurde die Arnika meine Geliebte. Bis zu diesem Augenblick auf der Blumenwiese am Sitz der Götter hatte ich ihre europäische Vertreterin, die *Arnica montana,* als Arzt zwar unzählige Male verordnet, voller Überzeugung, das Richtige zu tun – aber ohne dass ich mit dem Herzen wirklich dabei war.

Seitdem kehre ich immer wieder in meinen Träumen an diesen Ort der Kraft zurück. Ich sah Eiszeiten kommen und gehen und Vulkanausbrüche, die das Land bis zum Horizont in Feuer und Asche hüllten. Jäger und Krieger zogen über die Wiese, vorsichtig einen Fuß vor den anderen setzend, um keinen Stängel zu knicken. Einmal wartete dort eine Gestalt in festlicher Stammeskleidung auf mich, die Augen auf den glitzernden Bach zu Füßen gerichtet. Als sie den Blick hob und mich anschaute, griff sie sich gleichzeitig ans Herz und reichte mir sodann eine Arnika, die wie aus dem Nichts auf ihrer Handfläche erschienen war. Ein anderes Mal begegnete ich einer alten Frau mit langen grauen Haaren, die in der Wiese kauerte und ins Gebet vertieft schien. Ich näherte mich ihr vorsichtig, bedacht, sie nicht zu stören. Plötzlich und unerwartet drehte sie mir ihren Kopf zu, und ich sah zu meinem Erstaunen, dass es sich um einen grauen Wolf handelte, der mich aus gelben, leuchtenden Augen anschaute. All das hat mit der Arnika zu tun, der sonnigen Wolfsblume, die unser Herz erfreut und die Heilung nach Verletzungen aller Art befördert. Sie ist viel älter als die heutige Menschheit und, wer weiß, vielleicht wird sie diese auch überleben. Eines ist jedoch sicher: Wir haben ihre Heilkräfte heute nötiger denn je.

Dr. med. Frank Meyer

Ein goetheanistischer Blick auf die Arnika

Unter dem Datum des 24. Februar 1823 berichtete Kanzler von Müller (1956, S. 63), Johann Wolfgang von Goethe (1749–1832) habe sich über die ihn behandelnden Ärzte geärgert, und notierte: *»Er triumphierte, dass sein scharfer Geschmack etwas Anis in einer Arznei entdeckt habe, und dass man sich, weil ihm diese Kräuter stets verhasst gewesen, zur Umänderung des Recepts entschlossen. Mit Wohlgefallen hörte er, dass man ihm Arnika geben wolle, und hielt ganz behaglich eine kleine botanische Vorlesung über diese Blume, die er häufig und sehr schön in Böhmen getroffen.«*

»Auch Arnika ist eine Goethe-Pflanze« heißt es deshalb in dem Essay, den der Medizinhistoriker Johannes Gottfried Mayer gemeinsam mit Franz-Christian Czygan, dem langjährigen Professor für Pharmazeutische Biologie in Würzburg, im Jahr 2000 veröffentlichte. Die tiefe Beziehung Goethes zur Arnika durchzieht auch unser Buch bis hin zu seinen dramatischen Krankengeschichten. Goethe hatte die Fähigkeit, polare Aspekte zu bemerken und sie in Worte zu kleiden, die durch ihre paradoxe Verknüpfung wachrütteln können, so zum Beispiel beim »offenbaren Geheimnis« oder der »anschauenden Urteilskraft«. Seine Art, Pflanzen wahrzunehmen, die Verwandlung ihrer Blätter zu beachten, Polaritäten und Steigerungen in ihrem Leben zu beschreiben – all dies hat immer wieder Menschen begeistert. Die goetheanistische Pflanzenbetrachtung bemüht sich, in seinem Sinne Entwicklungen von Pflanzen zu erfassen, die dazu passenden Begriffe zu bilden und die entsprechenden Prozesse innerlich mitzuerleben.

Glückliche Fügungen brachten uns drei Autoren zusammen. Alle lieben wir die Arnika schon lange und hatten uns jeweils intensiv mit ihr beschäftigt. Es war faszinierend zu erleben, wie aus unseren unterschiedlichen Begabungen in einem langen Prozess etwas ganz Neues entstand, ein echtes »Gesamtkunstwerk«, das niemand von uns allein zustande gebracht hätte. Die Gegensätze liebende Arnika ist in dieser Hinsicht ein großartiges Vorbild.

Ruth Mandera

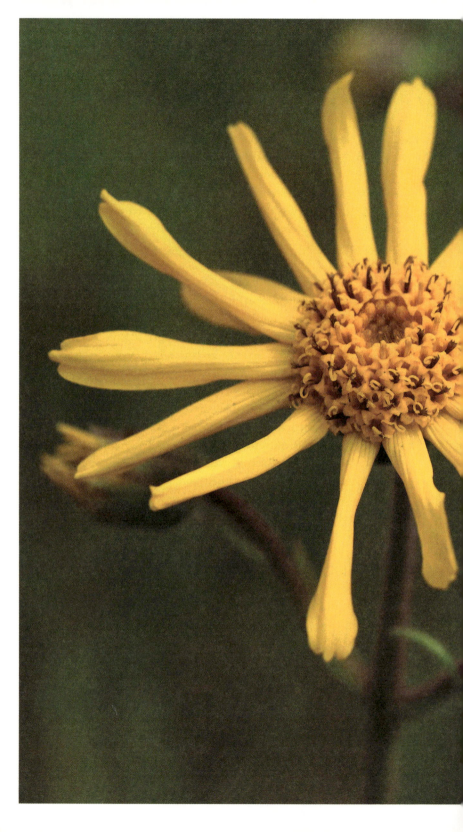

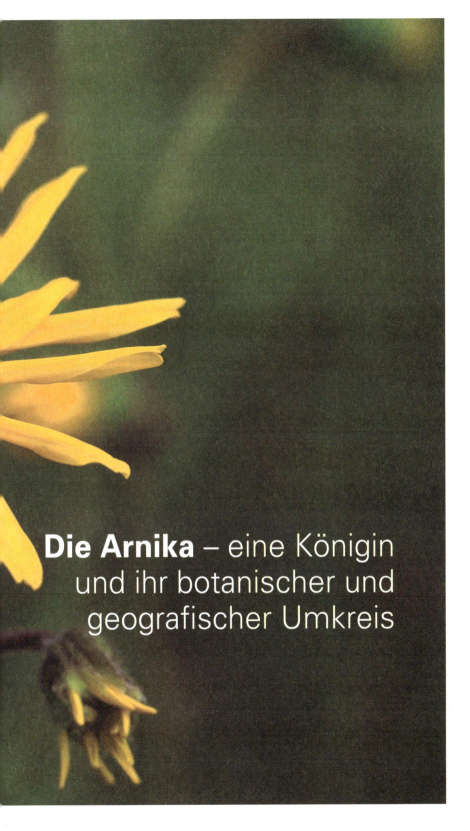

Die Arnika – eine Königin und ihr botanischer und geografischer Umkreis

Die Korbblütler

Die Familie der Korbblütler (Asteraceae, Compositen), der die Arnika angehört, ist mit etwa 1600 Gattungen und etwa 24 000 Arten eine der größten Familien im Pflanzenreich – zehn Prozent aller Blütenpflanzen umfasst sie –, sie ist zudem fast über die ganze Erde, von der Arktis bis zu den Subtropen, verbreitet. Ihre großen, farbig leuchtenden »Überblüten« bilden einen absoluten Höhepunkt im Bereich der Blütenpflanzen. In anderen Pflanzenfamilien wird das Zusammenfügen von Einzelblüten zu langgestreckten oder kugeligen Blütenständen bereits kreativ ausgelebt. Den Doldenblütlern gelingt es zum Beispiel, fünfzig, hundert oder noch mehr kurze Stängelabschnitte zuerst auseinanderstrahlen zu lassen und dann zu einer großen Komposition zusammenzufassen: Es entsteht eine Dolde, eine plane oder konvexe Einheit der meist weißen, kleinen Endblütchen auf höherer Ebene. Die Korbblütler steigern dieses Prinzip des Zusammenschließens dadurch, dass sich ihr blütentragender, markerfüllter Stängel an seinem oberen Ende stark weitet. Auf diesem »Hochbeet« wachsen nun die zahlreichen Blütchen, dicht gedrängt, eng nebeneinander. Das Erstaunliche ist dabei, dass sich zusätzlich zwei ganz unterschiedliche Blütenformen entwickeln, die aufrechten, kleinen, glockenförmigen Röhrenblüten im Inneren des Korbes und die langgestreckten, ausgeweiteten Zungenblüten am Rand. Der Blütenstand eines Gänseblümchens, einer Kamille oder einer Calendula sieht wie eine Einzelblüte aus, mit Staubgefäßen und Fruchtknoten in der Mitte und andersfarbigen Blütenblättern außen herum. In Wirklichkeit aber ist es eine »Blüte aus Blüten«, also eine »Überblüte«, die zusätzlich außen von mehr oder weniger großen, grünen Hüll- oder Hochblättern umgeben ist, die an Kelchblätter erinnern.

Mit diesem »Material« aus Röhren- und Zungenblüten eröffnen sich den Pflanzenwesen schier unbegrenzte Variationsmöglichkeiten, Blütenkörbe zu füllen. So gibt es eine große Gruppe von Gattungen, die nur Zungenblüten tragen und innerlich Milchsaft bilden (Löwenzahn, Wegwarte), oder es wachsen nur Röhrenblüten in den Körbchen, wie bei Disteln, Pestwurz oder dem Wermut. Hier entstehen bevorzugt fette oder auch ätherische Öle. Die weitaus meisten Gruppen der Compositen zeigen jedoch sowohl Röhren- als

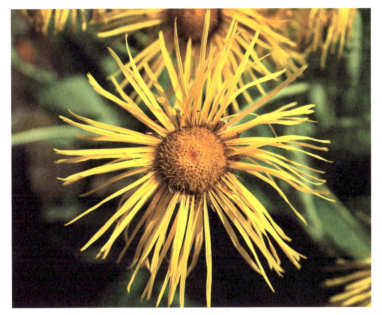

Blütenköpfchen des Echten Alant *(Inula helenium)* mit eng stehenden, dunkleren Röhrenblütcn in der Mitte und sehr schmalen, gelben Zungenblüten.

auch Zungenblüten und ähneln dadurch einer »normalen« Blüte am ehesten. Allen Körbchenarten gemeinsam ist einerseits eine intensive Farbigkeit der Einzelblütchen und andererseits das vollkommen geordnete Aufblühen: in einer sich einwickelnden Spirale setzt es sich vom Rand aus allmählich nach innen fort. Da oft Hunderte von Blüten zusammengefasst sind, ist verständlich, dass sich das Blühen über eine sehr lange Zeit erstrecken kann, ohne dass das Körbchen als Ganzes unansehnlich wird, was viele Korbblütler zu beliebten Zierpflanzen werden ließ.

Die kleinen Blüten der Korbblütler sind immer fünfzählig. Das ist besonders leicht bei den Röhrenblüten zu erkennen: Die fünf Blütenblätter sind zu einem fünfzipfeligen, aufrecht stehenden Glöckchen verwachsen. Innen stehen die fünf Staubgefäße, zu einer engen Röhre zusammengefügt. Durch diese Röhre schiebt sich vom unterständigen Fruchtknoten ausgehend der Griffel und öffnet sich erst oberhalb des Blütchens in seine beiden charakteristischen Gabeläste. Die kleinen harten Früchte werden Achänen genannt. Wie bei den Doldenblütlern sind Frucht- und Samenschale so eng miteinander verwachsen, dass die Früchtchen wie Samen wirken. Die Zungenblüten bestehen ebenfalls aus fünf Blütenblättern, sind aber nur ganz unten noch röhrenförmig verwachsen, ansonsten »geöffnet« und lang gestreckt. Ob sie zusätzlich zu ihrem unterständigen Fruchtknoten noch eine Staubbeutelröhre mit befruchtungsfähigen Pollen ausbilden, ist artspezifisch verschieden.

Amerika – der Kontinent der Arnikas

Stellen Sie sich vor, Sie blicken von oben auf einen Globus, auf den Nordpol, und jemand hätte das Verbreitungsgebiet der Gattung *Arnica* eingezeichnet, dann würde sich dieses rings um den Nordpol erstrecken, mit einem Schwerpunkt auf der westlichen Erdhalbkugel. Die Heimat der Arnikas umfasst weite Teile West-, Nord- und Mitteleuropas, Nordamerika sowie Japan. Heutzutage werden etwa 30 Arten (27 bis 32, je nach Wertigkeit der Unterarten) zur Gattung *Arnica* vereint. Die meisten davon leben im Westen von Nordamerika, von Alaska bis nach Kalifornien und New Mexico, drei Arten auch in Japan.

Auffällig ist, dass die Arnikas Regionen bevorzugen, in denen heute die auf Industrialisierung und damit verbunden Ausbeutung der Natur basierende »westliche« Zivilisation zu Hause ist: die westlichen Industriestaaten einschließlich Japans. Die Gattung besitzt

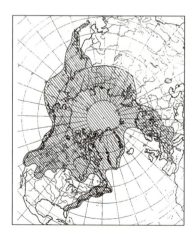

Die Verbreitung der Arnikas (nach MAGUIRE). In der Mitte der Darstellung befindet sich der Nordpol. (Aus EKENÄS 2008)

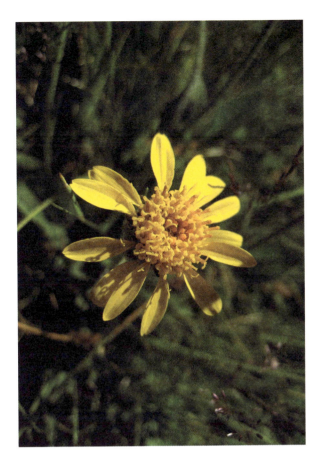

Arnica mollis, eine amerikanische Art, die in Gestalt und Aroma der europäischen *Arnica montana* recht nahe kommt.

einen absoluten Schwerpunkt hinsichtlich Verbreitung und Arten-vielfalt dort, wo die moderne Informationsindustrie ihren Hauptsitz und ihr Zentrum hat: im amerikanischen Westen, in der Heimat von Giganten des Informationszeitalters, wie Apple, Google, Microsoft und anderen, sowie unzähligen größeren und kleineren Internet- und Technologie-Unternehmen. Spontan möchte man fragen: Ist es reiner Zufall, dass Vertreter der Gattung vor allem dort zu finden sind, wo heute gewissermaßen das zentrale Nervensystem der indus-trialisierten Menschheit lokalisiert ist?

Interessanterweise wachsen die Arnikas aber eben gerade nicht wie Gänseblümchen am Wegesrand oder Löwenzahn in einer über-düngten Wiese (um zwei verwandte Heilpflanzen zu nennen), son-dern sie brauchen zu ihrem Gedeihen abgelegene Gebiete, mög-lichst wenig vom Menschen gestört. Es ist eine Besonderheit des äußersten amerikanischen Westens, dass sich dort unberührte Berg-wildnis in unmittelbarer Nachbarschaft zu den Schaltstellen der hochtechnisierten westlichen Zivilisation findet. Wir werden noch genauer erfahren, dass *Arnica montana* eine besondere Affinität zum zentralen Nervensystem des Menschen hat (siehe vor allem »Arnika in der Anthroposophischen Medizin« ab Seite 143). Arnikaarten lieben Böden, die reich an Silikaten (wie man die Verbindungen der Kieselsäure nennt) sind. Das in der Kieselsäure bzw. den Silikaten enthaltene Silizium ist zugleich der Rohstoff schlechthin für die Computerindustrie – woraus die Bezeichnung Silicon Valley (»Si-lizium-Tal«) für die bedeutendste Hightech-Region in Kalifornien herrührt.

Was hat es mit diesen merkwürdigen Entsprechungen auf sich? Lassen sie womöglich auf eine tiefere Beziehung zwischen geografischer Region, Pflanzenwelt und menschlicher Kultur schließen? Und was sagen sie über das Wesen der Arnika aus?

Womit haben wir es überhaupt zu tun, wenn wir als Europäer von dem »Westen«, dem »Norden«, dem »Osten« und dem »Süden« sprechen? Vielfach geht es ja dabei nicht einfach um die Himmels-richtungen als solche, sondern es gibt eine ganze Reihe von mit-schwingenden Bedeutungen, die wir mit ihnen verbinden. So mei-nen wir, wenn wir die Begriffe »Orient« und »Okzident«, die alten lateinischen Bezeichnungen für »Osten« und »Westen« gebrauchen, auch nicht nur lediglich geografische Richtungen, sondern auch die jeweiligen Kulturen. Und auch »Osten« und »Westen« stehen manchmal nicht nur für verschiedene Traditionen, sondern für un-terschiedliche, ja polare Geisteshaltungen, die in den entsprechenden Regionen der Welt günstige Bedingungen gefunden haben. Nicht umsonst gibt es Ost-West-Konflikte. Und auch mit dem viel zitier-ten Nord-Süd-Gefälle hat es eine Bewandtnis, die weit über unter-schiedliche geografische Bedingungen hinausweist.

Die antiken Philosophen haben bereits gewusst, dass Himmels-richtungen mehr sind als nur geografische Koordinaten. In der alten Lehre von den vier Elementen (Erde, Wasser, Luft und Feuer) wa-ren Norden, Süden, Westen und Osten mit Qualitäten verbunden, was heute weitgehend in Vergessenheit geraten ist. So war in der Vier-Elemente-Lehre dem Norden das Element Erde (mit den Ei-genschaften kalt und trocken) und dem Westen das Element Wasser (mit den Eigenschaften kalt und feucht) zugeordnet (siehe Tabelle).

Element	Eigenschaft	Himmelsrichtung
Feuer	warm und trocken	Süden
Luft	warm und feucht	Osten
Wasser	kalt und feucht	Westen
Erde	kalt und trocken	Norden

Die vier Elemente in ihrer Beziehung zu den vier Himmelsrichtungen und den vier Eigenschaften.

Beiden, dem Wasser und der Erde, ist in diesem Ordnungssystem die Kälte gemeinsam. Die Arnikas orientieren sich also, wenn man der Vier-Elemente-Lehre folgt, zur Kälte hin: Sie bevorzugen den Nordwesten. Zusätzlich gedeihen sie gern in gebirgigen Gegenden mit kalten Wintern.

In spiritueller und kultureller Hinsicht lässt sich die Bedeutung der Himmelsrichtungen auch so verstehen, dass vom Osten das Geistige in die Welt kam. Alle geistigen Traditionen haben letztlich ihre Quelle im Osten, das Christentum eingeschlossen. Im Westen hingegen tritt an die Stelle der Traditionen das Freiheitsstreben der Menschen. Das Geistige steht im Westen nicht länger im Zentrum der religiösen Verehrung. Infolge von Aufklärung und naturwissenschaftlicher Entwicklung machen sich die Menschen von traditionellen Bindungen frei und stoßen vom reinen Erfahren des Geistigen zu den angewandten Wissenschaften vor, mit dem Ziel der Emanzipation des Menschen von göttlichen und natürlichen Zwängen.

Zusammenfassend kann man sagen: Während das Geistige im Osten (Element Luft, warm und feucht) in Form des Denkens (als Religion und Philosophie) in die Welt kam, verbindet es sich im Westen mit den Kräften und Stoffen der materiellen Welt und wird hier zum Instrument des freien Willens und der willensbasierten freien Handlungen. Die Folge sind die technologischen Entwicklungen, die uns Raum und Zeit überwinden lassen, zunächst in Form von physischen Transportmitteln, zunehmend aber durch digitale Vernetzung im Internet. Diese Entwicklung geht hauptsächlich von der Westküste der USA aus, jener hochindustrialisierten Region, die sich vor allem vom bereits erwähnten Silicon Valley in Kalifornien bis hoch in den Nordwesten in den Staat Washington erstreckt, wo in der Nähe von Seattle Firmen wie Boeing (Flugzeuge, Weltraumfahrt) und Microsoft (Software) zu Hause sind.

Die besonderen Qualitäten des Nordens wiederum treten in Erscheinung, wenn wir uns die Polarität Süd-Nord vor Augen führen. Der Süden (Element Feuer, warm und trocken) spricht den Menschen vor allem an, indem er die Sehnsucht nach Emotionalität, nach farbenfrohem Eros, nach lichterloh brennender Liebe weckt. Im Norden hingegen herrschen Kälte, Nüchternheit, Zurückhaltung und Erstarrung vor, Eigenschaften, die der naturwissenschaftlich-technologischen, einseitig verstandesmäßig gesteuerten Entwicklung zugutekommen.

Kulturelle Einseitigkeiten, wie sie in den nordwestlichen Industriestaaten vorherrschen, begünstigen die Anfälligkeit für bestimmte Krankheiten. Das gilt vor allem für die sogenannten stressassoziierten Beschwerden, zu denen die meisten Herz-Kreislauf-Erkrankungen, aber auch viele neurologische Krankheitsbilder gehören.

Der große amerikanische Neurologe und Begründer der modernen Nervenheilkunde George Miller Beard (1839–1883) stellte diese Zusammenhänge zwischen Industriekultur und Zivilisationskrankheiten als einer der Ersten fest, als er in seinem berühmten Hauptwerk *American nervousness* (1881, »Amerikanische Nervosität« – Nervosität war damals eine gängige Bezeichnung für Stress und seine Begleiterscheinungen) schrieb: »Die amerikanische Nervosität breitet sich über Europa aus, das, zumindest in bestimmten Ländern, rasch amerikanisiert wird.« Dieser Prozess ist heute weit vorangeschritten – mit dem Ergebnis, dass sich die westlichen Zivilisationskrankheiten in den Industrieländern seit Generationen manifestiert haben.

Es ist faszinierend, sich an dieser Stelle den berühmten Vers von Friedrich Hölderlin (1770–1843) ins Bewusstsein zu rufen, der lautet: »Wo aber Gefahr ist, wächst das Rettende auch.« In diesem Falle – »wachsen« darf hier ruhig wörtlich genommen werden – wächst es seit langen Zeiten in Form von Pflanzen, die vornehmlich in den Bergwelten des Nordwestens zu Hause sind: die Arnikas. Hier finden wir diese Pflanzen in Massen gigantischen Ausmaßes, von denen wir im dicht besiedelten Europa nur noch träumen können.

Dass die Arnikas in Nordamerika in so großer Zahl und so artenreich gedeihen, hat auch geografisch-geologische Hintergründe, die der Vorliebe der Arnikas für raue Umgebungsbedingungen mit starken Temperaturschwankungen entgegenkommen. Arnikaarten lieben Gegensätze – und hiervon hat Nordamerika, vor allem im

Westen, viel zu bieten. Das hängt mit der sogenannten Platten-tektonik zusammen. Die Lithosphäre, der äußere Teil des Erdmantels, besteht aus keiner einheitlichen Gesteinsschicht, sondern aus einzel-nen Platten, die sich gegeneinander bewegen, wie Eisschollen auf einem See. Man spricht auch von der Kontinentalverschiebung oder Kontinentaldrift. Der nordamerikanische Kontinent nun besteht aus einer einzigen Steinplatte, der sogenannten Nordamerikanischen Platte. An ihrem Westrand stößt diese mit der Pazifischen Platte zu-sammen. Die Pazifische Platte bewegt sich nach Osten und taucht im amerikanischen Westen unter die Nordamerikanische Platte ab, was man auch Subduzieren nennt. Folgen der Subduktion der Pazi-fischen Platte unter die Nordamerikanische sind der weitverbreitete Vulkanismus in dieser Region sowie die hohe Erdbebenaktivität.

Die Subduktion hat aber auch erhebliche Auswirkungen auf die Gestalt des nordamerikanischen Kontinentes als Ganzes. Denn sie ist der Grund dafür, weshalb sich die langen Hochgebirgsketten am Westrand der Nordamerikanischen Platte in Nord-Süd-Rich-tung aufgefaltet haben, nämlich infolge der beim »Abtauchen« ent-stehenden physikalischen Kräfte (in Europa geschieht dies in Ost-West-Richtung). Aus diesem Nord-Süd-Verlauf ergeben sich die spezifischen Bedingungen, die der gegensatzliebenden Arnika ide-ale Voraussetzungen bieten und mit denen sich auch die Menschen auseinandersetzen müssen, die sich in dieser Region niedergelassen haben. Sie führen dazu, dass die temperaturausgleichenden milden und feuchten pazifischen Westwinde nicht das Landesinnere errei-chen, und ermöglichen stattdessen vor allem einen ungehinderten Luftmassenaustausch zwischen der Arktis und den Subtropen. Die Folge sind warme, trockene Sommer und extrem harte, lang andau-ernde Winter mit Dauerfrost über viele Monate. Blizzards, heftigste Schneestürme, wie wir sie in Europa überhaupt nicht kennen, sind damit auch weit im Süden möglich, während es umgekehrt im Som-mer Warmlufteinbrüche bis weit hoch in den Norden gibt. Wegen dieser Polaritäten ist Nordamerika der Kontinent der Arnikas. Auch die dort ansässigen Menschen und ihre Kulturen wurden durch die Polaritäten auf vielen Ebenen geprägt.

Amerikanische Arnikas – Heilpflanzen der Indianer

Die Verwendung der amerikanischen Arnikaarten durch die Indianer wurde im Jahre 1927 erstmals von Alpheus Hyatt Verrill beschrieben. Verrill, der angesehene Universalgelehrte und Schriftsteller, geht sogar so weit zu behaupten, die Arnika sei wie Kartoffeln, Mais, Tabak und andere Pflanzen vor der Entdeckung Amerikas in Europa unbekannt gewesen. Dieser Vergleich ist sachlich nicht richtig, schließlich ist *Arnica montana,* ganz im Gegensatz zu Tabak, Mais und Kartoffel, eine in Europa heimische und weit verbreitete Pflanze. Es bleibt jedoch bemerkenswert, dass die europäische Arnika, der Bergwohlverleih *(Arnica montana),* erst ab dem 16. Jahrhundert an Popularität

---

Wissenschaftlich belegte Arnikaanwendungen bei den indigenen Völkern Nordamerikas

In der folgenden Übersicht werden die jeweils dokumentierten Arten nicht extra berücksichtigt. Fast allen der genannten Indikationen begegnen wir auch in Europa bei der Verwendung von *Arnica montana.*

- Sinnesorgane, Kopf und Hals: Augenentzündungen, Zahnschmerzen, Halsschmerzen, Haarausfall
- Schmerzen: Rückenschmerzen, Schmerzen aufgrund von Schwellungen
- Verletzungen: Prellungen, Verstauchungen, Schnittverletzungen und andere Wunden, Insektenbisse
- Bauch: Magenprobleme, Verdauungsstörungen
- Sonstiges: Tuberkulose, Warzen, Altersflecke, allgemein als Stärkungsmittel

- Ebenso ist die magische Verwendung von *Arnica latifolia,* der breitblättrigen Arnika, als Liebeszauber belegt, wie bei Hildegard von Bingen (siehe Seite 86) für »de Wolfesgelegena«. Außerdem die Einnahme von *Arnica latifolia* und der herzblättrigen Arnika, *Arnica cordifolia,* als Aphrodisiakum. Verwendet wurden bei den genannten Indikationen sowohl die unterirdischen Teile als auch die ganze Pflanze. Zubereitet wurden Aufgüsse für die innerliche und äußere Anwendung sowie Breis aus der ganzen Pflanze für Umschläge. Zahn- und Halsschmerzen wurden durch Kauen von *Arnica cordifolia* behandelt.

gewann (siehe »Die Arzneigeschichte der Arnika« ab Seite 86). Der Siegeszug von *Arnica montana* ist vor allem der Homöopathie zu verdanken, durch die Arnikaglobuli, -salben und andere Arnikamittel in die entferntesten Winkel der Erde Einzug gehalten haben.

Welche Arten von den Indianern verwendet wurden, darüber gibt es unterschiedliche Ansichten. Der Chicagoer Historiker Virgil J. Vogel (1918–1994) spricht von vier Arten, die von den einzelnen Stämmen genutzt wurden: *Arnica fulgens, Arnica sororia, Arnica cordifolia*, die herzblättrige Arnika, und *Arnica acaulis*. Ferner sind Anwendungen belegt für *Arnica discoidea* und die wollige *Arnica mollis*. Die reduzierte Gestalt und das würzige Aroma der letzteren, die auch in einer der Kalifornischen Blütenessenzen Verwendung findet, kommen dem Habitus von *Arnica montana* recht nahe. Es ist davon auszugehen, dass die Indianer je nach Bedarf mit anderen Arnikaarten geheilt haben.

Heinz J. Stammel (1926–1989) nennt 1986 *Arnica lanceolata* und *Arnica chamissonis* als indianische Heilpflanzen. Letztere, die Wiesenarnika (Meadow Arnica), ist von Alaska bis Kalifornien verbreitet und wächst in feuchten Wiesen. Näheres über sie auf der folgenden Seite.

Die Fähigkeiten der *Arnica montana*

Sowohl innerhalb ihrer großen Korbblütler-Verwandtschaft als auch in ihrer Gattung stellt *Arnica montana* eine Besonderheit dar. Sie ist in mehrfacher Hinsicht einzigartig, denn sie vereint sehr eigenwillige Qualitäten, die nur für sie charakteristisch sind.

Es beginnt mit ihrem Verbreitungsgebiet: Was bedeutet es, wenn sich eine Pflanzenart so eindeutig von ihren Verwandten separiert? Nur *Arnica montana* ist eine wirklich gesamteuropäische Pflanze, von Südeuropa bis nach Skandinavien lebend. Sie wurde von Linné *montana* genannt, weil sie typischerweise in Mittelgebirgen wächst; sie kann aber auch im Hochgebirge bis in 2800 Meter Höhe gefunden werden. Die viel kleinere *Arnica angustifolia* (auch als *Arnica alpina* bezeichnet) wird nur bis 15 Zentimeter groß und wächst in Skandinavien, im nördlichen Russland und auf Spitzbergen, beschränkt sich also auf den Norden Europas. Von den zahlreichen nordamerikanischen Verwandten ist bei uns nur die bereits erwähnte Wiesenarnika, die *Arnica chamissonis*, bekannt. Ihren Namen bekam sie von dem Arzt und Botaniker Christian Friedrich Lessing (1809–1862), einem Enkel des Dichters Gotthold Ephraim Lessing, zu Ehren des aus Frankreich geflohenen preußischen Offiziers, Dichters und Weltumseglers Adalbert von Chamisso. In Schweden hat sie sich als Neophyt eingebürgert, in Russland und in Ostdeutschland wird sie seit Längerem angebaut. In Gartenmagazinen wird mit ihrer einfachen Kultivierbarkeit geworben. Ihre Unterart *Arnica chamissonis* ssp. *foliosa* ist bis zu 90 Zentimeter groß, reich verzweigt, trägt viele Blätter und zahlreiche gelbe Blütenkörbchen. Sie war von 1984 bis 2000 als Stammpflanze im Arzneibuch ebenfalls zugelassen (WICHTL 2016), um zusätzlich zu *Arnica montana* »Arnikablüten« für phytotherapeutische Zubereitungen zu liefern (entsprechend der Monographie der Kommission E, der Sachverständigenkommission des Bundesinstituts für Arzneimittel und Medizinprodukte).

Beim Betrachten von Bildern der amerikanischen Arnikaarten fällt sofort eine Besonderheit von *Arnica montana* auf. Sie wird für eine Gebirgspflanze erstaunlich lang (30 bis 60 Zentimeter), verzichtet aber weitgehend auf Verzweigungen und Blattmasse. Ihr Thema ist: *Zurückhaltung in der oberirdischen Gestalt*.

Alle Arnikaarten haben gegenständige Blätter, was bei Korbblütlern selten ist. Typischerweise sind bei diesen vegetativ so kräftigen Pflanzen die Blätter spiralig angeordnet – das ist an einer Sonnenblume schön zu sehen. In der goetheanistischen Naturbetrachtung gilt die Gegenständigkeit von Laubblättern als Zeichen einer blütenhaften Durchdringung, wie beispielsweise bei den Lippenblütlern. An natürlichen Standorten beschränkt sich *Arnica montana* oberirdisch auf einen aufrechten Stängel und eine Dreiergruppe von Blütenkörbchen: nämlich auf den größeren endständigen Blütenstand sowie zwei kleinere aus den beiden etwas tiefer stehenden Blättern. Erst viel weiter unten, näher am Boden, entspringt in der Regel ein weiteres, größeres Blattpaar.

Arnica montana wächst am liebsten in Mooren, in Heiden, in Silikatmagerrasen und lichten Wäldern, auf feuchten, nährstoff- und kalkarmen, sauren Böden. Von daher liegen die wichtigsten Standorte im kieselhaltigen Urgestein. Sie ist jedoch auch in Kalkgebirgen zu finden, zum Beispiel in den Karawanken, wenn durch starken

Niederschlag der Kalk in den obersten Erdschichten ausgewaschen wurde. Sie liebt Stellen mit einer relativ dichten Rohhumusschicht aus abgestorbenem, aber noch nicht vollständig zersetztem Pflanzenmaterial; Stellen, die feucht und ausreichend durchlüftet sind, sich im Sommer gut erwärmen und beim Betreten federnd schwingen. Immer braucht die Arnika in der Erde genügend Feuchtigkeit. Oberirdisch sind ihre Standorte meist stark dem Wind, dem Licht sowie Wärme und Kälte ausgesetzt.

Eine eindrückliche Beschreibung eines Erlebnisses mit der Arnika gibt die Apothekerin Christina Kiehs-Glos. Sie zeltete in den Vogesen am Rande von Arnika-Hochflächen, als Regenfluten und ein Orkan über die Landschaft hereinbrachen: »In der dritten Nacht gab ich auf, flüchtete, das Zelt dem Sturm überlassend, ins Auto, vorbei an Hunderten blühender Arnika. Sie alle tanzten im Wind und schienen das entfesselte Element zu genießen. Keine einzige war geknickt, keine einzige hatte den Kopf verloren« (KIEHS-GLOS 2002, S. 21).

Gestalt und Entwicklung der einzelnen Pflanzenteile

Das wichtigste Organ der Arnika ist das unterirdische Rhizom, ein annähernd horizontal wachsender »Erdspross«, rhythmisch gegliedert in Knoten und Internodien und nur maximal sechs Millimeter dick. Dieses Rhizom verbindet sich wenig mit dem Untergrund, sondern bleibt dicht unter der Erdoberfläche im Bereich der oben geschilderten Rohhumusdecke oder in Moornähe unter den Moospolstern. Es wird mehrere Zentimeter lang und spiegelt die Aktivitäten der Arnika im Jahresgang wieder: dickere, gestauchtere Abschnitte mit eng beieinanderliegenden Knoten und Blattnarben verweisen auf das Sommerwachstum; schmalere, weiter auseinanderliegende Knoten und Blattnarben entsprechen dem Frühjahrswachstum. Die Rhizome verzweigen sich zu einem Netzwerk, sodass die verschiedenen Erdsprosse benachbarter Pflanzen neben- und übereinander verlaufen. Nach einigen Jahren sterben die ältesten Teile ab.

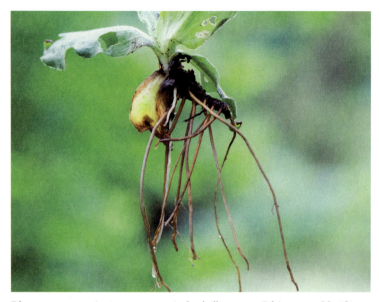

Blattrosette von *Arnica montana* mit dunkelbraunem Rhizom und kräftigen hellbraunen Wurzeln.

Aus dem Rhizom entspringen viele Wurzeln. Sie sind – im Vergleich zum schmalen Rhizom – mit einem Durchmesser von etwa zwei Millimetern verhältnismäßig dick, erstaunlich fleischig und zunächst unverzweigt. Die bekannte Klagenfurter Wurzelforscherin Lore Kutschera (1917–2008) nennt sie »schnurförmig«. Sie grub Arnikapflanzen an verschiedenen Standorten aus und gibt Wurzeltiefen von 25 bis 90 Zentimetern an, je nach Bodenerwärmung und Untergrund. Die Wurzeln leben in Symbiose mit Mykorrhizapilzen.

Im Herbst sind an den Rhizomspitzen Knospen zu sehen, aus denen im Frühsommer (im Mai oder Juni, abhängig vom Standort) die jungen Blätter treiben. Diese ersten Blätter bleiben noch ganz dicht am Boden, bilden also eine sogenannte Rosette. Bei vielen Rosettenpflanzen sieht man wunderschöne Blattspiralen auf der Erde, vor allem wenn sie grün durch den Winter getragen wurden, wie beispielsweise bei der Nachtkerze, den Königskerzen oder der Wegwarte. Bei der Arnika gibt es niemals Blattspiralen, da alle ihre Blätter strikt gegenständig angelegt sind. Das entspricht der Blattstellung von jungem Feldsalat, dessen gekreuzt gegenständige Rosetten wir im Winter so gern essen. Am hellen Naturstandort im Gebirge legt die Arnika die Blätter der noch nicht blühenden Rosetten je-

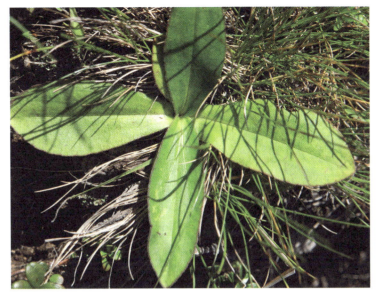

Das auffällige »Arnikakreuz« der Rosettenblätter.

doch nach dem Sprießen flach auf den Boden und dabei so übereinander, dass das charakteristische »Arnikakreuz« entsteht. Inmitten
der feingliedrigen Vegetation einer Magerwiese fällt es durch seine
Größe und Robustheit sofort auf – auch wenn es nicht ganz exakt
gebildet ist.

Klas Diederich und Urte Riggers, die die *Arnica montana* aus-
führlich beobachteten, beschreiben, dass unter der Blattdecke ein
eigenes Kleinklima entsteht, das auch bei starker Sonnenbestrah-
lung kühl und feucht bleibt: »Jede einzelne Arnikapflanze wird an
ihrem Standort dominant. Sie selbst prägt das Klima am Boden«
(DIEDERICH und RIGGERS 2003, S. 66). Die Blätter sind fest, übersät
mit Drüsenhaaren und weißen Borstenhaaren, breit lanzettlich und
»sitzend«, sie haben also keinen Blattstiel. Trotz der geometrischen
Anordnung ist ein einzelnes Blatt bei genauer Betrachtung in sich
nicht vollkommen symmetrisch, sondern oft leicht verzerrt beziehungsweise verbogen.

Viele Rhizomabschnitte bilden über mehrere Jahre diese der
Erde verhafteten Blattkreuze, mal größer, mal kleiner. Hat sich jedoch der Vegetationspunkt der Achse für den Blütenimpuls geöffnet,
dann erhebt sich rasch und kraftvoll aus der Mitte eines Kreuzes der

Stängel, der die Dreiergruppe der Knospen hoch ins Licht trägt. Alle Blätter, auch die untersten, richten sich nun auf. Zunächst sind die drei Knospen vom untersten Blattpaar des Stängels noch wie von zwei großen grünen Händen umfasst. Der Stängel ist rundlich, fest, oft rötlich gefärbt. Neben den Borstenhaaren trägt er auch Drüsenhaare. Ganz im Inneren befindet sich ein weißes Mark, das sich im Laufe des Sommers auflösen kann, sodass dann die Stängel hohl werden.

Vor dem Aufblühen neigen sich die Blütenkörbchen noch einmal zur Erde zurück, ehe sie sich dezidiert in die Vertikale aufrichten. Die langen Zungenblüten drängen als Erste hervor. Ihre sonnengelbe Farbe ergibt einen warmen Farbklang mit den oft rot überlaufenen, ansonsten leuchtend grünen Hüllkelchblättern. Obwohl die Zungenblüten parallelnervig sind und in drei ordentlichen kleinen Spitzen enden, biegen sie sich von Anfang an in verschiedene Richtungen. Die sprichwörtliche wirbelnde »Strubbeligkeit« von Arnikaköpfchen, an denen man die Pflanzen in der Natur unfehlbar erkennen kann, rührt nicht vom Wind her, sondern ist tief mit dem Wesen dieser besonderen Pflanze verbunden. Mehr dazu später.

Die Zungenblüten der Arnika haben die Fähigkeit verloren, Früchte hervorzubringen – im Gegensatz zur Calendula (Seite 54). Sie bilden keine Staubblätter, und trotz eines vorhandenen Fruchtknotens mit langem Griffel kann keine Befruchtung stattfinden. Die dunkleren gelben Röhrenblüten verharren zunächst im Knospenstadium, ehe sie sich allmählich von außen nach innen öffnen. Kleine leuchtende Fünfsterne werden nun sichtbar, aus deren Mitte sich die rotgoldene Staubblattröhre herausschiebt (die Staubbeutel sind seitlich miteinander verklebt), durch die sich schließlich auch der zweiteilige Griffel ans Licht streckt (siehe Seite 18/19). Am natürlichen Standort entstehen in der Regel in einem Arnikakorb 15 bis 19 Zungenblüten, die eine Gruppe von 80 bis 90 Röhrenblüten einschließen. Arnika blüht zur Johannizeit bis in den Juli hinein. Helmut und Margrit Hintermeier beschreiben in ihrem Buch von 2012, dass bis zu 18 verschiedene Insektenarten – Bienen, Hummeln, Schwebfliegen, Falter und Käfer – die Arnika besuchen und Nektar und/oder Pollen aufnehmen.

Zu einer echten Blüte gehören typischerweise auch Kelchblätter. Bei vielen Korbblütlern sind die Kelchblätter der Röhren- und Zungenblüten gar nicht ausgebildet oder zu kleinen Zähnchen re-

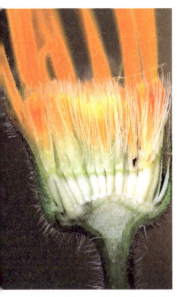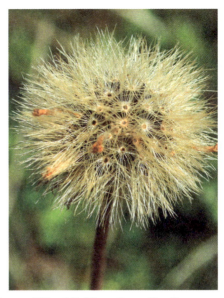

Links Längsschnitt durch ein junges Blütenköpfchen, die weißen Pappus-haare bedecken die noch knospigen Röhrenblüten. Rechts die kugelige »Pusteblume« der Arnika.

duziert. Beim Löwenzahn dagegen kann man sie bereits im Blü-tenkorb als feine Haare oberhalb der Fruchtknoten bemerken. Die so verwandelte Kelchhülle wird »Pappus« genannt. Während der Frucht- und Samenreife strecken sich beim Löwenzahn sowohl alle Pappushaare als auch das Stielchen zwischen Frucht und Pappus-schirmchen. Schließlich bilden alle Haare gemeinsam die lichte, ein-drucksvolle Kugel der Pusteblume in ihrer kristallinen Vollkommen-heit. Obwohl eine Arnika kaum Ähnlichkeit mit einem Löwenzahn hat, sind ihre Zungen- und Röhrenblüten auch von Pappushaaren umgeben. Sie machen einen beträchtlichen Teil der Droge »Arnika-blüten« aus. Lässt man abgeschnittene Blütenköpfe der Arnika zum Trocknen liegen, dann strecken sich diese Haare und es entsteht auch eine kugelige Pusteblume. Im Vergleich mit einer Löwenzahnkugel ist die Arnikakugel kleiner, dichter und struppiger. Das liegt daran, dass Arnikafrüchtchen viel länger als Löwenzahnfrüchtchen sind und die 30 bis 40 Pappushaare direkt an ihrem oberen Ende entspringen: ein Stielchen fehlt. Außerdem sind die Haare borstig-rau, kürzer und schimmern nicht so rein weiß. Wenn man sie verbrennt, bleibt von jedem Pappushaar ein feinster, verkrümmter, aber zusammenhängender, reinweißer Strang übrig. Inwieweit es sich dabei um reine Kieselsäure handelt oder welche anderen Substanzen mit hineingewoben sind, müsste geprüft werden.

Leicht werden die Früchte ab Ende August mithilfe der Flugschirme vom Wind über die Landschaft getragen. Dort, wo die Grasnarbe durch Erosion, Trittspuren von Rindern oder auf Skipisten aufgerissen ist, können die Arnikafrüchtchen keimen und im Laufe der Zeit zu verzweigten Rhizomen und gekreuzten Rosetten heranwachsen. Die oberirdischen Triebe der Pflanze verdorren allmählich im Herbst und verharren braun, steif und rau bis zum Wintereinbruch. Unterirdisch bleiben die Rhizome aktiv und können noch im September neue kleine Rosetten bilden.

Bemerkenswert ist, dass die spitzen, durchsichtigen Borstenhaare zum Blütenstand hin zunehmen und auch im Inneren der Köpfchen vorhanden sind: Mit einer Lupe ist zu erkennen, dass die unteren Abschnitte der Röhrenblüten und die ausgereiften Früchte dicht borstig besetzt sind.

Die Bildung von ätherischen Ölen

Um das Duften einer Pflanze wahrzunehmen, stecken wir unsere Nasen in die Blüten. Aus Duftdrüsen an den Blütenblättern oder rund um den Fruchtknoten entströmen typischerweise die uns erfreuenden, charakteristischen Düfte. Nähern wir uns einem blühenden Arnikakörbchen von oben, so ist ein zarter, süßlicher, warmer Blütenduft wahrzunehmen, der nicht sehr spezifisch ist. Bewegen wir unsere Nasen jedoch weiter nach unten, zu den Hüllkelchblättern eines Korbes, dann tauchen wir in eine vollkommen andere Duftwelt ein: »kräftig«, »schwer«, »herb«, »aromatisch«, »würzig«, »warm«, »kampfartig«, »leicht stechend«, so lauten die Versuche, die Duftkomposition irgendwie in Worte zu fassen.

Schon mit bloßem Auge sind die unzähligen kleinen, oft rötlichen Drüsenhaare zu sehen, an deren Spitze ein duftendes Sekret gesammelt wird. Trotz einer schützenden Hülle strömen aus jedem Drüsenhaar unablässig Arnikasubstanzen in die Umgebung. Im Bereich der Hüllkelchblätter stehen diese Drüsenhaare besonders dicht

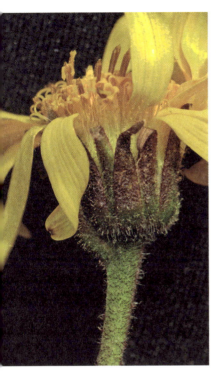

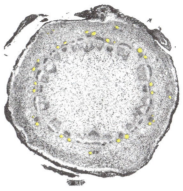

Querschnitt durch ein Rhizom
von *Arnica montana* mit angeschnit-
tenen Ölgängen in der Rindenschicht. Rhizom-Durchmesser
5,7 mm. Ölgänge nachträglich gelb
eingefärbt. (Aus Zeller 1983, S.174)

Stängel und Hüllkelchblätter
sind mit weißen Borsten und roten
Drüsenhaaren übersät.

und sind groß; am Stängel und an den Blättern sind sie ebenfalls
vorhanden, aber kleiner und weniger zahlreich. Alle grünen Gewebe
fühlen sich bei Berührung deshalb mehr oder weniger ölig (nicht
klebrig) an. Ein Reiben verstärkt das Dufterlebnis. Sogar die reifen
trockenen Früchtchen tragen noch kleine Drüsenhaare.

Duftabsondernde Drüsenhaare außen an den grünen Organen
sind bei Korbblütlern nicht selten. Ebenso eindrucksvoll sind sie ja
bei der Calendula: Dort verkleben sie unsere Hände und vermitteln
uns den typischen Duft.

Arnica montana beschränkt sich nicht auf die Bildung ätherischer
Öle im Kontakt mit der Außenwelt, sondern verlagert sie zusätzlich
auch noch ins Innere ihrer gesamten Organisation! Dies ist tatsächlich ein Alleinstellungsmerkmal für einen europäischen Korbblütler.

Die Botanikerin Ottilie Zeller (1913–2004) konnte anhand von
Längsschnitten durch winzige Blütenkörbchen der Arnika zeigen,
dass lange Ölgänge den Stängel durchziehen und sich bis in den
Körbchenboden hinein erstrecken. Diese Ölgänge sind mit Drü-
senzellen ausgekleidet, die das entstehende Sekret nach innen in

die Gänge hinein abgeben. Alle Pflanzenteile, ausgenommen Einzelblüten und Laubblätter, haben derartige Sekretgänge. Auf ihrem Rhizomquerschnitt sind in der Rindenschicht 28 angeschnittene Ölgänge zu erkennen, die zumeist in der Nähe der Leitgewebe liegen. Ungewöhnlich für die Pflanzenwelt ist allerdings, dass die Ölgänge wirklich die ganze Pflanze durchziehen – bis in die Wurzeln hinein! Damit wird verständlich, weshalb die Wurzeln vergleichsweise kräftig und fleischig sind. Zeller beschreibt einen Querschnitt durch eine Wurzel folgendermaßen: »Der vergrößert wiedergegebene Zentralzylinder der nur 2,4 Millimeter dicken Arnikawurzel erweckt den Eindruck, dass dieser wichtige Teil der Wurzel geradezu von einem Mantel von Gängen mit goldgelbem Arnikaöl umkleidet ist« (ZELLER 1983, S. 172).

Der Geruch des geschnittenen Rhizoms und der Wurzeln unterscheidet sich deutlich von dem der Blütenkörbchen. Oberirdisch überwiegt ein warmer, einhüllender, aromatischer Duft, selbst wenn die Köpfe geöffnet wurden und sich somit innerer und äußerer Duft mischen. Die unterirdischen Organe von *Arnica montana* riechen intensiver und beißender: »stark, aromatisch, etwas scharf, harzig, zimtig, fast etwas orientalisch«, so beschreibt es Franziska Roemer (ROEMER 1990, S. 2). »Pfeffrig-scharf, stechend und intensiv dunkel-aromatisch, Steinkohleteer-artig«, formulieren Torsten Arncken und Ulrike Ortin ihre Wahrnehmungen (ARNCKEN und ORTIN 1996, S. 8). Diederich und Riggers berichten, die Wurzel rieche »wie Mineralöl«, sie schmecke intensiv scharf und beiße im Rachen. Der Geschmack der Röhrenblüten sei dagegen anders: »Das Herbe, Bittere, Gerbende, was schon bei den Zungen auftritt, ist hier verstärkt, die Süße tritt nur kurz in Erscheinung. Bei Pflanzen von wirklich sonnigen Standorten tritt der Geschmack des Drüsensekrets, der den Rachen eklig stechend reizt, in den Vordergrund« (DIEDERICH und RIGGERS 2003, S. 72). Der bittere Geschmack durchzieht als »Grundton« alle Organe der Pflanze von den Wurzeln bis zu den Früchten.

Ätherische Öle

Ätherische Öle sind stark riechende und leicht verdunstende Substanzgemische, die aus vielen Pflanzen gewonnen werden können. Sie bestehen aus zahlreichen flüchtigen Substanzen (Alkoholen, Estern, Terpenen und anderen), die rasch in die Luft (den »Äther«) verdampfen können. Meist werden sie unter Verwendung von Wasserdampf aus den verschiedenen Pflanzenteilen destilliert. Da sie wasserunlöslich sind, schwimmen sie als »Ölfilm« oben auf dem Wasser. In fettem Öl lösen sie sich gut. Chemisch ist ihnen eine relative Sauerstoffarmut gemeinsam, weshalb sie leicht entflammbar sind. Sie »überspringen« also die wässrige Phase und sind mit ihrer Leichtigkeit mehr der Luft verwandt und damit unserem eigenen Seelischen. In ihrer leichten Entflammbarkeit haben sie auch eine Beziehung zum menschlichen Ich und zu seiner Begeisterungsfähigkeit.

Typischerweise bilden Pflanzen ätherische Öle in ihren Blütenorganen. So entsteht das kostbare Rosenöl in den frühen Morgenstunden als kleine Tröpfchen direkt in den Zellen der Rosenblütenblätter und verströmt sich dann – von der wärmenden Sonne herausgelockt – in die Umgebung. Aufgrund der »seelischen Berührung« des Pflanzenwesens durch den kosmischen Umkreis werden also in ihrer Entwicklung nicht nur die grünen Blätter in Blütenblätter verwandelt, sondern auch die Pflanzensubstanzen »verfeinert«, wie Goethe es nannte. Sie werden artspezifisch und so charakteristisch, dass wir Blütendüfte eindeutig als *Maiglöckchen*, *Jasmin* oder *Rose* erkennen. Die blühende Pflanze weitet sich über ihre physischen Grenzen hinaus aus und nimmt damit Kontakt zu den bestäubenden Insekten auf. Neuerdings wird auch diskutiert, ob Pflanzen mithilfe ätherischer Öle zum Beispiel bei Verletzungen oder Insektenbefall miteinander kommunizieren. Therapeutisch relevant ist bei ätherischen Ölen, in welchen Organen sie entstehen, etwa in den Duftdrüsen der Blätter wie bei Rosmarin und anderen Lippenblütlern oder in den Wurzeln wie beim Baldrian.

Unsere Arnika hat eine besonders innige und vielseitige Beziehung zu den ätherischen Ölen. Einerseits bildet sie flüchtige Substanzen ganz außen auf ihrer grünen Oberfläche, in ihren zahllosen Drüsenhaaren. Andererseits ist die ganze Pflanze auch im Inneren von Ölgängen durchzogen. Die »ätherische Leichtigkeit des Seins« hält bei ihr Einzug bis in die am tiefsten in die dunkle Erde hineinreichenden Organe, in Rhizome und Wurzeln.

Das Wesentliche der Arnika

»Im vergnüglichen Erinnern mag ich zum Beispiel gern gedenken, mit wie frohem Erstaunen wir die Arnica montana nach erstiegenen vogtländischen Berghöhen erst zerstreut, dann aber an sanften sonnigen abhängigen Waldwiesen, feuchten aber nicht sumpfigen, herrschend und man dürfte sagen wüthend erblickten.« So beschrieb Goethe die Arnika (in MAYER/ CZYGAN 2000, S. 31). Wie kann man all die Einzelheiten zu einem Wesensbild der *Arnica montana* verdichten? Wieso erlebte Goethe sie »herrschend« und »wüthend«?

Um diese Fragen zu beantworten, muss ein wenig ausgeholt werden. 1831, ein Jahr vor seinem Tod, verfasste Goethe, 82-jährig, den Text »Über die Spiraltendenz der Vegetation«. Damit knüpfte er an seine 41 Jahre früher erschienene Schrift an, in der er die Blatt-verwandlung beschrieb und die er »Versuch, die Metamorphose der Pflanzen zu erklären« genannt hatte (erschienen 1790). Nun fügte er zu dem »Spiralsystem« der Pflanzen (dem Blättrigen) das »Vertikal-system« (die Achsenorganisation) und machte dadurch auf die größte Polarität im Pflanzenreich aufmerksam. Treu seiner Erkenntnis, dass zu jeder Polarität ihre Steigerung gehöre, erklärte er: »Keines der beiden Systeme kann allein gedacht werden; sie sind immer und ewig beisammen; aber im völligen Gleichgewicht bringen sie das Vollkommenste der Vegetation hervor.« Die vertikale Tendenz »ist anzusehen wie ein geistiger Stab, welcher das Dasein begründet und solches auf lange Zeit zu erhalten fähig ist« (Goethes Naturwissen-schaftliche Schriften, S. 218).

Rudolf Steiner (1861–1925) lebte nach seinem Studium ab 1890 für sieben Jahre in Weimar und gab während dieser Zeit die naturwissenschaftlichen Schriften von Goethe heraus, versehen mit eigenen Kommentaren. Später griff er Goethes Spiraltendenz und Vertikaltendenz der Pflanzen auf und »weitete« sie, indem er den Kosmos mit einbezog. Steiner zufolge entwickelt sich jede Pflanze zwischen Erde und Himmel mithilfe von irdischen und kosmischen Kräften. Durchzogen von Lebendigkeit, bildet sie nacheinander viele grüne Blätter am grünen Stängel – bis ihr von oben, vom Kosmos, ihr »Seelisches« entgegenkommt. Durch diese »seelische Berührung« kann die Pflanze anstelle von grünen Blättern Kelchblätter, Blüten-blätter, Staubblätter und Fruchtblätter bilden, also die Organe des

Spiralsystems verwandeln (Steiner, Vortrag vom 21. 10. 1908, S. 29).
So entstehen die Blüten; anschließend, im Zusammenwirken mit der
Achse nach der Befruchtung, auch Früchte und Samen, also all das,
was man in der Botanik als »generative Organe« bezeichnet.

Wir wissen alle, dass Pflanzen ohne Sonnenlicht nicht leben
können. Ihre Blätter richten sich in ihrer Stellung nach der realen
Sonneneinstrahlung, ihr Vertikalsystem, der »geistige Stab« Goethes,
orientiert sich jedoch zum Zenith, zur »geistigen Sonne«. Die von
dort kommenden Sonnenstrahlen gehen durch die Pflanze hindurch
zum Mittelpunkt der Erde. »In dieser Tätigkeit des geistigen Inhalts
des Sonnenstrahls, der durch die Pflanze hindurch zum Mittelpunkt
der Erde geht, drückt sich die Tätigkeit des Ichs der Pflanze aus«
(Steiner, Vortrag vom 6. 8. 1908, S. 58). Die Fähigkeit der Pflanzen,
sich mit ihrem Vertikalsystem aufrecht in den Raum zu stellen, kann
man demzufolge – behutsam – als eine »Ich-Qualität« bezeichnen.
Angesichts von Bäumen mit ihren eindrucksvollen Stämmen ist das
unmittelbar zu erleben.

Mit der Blüten- und Fruchtbildung sind selbstverständlich besondere Substanzen verbunden, die sogenannten Sekundärstoffe, die
für jede Pflanzenart spezifisch und meist therapeutisch wirksam sind.
Ätherische Öle gehören typischerweise zu den Blütenorganen. Sind
sie, wie bei den Lippenblütlern oder unserer Arnika, auch in anderen
Organen vorhanden, deutet die goetheanistische Naturbetrachtung
dies als eine Verlagerung einer »seelisch berührten« Substanz in den
aufbauenden Bereich der lebendigen, vegetativen Prozesse.

Polarität …

Bezogen auf die Arnika wird hierunter die gegenseitige Durchdringung von polaren Aspekten – Vitalität einerseits und »seelische Berührung« andererseits – verstanden.

Arnica montana ist fähig, in allen ihren Organen »seelisch berührte« Substanz (ätherisches Öl) zu bilden, sowohl zur Umwelt gerichtet
in ihren unzähligen Drüsenhaaren als auch ganz im Inneren, in ihren
Ölgängen. Diese gewaltige Syntheseleistung bedarf einer enormen
Lebensaktivität, die man der Pflanze zunächst gar nicht ansieht, da
oberirdisch Blattwerk und Verzweigungen im Vergleich mit anderen Arnikaarten so reduziert sind. Tief beeindruckend ist, dass diese

Vitalität sich gerade nicht aus einem reichhaltigen Nährstoffangebot des Bodens speist! Auf gedüngten Wiesen verschwindet sie, weil sie einen mageren, nicht triebigen Boden zum Überleben braucht.

Bei *Arnica montana* ist die Vitalität geheimnisvoll mit der Achse verbunden – also mit dem »Ich-Aspekt« –, obwohl sie als Rhizom und Stängel physisch wenig massig erscheint. Indem die Arnika ihre in Knoten und Internodien gegliederte Hauptachse als Rhizom in die Erde verlegt, entzieht sie sie den abbauenden Kräften: Es blühen, fruchten und verdorren ja immer nur die *Seitenzweige*, die von der horizontalen Grund- und Hauptachse aus vertikal ins Licht streben. Das Rhizom selbst bleibt lebendig und verzweigt sich kraftvoll weiter, innerlich angefüllt mit »seelisch berührter« Substanz. Auch an den aufstrebenden Blütentrieben findet man in jedem Bereich eine ungewöhnlich intensive Verbindung von vegetativen und blütenartigen Prozessen. So sind die gegenständigen, sitzenden und – von der Blattmetamorphose her gesehen – blütennahen Laubblätter groß, breit, ja nahezu grob und außerdem borstig behaart. Wie beschrieben, sind sie gerade nicht symmetrisch, obwohl man dies von blütennahen Blättern erwarten würde. Eine Asymmetrie bei Laubblättern weist immer auf starke vegetative Kräfte hin, wie man zum Beispiel bei Tomatenpflanzen oder auch beim Löwenzahn sehen kann.

Auch die Blütenköpfe von Arnika zeugen von Vitalität: Sie werden nämlich in den Bergen gern von Bohrfliegen als wohlgefüllte Vorratskammer für den Nachwuchs gewählt. Die in der älteren Arnikaliteratur stets genannte Bohrfliege *Trypeta arnicivora* wurde in *Tephritis arnicae* »zurückbenannt«. Diesen Namen hatte ihr Linné bereits 1758 verliehen. Sie gehört zu den Frucht- oder Bohrfliegen (Familie der Tephritidae, früher Trypetidae), deren Maden sich von Pflanzengewebe ernähren. Olivenfruchtfliegen oder Kirschfruchtfliegen sind bei Anbauern gefürchtet. Die Fruchtfliege/Bohrfliege *Tephritis arnicae* nun ist vollständig an den Lebenszyklus der *Arnica montana* angepasst. Die Fliegenmütter legen im Mai oder Juni ihre Eier in die ganz jungen, noch verschlossenen Blütenkörbe. Die zahlreichen weißen kleinen Maden ernähren sich zuerst von den Knospen der Röhrenblüten mitsamt den jungen Fruchtknoten, dann fressen sie sich durch den Körbchenboden bis in den Stängel hinein. Im Pflanzenlabor der WALA Heilmittel GmbH, dem Herstellungsbereich der pflanzlichen, wässrigen Urtinkturen, wird daher nach der Ernte jedes Blütenköpfchen der Arnika geöffnet und genauestens angeschaut. Etwaige Maden oder angefressene Gebiete werden sorgfältig entfernt.

Vergleicht man innerlich das Blütenkörbchen einer Echten Kamille, das sich im Laufe des Aufblühens hebt und ganz durchlüftet, mit dem Körbchen einer Arnika, in dem Fliegenmaden leben können, dann ist nachvollziehbar, dass bei der Arnika »seelische Berührungen« auf verschiedenen Ebenen stattfinden und verknüpft mit nahrhaften, lebendigen Aufbauprozessen sind.

Ebenso ist die »wirbelige« Dynamik der Zungenblüten, ihre Unregelmäßigkeit, ein Zeichen von Plastizität und überbordender Lebendigkeit, die hier über die Formkraft siegt, die sonst im Blütenbereich vorherrscht. Wenn Goethe die Arnika im Vogtland »herrschend« nennt, dann meinte er wahrscheinlich ihre Fähigkeit, sich in einer ihr gemäßen Landschaft wirklich flächendeckend auszubreiten. Dazu verhilft ihr das vitale Rhizom. »Wüthend« beschreibt jedoch eine andere Ebene. Nahm der geniale Pflanzenkenner dabei womöglich die geballte, aber gebändigte Vitalität wahr – dieselbe, welche die Arnika mit dem Wolf verbindet?

Torsten Arncken und Ulrike Ortin unternahmen 1994 eine Forschungsreise in die USA, um einige amerikanische Arnikaarten zu studieren. Anschließend bauten sie in Dornach/Schweiz vier dieser Arten an, um sie mit *Arnica montana* zu vergleichen. In ihrem Abschlussbericht charakterisieren sie die nordamerikanischen Arten folgendermaßen: »Die vier von uns angebauten Arnika-Arten sind alle deutlich wüchsiger als *Arnica montana*. Sie bilden im zweiten Jahr schnellwüchsige Ausläufer, die noch im selben Jahr zur Blüte kommen und dichte Horste bilden. (…) Die nordamerikanischen Arten bilden kein verdicktes Rhizom und kaum Geschmack oder Geruch in der Wurzel« (ARNCKEN und ORTIN 1996, S. 42 und 46). Sie beschreiben, dass der Blattbereich stärker betont wird als die Blütenregion, die Blätter also zahlreicher sind und am Stängel weit mit hinaufgenommen werden. Die Blätter sind nicht so zäh und ledrig wie bei *Arnica montana*, sie duften sehr stark und sind klebrig-ölig. Die Stängel sind weitaus dünner und zarter, und es werden mehr Seitentriebe gebildet. Die Blüten sind kleiner als die von *Arnica montana*, und sie duften kaum.

Dies alles bestätigt, dass bei den anderen Arnikas die vegetative, blättrige Seite überwiegt und die Verinnerlichung von ätherischen Ölen bis in Rhizome und Wurzeln nicht so ausgeprägt ist. Die pola-

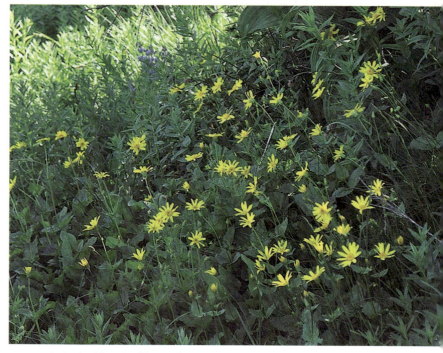

Arnica latifolia, eine blattreiche nordamerikanische Art, hier im Mount Rainier National Park im US-Bundesstaat Washington.

ren Bildeprinzipien sind zwar auch »im Gespräch« miteinander, aber sie sind nicht gleich stark, nicht ebenbürtig, und sie durchdringen sich auch nicht so innig. Bei unserer Arnika kommt aber noch ein weiterer Aspekt dazu.

... und Steigerung

Bezogen auf die Arnika wird hierunter verstanden, dass *Arnica montana* durch Zurückhaltung im Äußeren geistige Prinzipien sichtbar werden lässt.

Die aus Mexiko stammenden Zinnien mit ihren leuchtend roten, kräftigen, endständigen Blütenkörben haben ebenfalls große, gegenständige, sitzende Blätter. Bei ihnen weisen die Blattpaare wegen ihrer gleichmäßigen Verteilung entlang dem Stängel keck in vier verschiedene Richtungen. Vergleicht man hiermit blühende Arnikatriebe am natürlichen Standort, wird die »Eigenwilligkeit« der Arnika deutlich: Sie reduziert die Blattpaare am aufrechten Stängel auf zwei (bis drei) und dehnt gleichzeitig die zwischen ihnen liegenden Internodien. Der pflanzentypische Rhythmus von Ausdehnung und Zusammenziehung wird dadurch so verändert, dass *Arnica montana* klare, urbildhafte Zahlengebärden im Raum sichtbar werden lassen kann: Die »Vier« erscheint unübersehbar in der Jugendrosette im Kreuz, das dem Boden dicht anliegt, am Stängel ist sie abgeschwächt. Die »Drei« zeigt sich in dem dreizähligen Blütenköpfchen-Stand, der sich weit in den Lichtraum streckt (siehe Bilder Seite 18/19, 91, 98/99). Der mittlere Bereich, an dem sich bei anderen Arnikas die Fülle der gegenständigen Blätter entfaltet, bleibt bei ihr nahezu blattfrei und präsentiert unverfälscht das Wichtigste: die elastisch schwingende Aufrichte, das Organ der Ich-Qualität.

> *»Wer Großes will, muß sich zusammenraffen;*
> *In der Beschränkung zeigt sich erst der Meister,*
> *Und das Gesetz nur kann uns Freiheit geben.«*

Diese Zeilen, mit denen Goethe ein 1807 veröffentlichtes Sonett enden lässt, weisen auf das Geheimnis der *Arnica montana:* Durch die Zurückhaltung in der äußeren Gestalt und die Verinnerlichung ihrer Seelenhaftigkeit wird sie zur Königin. Eine Königin kennt und verkörpert das Gesetz – aber sie prägt es individuell.

Pflege und Anbau

> *»Seit einigen Jahren verschwinden Pflanzen aus der Gegend, wo ich wohne,*
> *die sonst häufig da waren, zum Beispiel Gentiana ciliata, Verbena europaea,*
> *Pinguicula vulgaris. (…) Ich sehe doch nicht, dass die Arnika fehlt, von der*
> *man jährlich einen Pferdekarren voll sammelt und in Apotheken bringt«*
> (Goethe, zitiert in MAYER/CZYGAN 2000, S. 31).

Wie sieht es seither aus? In den letzten zwei Jahrhunderten wurde die Arnika durch intensives Sammeln und den schleichenden Verlust geeigneter Lebensräume so rar, dass sie in verschiedenen Ländern Europas vom Aussterben bedroht ist und seit Langem unter Naturschutz steht. In Deutschland zählt sie zu den *besonders geschützten Arten*, das heißt, dass das Ausgraben und Sammeln von unter- und oberirdischen Teilen wild wachsender Pflanzen überall verboten ist; man kann aber eine offizielle Sammelgenehmigung beantragen. Die Firma WALA erntet mit Sammelgenehmigung Frischpflanzen auf gepachteten Wildstandorten, unter anderem im Schwarzwald, auf Wiesen, die durch Beweidung gepflegt werden. In Österreich und in der Schweiz sind die Einschränkungen je nach Region unterschiedlich. In Österreich dürfen Blütenköpfe in einigen Bundesländern gepflückt werden, in anderen ist die Arnika vor dem erwerbsmäßigen Handel geschützt. In der Schweiz ist sie in einigen Kantonen vollständig oder teilweise geschützt, in anderen gilt sie als nicht gefährdet (Rote Liste der gefährdeten Arten in der Schweiz 2002).

Naturschutz darf sich jedoch nicht auf ein Sammelverbot beschränken. Bedroht ist die Arnika zum einen durch eine düngungsintensive Landwirtschaft, zum anderen aber gerade durch das Fehlen einer Bewirtschaftung. Wird weder gemäht noch beweidet, verändert sich die Artenzusammensetzung der Wiesen oft so sehr, dass die Arnika verdrängt wird. Die wild wachsende *Arnica montana* benötigt heutzutage also die sorgsame Pflege durch verantwortungsvolle Menschen. Eine Zusammenstellung von Handlungsempfehlungen gibt das deutsche Bundesamt für Naturschutz unter ttps://www.bfn.de/fileadmin/BfN/natura2000/Dokumente/Pfl_Arnimont.pdf. Sie braucht aufmerksame Bauern, die die geschützten Standorte zu den richtigen Zeiten mähen, indem sie die Fruchtreife der Arnika beachten und die Zwergsträucher in Schach halten. (Dies wird auch in unserem Arnikafilm deutlich, siehe https://tinyurl.com/arnika-heilt.) Andererseits unterstützt eine sachgemäße Beweidung auch die Ausbreitung der Arnika, da die Tiere ihr durch das Kurzhalten der übrigen Kräuter Raum und Licht verschaffen. Kühe fressen zwar die Blütenstände des giftigen weißen Germers *(Veratrum album)*, nicht aber die bittere Arnika! Ebenso regt das achtsame Ernten von Blütenkörben oder auch der ganzen oberirdischen Pflanzen inklusive eines kurzen Rhizomstücks die Rhizome zu einer verstärkten Vermehrung an.

Um sich die benötigten Mengen vorstellen zu können, sei auf ein Zitat von Michael Straub verwiesen: »In Europa werden pro Jahr 50 bis 60 Tonnen Arnikablüten aus Wildsammlung verarbeitet«. (MEYER und STRAUB 2011, S.55). Hinzu kommen angebaute Pflanzen. Um dem steigenden Bedarf gerecht zu werden, fehlte es nicht an Züchtungsforschung. So berichtete Ulrich Bomme, emeritierter

Wieder zum Blühen gebracht: Arnika in Fichtelgebirge und Frankenwald

Goethe wird auf seinen Reisen nach Marienbad im nördlichen Fichtelgebirge und Frankenwald noch üppige Arnikabestände gesehen haben. Selbst bis zur Mitte des 20. Jahrhunderts waren noch zahlreiche Wiesen mit großen Arnikavorkommen vorhanden. Überdüngung und Aufforstung führten dann zum Verschwinden der letzten Bestände.

Dank der Förderung durch das Bundesamt für Naturschutz, den Aktivitäten der Landräte Bernd Hering und Dr. Oliver Bär sowie des Landschaftspflegeverbands Landkreis und Stadt Hof konnte in den letzten Jahren ein für Deutschland einmaliges Projekt initiiert werden. Durch gezielte Maßnahmen wurde an vielen Flecken die Arnika wieder zum Blühen gebracht, sodass nun hier die wohl deutschlandweit größten Arnikabestände zu finden sind.

Arnika-Rad- und -Wanderwege weisen dem interessierten Laien den Weg und lassen ihn staunen über die Kraft und die Schönheit der Arnika. (Weitere Informationen unter http:// arnikaprojekt-hof.de)

Ähnlich ist das Erlebnis auf den Arnikawiesen in der Arnika-Stadt Teuschnitz im nördlichen Frankenwald. Hier gibt es sogar regelmäßig im Sommer ein Arnikafest und eine Arnikaakademie. (Weitere Informationen unter http://teuschnitz.de/ arnika-akademie)

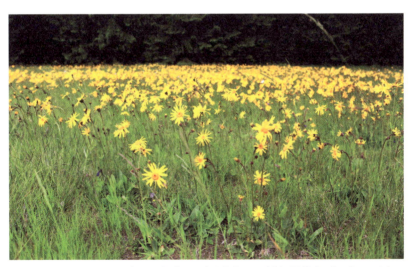

Diese Arnikawiese am »Alten Pfarrhaus« bei Schönwald ist Teil des Arnikaprojekts Hof.

Professor an der Bayerischen Landesanstalt für Bodenkultur und Pflanzenbau in Freising-Weihenstephan, im Jahr 2000 von den Erfolgen einer neuen *Arnica-montana*-Sorte mit dem Namen 'Arbo' (Sortenschutz seit 1998): Sie zeige einen guten und gesunden Wuchs und einen hohen Ertrag an Blütenkörben. Bei der Sorte 'Arbo' bildet jede einzelne Arnikapflanze zahlreiche Rosetten, die ganz eng beieinanderbleiben, wodurch ein dichter Tuff entsteht. Die Arnikakreuze überlagern sich dadurch. Die oberirdischen Triebe entfalten sich nahezu gleichzeitig, und jeder endet mit drei oder mehr Blütenköpfen; die Zungenblüten sind dynamisch verwirbelt. Samen der Sorte 'Arbo' gehen im Anbau besser auf als Samen aus Wildherkünften, sie sind auch nicht so anspruchsvoll in Bezug auf die Bodenverhältnisse. Die erfolgreiche Einführung dieser Sorte führte dazu, dass seit 2000 die amerikanische *Arnica chamissonis* nicht mehr als Bestandteil von »Arnikablüten« gestattet ist (European Pharmacopeia 9, 2016, siehe auch Seite 30). Saatgut der Sorte 'Arbo' kann man beim Templiner Kräutergarten oder über Jelitto Staudensamen erhalten.

Auch in den Niederlanden, in deren Sandböden die Arnika relativ gut gedeiht, wird Arnika angebaut. (SCHÜPBACH 1997). Arncken und Ortin untersuchten in den 1990er-Jahren zwei verschiedene Höfe, auf denen *Arnica montana* in biologischer Qualität feldmäßig angebaut wurde. Während auf dem einen Hof die Pflanzen klein und wohlgeformt blieben und den arnikatypischen Geruch und Geschmack zeigten, wurden sie auf dem anderen zu üppig und verzweigten sich stark. Für unsere Betrachtung ergab sich dabei etwas Bedeutsames: Durch die Massebildung im Vegetativen ging einerseits das Arnikakreuz am Boden verloren, andererseits wuchsen die Zungenblüten geordneter. Außerdem rochen die verdickten Rhizome rüben-/möhrenartig. Man kann sagen: Eine zu triebig wachsende *Arnica montana* verliert sowohl ihre arteigene Gestalt als auch ihre typische Substanz.

Schutz der *Arnica montana* durch nachhaltige Wildsammlung in Rumänien

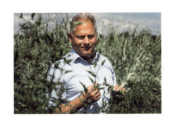

Interview mit Michael Straub,
Heilpflanzenexperte

Das Apuseni-Gebirge liegt im Westen Rumäniens. Es ist Teil der Westrumänischen Karpaten und bietet ein äußerst vielfältiges Landschaftsbild mit wunderschönen Mischwäldern, grünen, noch traditionell bewirtschafteten Wiesen und Weiden sowie Ausblicken auf alpine Gipfel bis in eine Höhe von über 1800 Metern. Im Zentrum dieses Naturparadieses, in dem etwa 500 Wildpflanzenarten, darunter rund 250 Heilpflanzen, gedeihen, entstand seit der Jahrtausendwende ein zukunftsträchtiges Projekt, das nicht nur wegweisend für die Heilpflanzenkultivierung ist. Es ist auch bedeutsam für den Erhalt des natürlichen Umfelds und der über Jahrhunderte gewachsenen sozialen Strukturen in einer ländlichen Umgebung, wo noch weitgehend mit der Hand und mit Pferden gearbeitet wird – ohne großen Einsatz von Maschinen, ohne Unkraut- und Schädlingsbekämpfungsmitteln oder synthetischem Dünger. Unter dem Motto »Schutz durch Pflege und Nutzung« wird hier die Wildsammlung der im Apuseni weitverbreiteten Arnika vorangetrieben, mit den Zielen, hochwertigste Arnika als Rohstoff für Naturarzneimittel und Naturkosmetik zu nutzen,

den Fortbestand der Arnikabestände nachhaltig zu sichern und damit auch neue Wertschöpfungsmöglichkeiten für die ansässigen Kleinbauern zu schaffen. Diese betreiben Subsistenzwirtschaft, sind also weitgehend Selbstversorger. Es geht hier nicht um billige Arbeitskräfte und Rohstoffe, sondern um nachhaltige Nutzung, faire Arbeitsbedingungen und Qualität.

Wir sprachen über dieses großartige Projekt mit Michael Straub aus Mutlangen, einem der weltweit führenden Experten für die Sammlung, den Anbau und die Verarbeitung von Heilpflanzen. Der 1959 geborene Diplom-Agraringenieur hat als Anbauberater für Rohstoffprojekte bei Demeter und Weleda international Erfahrungen gesammelt und Heilpflanzenprojekte auf der ganzen Welt eingerichtet und betreut. Er ist Leiter des Heilpflanzengartens bei der Weleda AG in Schwäbisch Gmünd. Er ist verantwortlich für die pflanzlichen Ausgangsstoffe der dort produzierten Naturkosmetika und anthroposophischen Arzneimittel, darunter viele Arnikapräparate. Zusammen mit dem Agrarwissenschaftler der Universität Klausenburg Dr. Florin Pacurar und dem WWF hat Michael Straub im

Apuseni-Gebirge ein Konzept zur nachhaltigen Arnikawildsammlung entwickelt, durch das die Population der Arnika trotz der Sammlung nicht gefährdet wird und auf einigen Wiesen sogar zugenommen hat.

Seit 2005 betreut Weleda ein Projekt zur nachhaltigen Nutzung von Arnica montana aus Wildsammlung in Rumänien. Wie kam es dazu?
Im Jahr 2000 entdeckten Wissenschaftler der Universität Freiburg den enormen Artenreichtum des Apuseni-Gebirges in den Westkarpaten Rumäniens. Von 2004 bis 2007 unterstützte der WWF mit dem Programm der Darwin-Initiative »Konservierung osteuropäischer Heilpflanzen: Arnika in Rumänien« die Region. Im Frühling des Jahres 2005 fand Weleda das Projekt und fördert seitdem die Initiative finanziell und mit Wissenstransfer zum Anbau von Arnika am Wildstandort.

Aufgrund welcher geologischen und klimatischen Bedingungen gedeiht die Arnika in dieser Region so prächtig?
Die geologischen Bedingungen mit den hohen Eisen- und Quarzgehalten, der Höhenlage von 700 bis 1800 Metern, den Bodenverhältnissen mit den niedrigen pH-Werten, dem Klima mit intensivster Sonneneinstrahlung im Sommer und extremer Kälte mit viel Schnee in den harten Wintern bieten ideale Bedingungen für die Ausprägung des arttypischen Charakters der Wildpflanze.

Warum sind Quarz und Eisen so wichtig für die Arnika?
Die Arnika ist eine Pflanze mit einem hohen Bedarf an Kieselsäure und Eisen. Der Kieselsäureprozess ist ein elementarer Gestaltungsprozess, der für robuste Gewebestrukturen sowohl bei der Pflanze als auch beim Menschen verantwortlich ist. Stabile Strukturen braucht die Arnika, um unter den harten Bedingungen des Gebirges überleben zu können. Kiesel festigt, erhält aber gleichzeitig die Biegsamkeit, die vor mechanischen Einwirkungen – zum Beispiel durch Tritte von Tieren oder hohen Schneedruck – schützt. Granit, das Urgestein des Apuseni-Gebirges, enthält sehr viel Kiesel.

Eisen ist für alle Pflanzen ein lebensnotwendiges Spurenelement und hat einen entscheidenden Einfluss auf ihr Wachstum und die Photosynthese. Bei alkalischen Böden ist die Verfügbarkeit von Eisen deutlich geringer und es kann zu Eisenmangel kommen. Böden auf der Basis von Granit, wie in bestimmten Regionen im Apuseni, sind eher sauer und halten das Eisen für die Arnika verfügbar, sodass keine Mangelerscheinungen auftreten.

Was hast du am Standort selbst erlebt, als du ihn das erste Mal aufgesucht hast?
Die besonderen Gestaltungskräfte dieses Gebirges, die sich aus dem Zusammenwirken von Boden, Klima und Astralität ergeben, können an der

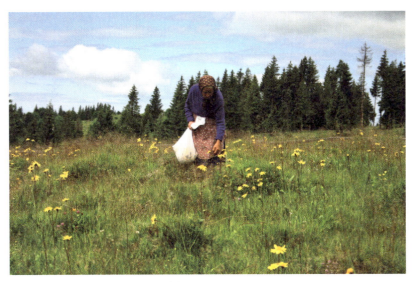

Arnikasammlerin im Apuseni-Gebirge.

Pflanze erfühlt und an der Morphologie erkannt werden.

Welche Bedeutung für die Arnika haben die im Apuseni-Gebirge ansässigen Kleinbauern und die von ihnen, quasi in Handarbeit, betriebene traditionelle Landwirtschaft?
Das Überleben der Pflanze hängt direkt an der extensiven Wiesennutzung der Kleinbauern, welche die Wiesen nach der Arnikablütenernte traditionell zur Gewinnung von Heu abmähen. Werden die Wiesen nicht mehr gemäht, tritt die natürliche Sukzession ein und es wachsen Sträucher wie zum Beispiel Heidelbeere (*Vaccinium myrtillus* L.), andere Stauden und später auch diverse Laub- und Nadelbäume, sodass die Landschaft für die Arnika verlorengeht, da sie die Konkurrenz um Nährstoffe und Licht nicht verträgt. Die Arnika ist ein eindeutiger Kulturfolger des Menschen. Um sie zu schützen, ist es deshalb erforderlich, den Kleinbauern vor Ort eine langfristige Existenzgrundlage zu sichern.

Die Kleinbauern im Apuseni sind in einem hohen Grad Selbstversorger auf Grundlage der Haltung weniger Tiere, die sie von den kargen Wiesen ernähren können, und des Anbaus von Gemüse und Salat auf den wenigen ebenen Flächen. Das Gras wird immer noch vorwiegend mit der Sense oder kleinen Balkenmähgeräten geerntet. Die Arnika ist eine sehr sensible Pflanze, deren Rhizom von schweren Traktoren zerstört würde. Der Einsatz von stickstoffhaltigen Kunstdüngern wiederum würde das Wachstum der Gräser so anheizen, dass die Arnika überwachsen würde, die Rosette am

Boden nicht mehr ausreichend Licht bekäme und sich nicht mehr mit den notwendigen Nährstoffen versorgen könnte. So erhält diese spezifische, traditionelle und schonende Bewirtschaftung der Wiesen die Arnika am Leben.

Und die Menschen vor Ort – welchen Nutzen haben sie von dem Arnikaprojekt?
Im Apuseni-Gebirge helfen sich Arnika und Menschen gegenseitig. Die Ernte und der Verkauf der Arnika bieten eine zusätzliche Einnahmequelle, wodurch die Bauern einen Anreiz haben, diese Art der extensiven Bewirtschaftung weiter zu erhalten und in den Bergen zu bleiben. Ob die nächste Generation noch dazu bereit sein wird, ist die Frage, die sich unweigerlich stellt.

Wer sammelt die Arnika – und wie erfolgt dieser Arbeitsgang?
Die Arnika wird von den Bauernfamilien gesammelt. Wenn die Erntezeit beginnt, kommen oft auch die älteren Kinder, die mittlerweile in den Städten leben, wieder zurück, um bei der Ernte zu helfen und sich ein paar Euro dazuzuverdienen.

Wenn es eines Tages kaum noch Kleinbauern und Heilpflanzensammler geben sollte – wie könnte es dann mit der Arnika in den Westrumänischen Karpaten weitergehen?
Seit 2010 werden mit Unterstützung von Weleda Anbauversuche durch-

geführt, die zu ermutigenden Ergebnissen geführt haben und es einigen Bauern mittlerweile ermöglichen, zusätzlich zur Wildsammlung auf ebenen Flächen Arnika zu kultivieren und zu ernten.

Wie kommt die Arnika von den Karpaten nach Deutschland?
Um die frische Arnika zu konservieren und für den Transport nach Deutschland vorzubereiten, wird sie noch in den Bergen getrocknet. Dr. Florin Pacurar hat in den letzten Jahren durch viele Experimente die Trocknung in den Bergen verbessert. Beheizt wird die Trocknungsanlage mit dem Holz aus dem Apuseni, sodass hier eine zusätzliche Wertschöpfung in der Region bleibt. Um ein Kilogramm trockener Ware zu erhalten, benötigt man rund fünf Kilogramm frische Blüten. Die Lieferung nach Deutschland erfolgt mit Kleinlastern, die direkt aus den Bergen zur Weleda nach Schwäbisch Gmünd fahren.

Welche Besonderheiten weist die Arnika aus den Karpaten – im Vergleich zu Arnika von andern Standorten – auf?
Ein wichtiger Vorteil der rumänischen Karpaten ist das Phänomen, dass im Gegensatz zu vielen anderen Regionen, in denen die Arnika wild wächst, keine Arnikafliege *(Tephritis arnicae)* vorkommt. Weleda erhält aus diesem Projekt jährlich mehrere Tonnen getrockneter Arnikablüten, deren Qualität nicht mehr zu überbieten ist.

Die Verwandten der Arnika

Hier soll ein kurzer Überblick über einige charakteristische Heilpflanzen aus der Korbblütlerfamilie gegeben werden. Wir möchten
das alte Heilwissen auffrischen und Sie ermutigen, selbst mehr über
die einzelnen Pflanzen in Erfahrung zu bringen und sie bei passender Gelegenheit einzusetzen. Außerdem unterstreichen die Darstellungen dieser Pflanzen die Bedeutung und die Besonderheiten der
Arnika.

Ringelblume *(Calendula officinalis)*

Die Ringelblume ist hierzulande neben der Arnika wohl die bekannteste Heilpflanze unter den Korbblütlern. Beide machen durch
ihre leuchtenden, großen Blütenköpfchen auf sich aufmerksam. Davon abgesehen, äußert sich die Calendula in allen Aspekten mehr
oder weniger polar zur Arnika und ist deshalb besonders interessant.
Während die Arnika auf magere, kieselhaltige Böden mit niedrigem
pH-Wert angewiesen ist, bevorzugt die Calendula gut gedüngte,
kalkhaltige, lehmige Böden. Sie stammt aus dem Mittelmeerraum
und verbreitete sich erst im Mittelalter über (Kloster-)Gärten in
Mitteleuropa. Sie ist einjährig, bildet also nie ein Rhizom aus. Ihre
zahlreichen, großen, saftigen Blätter entspringen in einer Spirale. Sie
sind ebenfalls sitzend, aber weich-wellig und übersät mit klebrigen
Drüsenhaaren, die den charakteristischen, süßlich-fruchtigen, auch
modrigen Duft verströmen. Die Ringelblume verzweigt sich kräftig,
unermüdlich blühend und weiterwachsend, bis die Temperaturen
längere Zeit unter Null fallen. Sie hat nicht die Fähigkeit, im Inneren
Gänge für ihr ätherisches Öl zu bilden – es entsteht ausschließlich
ganz außen in den Drüsenhaaren. Die Blütenköpfe sind größer als
die der Arnika, sowohl die Zungenblüten sind zahlreicher (Calendula: 40 bis 50, Arnika: 15 bis 19) als auch die Röhrenblüten (Calendula: etwa 120, Arnika: 80 bis 90).

Geliebt wird die Ringelblume für die herzerwärmenden Farben ihrer Blütenstände, die zwischen goldgelb, orange und rötlich
spielen, und für deren geordnete, harmonische Ausstrahlung. Es ist
verständlich, dass sie früher auch »Sonnenbraut« genannt wurde. Die

Zungenblüten öffnen sich morgens und schließen sich abends wieder (unvorstellbar für eine Arnika!), und die Köpfchen folgen dem Lauf der Sonne über den Himmel.

Besonders eindrucksvoll ist der Gegensatz zwischen Ringelblume und Arnika bei der Fruchtbildung. Während jede Röhrenblüte der Arnika um eine Frucht einen Pappuskranz zum Fliegen ausbildet, entstehen die Früchte der Calendula ausschließlich aus den Zungenblüten. Einmalig in der europäischen Flora ist dabei die Fähigkeit aller Calendulaarten, eine »Fruchtmetamorphose« zu zeigen: die äußersten Früchtchen sind breit, die folgenden sind lang ausgezogen, besetzt mit spitzen Auswüchsen, die innersten schließlich sind eingerollt und gleichen dadurch kleinen grünen Raupen. Auf ihnen beruht der deutsche Name Ringelblume. Bildet man innerlich das Wachstum der Calendula bis zu den Fruchtformen nach, dann ist zu erleben, wie der »extrovertierte«, üppig quellende, vegetative Blattbereich in den Blütenköpfen geordnet, geklärt und durchlichtet wird – um danach im allmählichen Zusammenziehen der Früchtchen die Lebensprozesse zu befrieden, abzurunden, »auf den Punkt zu bringen«. Erwähnenswert ist dabei, dass der kleinen, wilden Calendula aus dem Süden *(Calendula arvensis)* eine besonders durchziselierte Fruchtmetamorphose gelingt, während diese Fähigkeit zum Verwandeln bei »gefüllten« Ringelblumen – bei denen die Zungenblüten vermehrt wurden – drastisch abnimmt: Hier können sich die meisten Früchtchen nur noch zu Ringelwürmchen formen.

Besonders wohl fühlt sich die Ringelblume auf sonnenbeschienenen, warmen Hängen, zum Beispiel auf Weinbergen. Diese Affinität zu Licht und Wärme findet ihre Entsprechung in ihren Heilwirkungen. Als Wundheilungsmittel bewirkt sie eine Durchwärmung, Neubelebung und Neubildung geschädigter und zerstörter Gewebe. Sie entfaltet antibiotische, entzündungshemmende und abschwellende Wirkungen auf der Grundlage einer Vielzahl von Wirkstoffen (Flavonoide, Triterpendiole, Saponine, ätherische Öle und viele andere). Den Carotinoiden verdankt sie ihre leuchtende Farbe, den heilkräftigen ätherischen Ölen den bereits beschriebenen Duft der Blätter. Auch die Anwendung als homöopathisches Mittel oder Tee ist möglich: zur innerlichen Unterstützung von Wundheilungsprozessen sowie zum Schutz der Magenschleimhäute. Innerlich wirkt sie entkrampfend und beruhigend, was sich bei Unruhe und Schlafstörungen im Rahmen von Wundschmerzen heilsam auswirkt. Es

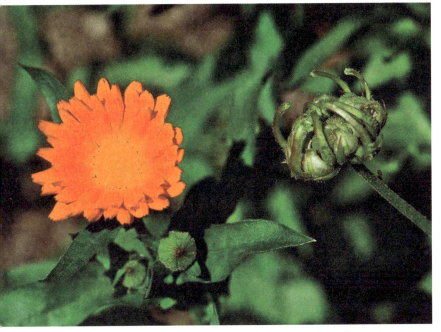

Blütenköpfchen und Fruchtstand der Ringelblume *(Calendula officinalis)*. Charakteristisch sind die unterschiedlichen Fruchtformen, die sich immer stärker nach innen neigen.

gibt auch gute Erfahrungen in der Behandlung der Mononukleose (Pfeiffersches Drüsenfieber) mit Calendula in der Potenz D3 (als Injektion oder Tropfen bzw. Globuli).

In der europäischen Klostermedizin wurde die Calendula als Christus oder Maria zugeeignete Pflanze verehrt – vor allem wegen der ihr zugeschriebenen giftwidrigen Wirkungen. Der Überlieferung zufolge suchten Wiesel und andere Tiere, die von giftigen Tieren gebissen wurden, eine Ringelblume auf, um ihre Wunden mit ihr in Berührung zu bringen. Sie sollen auf diese Weise wieder gesund geworden sein. Hier wird auf bildhafte Weise zum Ausdruck gebracht, wie die Calendula ihre Wirksamkeit gerade bei »Problemwunden« immer wieder unter Beweis stellt. In der Tat ist die antimikrobielle, das heißt die das Wachstum von Bakterien und Pilzen hemmende Wirkung des genannten Vielstoffgemisches enorm und jener von synthetischen Antibiotika oftmals überlegen. Denn für die Calendula gilt: Ihre antibiotische Wirkung beruht auf dem Zusammenwirken einer Vielzahl von Substanzen. Deshalb gibt es keine Resistenzen wie bei konventionellen Antibiotika, die in der Regel nur einen Wirkstoff haben. Hauptanwendungsgebiete sind daher schlecht heilende, chronisch infizierte, belegte, vereiterte Wunden. Auch nach Operationen oder einer Bestrahlung wirkt die Ringelblume oft Wunder. Vor allem bei Verletzungen und Geschwüren mit größeren Substanzdefekten bewährt sie sich zuverlässig, denn sie fördert die Gewebeneubildung. Auch bei vergleichsweise banalen Verletzungen, zum Beispiel Schürfwunden an den Knien oder Ellenbogen, ist ihre Anwendung zu empfehlen. Denn sie wirkt nicht nur desinfizierend und die Wundheilung unterstützend, sondern verhindert zugleich überschießende Narbenbildung (sogenannte hyperthrophe Narben) und Keloide, worunter man Überwucherungen der unbeschädigten Haut durch überschießendes Wachstum von Bindegewebszellen (Fibroblasten) versteht. Gerade in den letzten Schritten der Wundheilung, wenn eine Wunde beginnt, sich durch die Ausreifung der kollagenen Fasern langsam zusammenzuziehen, und sich zellreiches Bindegewebe bildet, das mit Epithelzellen (Deckgewebe) überwachsen wird, kann die Zusammenziehungsgeste, die sich in der oben dargestellten Fruchtmetamorphose der Ringelblume zeigt, als eine Art Vorbild für den Organismus dienen. Somit fördert die Calendula als natürliches Wundheilungsmittel nicht nur einseitig die Gewebeneubildung, sondern wirkt wie viele Heilpflanzen regulierend und ausgleichend, indem sie Prozesse des Wachstums und der Begrenzung in ein Gleichgewicht bringt und damit auch ein Überwuchern verhindert.

In ihrer wundreinigenden und gewebeerneuernden Wirkung ist die Calendula unübertroffen. Das gilt auch im Vergleich mit der Arnika, deren Anwendung bei offenen Wunden problematisch sein kann. Bei äußerlicher Anwendung von Calendula als Salbe oder Essenz kann die innere Gabe von Arnika jedoch helfen, das neugebildete Gewebe zu strukturieren und die Wiedereinordnung in den Gesamtorganismus zu unterstützen.

Kamille (*Matricaria recutita,* früher *Matricaria chamomilla*)

Die einheimische Echte Kamille ist heutzutage durch Flurbereinigung und intensive Landwirtschaft selten geworden. Früher brachte diese alte Heilpflanze zusammen mit dem roten Klatschmohn und der

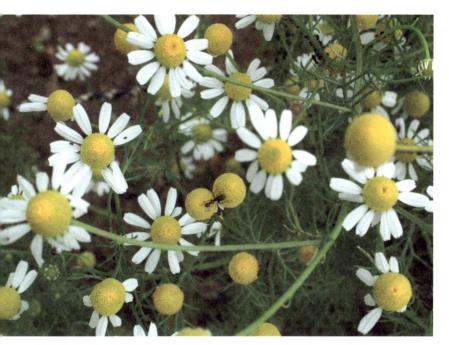

Die Echte Kamille *(Matricaria recutita)* betont ihre unzähligen tiefgelben Röhrenblüten, unter denen der typische Hohlraum im Köpfchenboden entsteht.

blauen Kornblume durch ihre gelb-weißen Blütenköpfchen Farbe in die Äcker, aber auch in Brachland oder an Wegränder. Sie ist eine Wegbegleiterin des Menschen. Professor E. F. Heeger (1907–1959) beruft sich in seinem berühmten *Handbuch des Arznei- und Gewürz-pflanzenbaues* auf ein altes Sprichwort, das besagt, dass die Echte Kamille am besten wächst, wo sie am meisten getreten wird. Sie wird im Herbst ausgesät, damit ihre Rosette durch den Winter gehen kann und im Frühjahr zu einer reich verzweigten Pflanze heranwächst. Die Kamille unterscheidet sich deutlich von der Ringelblume, weil ihre Blätter nur noch aus Blattadern bestehen, alles Flächige ist verschwunden. Diese feinen Verästelungen sind erstaunlich prall, ja fast sukkulent, und biegsam. Sie orientieren sich in die unterschiedlichsten Richtungen. Auf diese Weise verwirbeln sie intensiv die Luft, die durch sie hindurchstreicht. Die zahlreichen Blütenköpfchen sind klein, über ihnen schwebt an sonnigen Tagen der süßlich-warme, aromatische, charakteristische Duft.

Zunächst ist das »Hochbeet« des Körbchenbodens noch flach und substanzerfüllt. Mit dem Aufblühen wächst der Bereich direkt unterhalb der Röhrenblüten in die Höhe, und es entsteht innen der typische hohle Blütenboden, anhand dessen man die Echte Kamille von ihren vielen Verwandten unterscheidet. Auch bei der Kamille bewegen sich die Zungenblüten, jedoch entgegengesetzt zu denen der Calendula. Die Echte Kamille senkt ihre Zungenblüten, wenn das Licht fehlt (nachts und bei trübem Wetter) und hebt sie tagsüber wieder in die Waagerechte, so lange, bis die Röhrenblüten zum größeren Teil aufgeblüht sind. Dann bleiben sie immer nach unten gerichtet. Dadurch wird das »Aufwärtsstreben« des Blütenkörbchens betont: Alle Blütenorgane sind dann in die Vertikale – die mit der Ich-Qualität verbunden ist – eingefügt.

Die winzigen Früchtchen fallen sehr leicht aus, ihre Zahl geht bei üppigen Pflanzen in die Tausende. Sie sind auf ihrer harten Oberseite mit kleinen Drüsenhaaren besetzt und außerdem mit langen Reihen von Zellen, die bei Wasserzugabe Schleim absondern. Deshalb fühlt sich der Rückstand von Kamillentee immer schleimig an. Welch ein Gegensatz zu den borstig behaarten, fliegenden Arnikafrüchten!

Das ätherische Öl befindet sich bei der Echten Kamille bevorzugt in den Blütenkörbchen und dort sowohl in den Sekretbehältern im Blütenboden als auch in den Drüsenhaaren von Röhrenblüten und Früchtchen. Es besteht aus verschiedenen Komponenten, wobei das wunderbar blau leuchtende Chamazulen erst bei der Wasserdampfdestillation aus dem farblosen Matricin entsteht. Ingrid Pleier formuliert das so: »Ihr ganzes Wesen offenbart sich hauptsächlich im Licht- und Wärmehaften. Sie erschöpft sich ganz im Versprühen und hat nicht die Fähigkeit, sich vegetativ weiterzuentwickeln« (PLEIER 1994, S. 12). Deshalb stirbt jede Pflanze nach dem Blühen und Fruchten ab.

Bei den Germanen war die Kamille Baldur, dem Sonnengott geweiht, und ihr lichtes Wesen erfreut sich auch heute noch quer durch die Bevölkerung größter Beliebtheit, vor allem als Kamillentee, der innerlich sowie äußerlich (als Waschung, Auflage, Spülung oder Dampfbad) angewendet wird. Der Gattungsname *Matricaria* geht auf das lateinische Wort *mater* für »Mutter« zurück. Das hängt wohl mit der Anwendung bei Erkrankungen der Gebärmutter zusammen.

Ganz erstaunlich ist die Vielfalt der Kamillenwirkungen. Ihr an ätherischen Ölen reiches Vielstoffgemisch wirkt entkrampfend und entzündungshemmend, schützt die Magenschleimhaut, hemmt Bakterien und Viren, wirkt psychisch entspannend und zugleich beruhigend, es regt das Immunsystem an – und das alles ganz ohne Nebenwirkungen. Hauptanwendungsgebiete sind Krampfzustände im Verdauungssystem, auch Schmerzzustände im Kopfbereich, vor allem bei Zahnungsbeschwerden von Kindern.

Das Arzneimittelbild der Kamille umfasst im Vergleich zur Arnika auch heftigere Erscheinungen einer Überreizung des Nervensystems, die bis in das Verdauungssystem wirkt und dort zu kolikartigen Beschwerden führt. Die Verwundung betrifft hier weniger die Weichteile, sondern die Empfindungsseele, die wie nackt wirkt, sodass die betroffenen Patienten wegen kleinster Schmerzen »ausrasten« könnten.

Sonnenhut (*Echinacea*-Arten)

Drei Echinacea-Arten werden bei uns therapeutisch verwendet: *Echinacea purpurea*, *Echinacea pallida* und *Echinacea angustifolia*. Sie stammen ebenso wie ihre nahen Verwandten, die Rudbeckien, aus

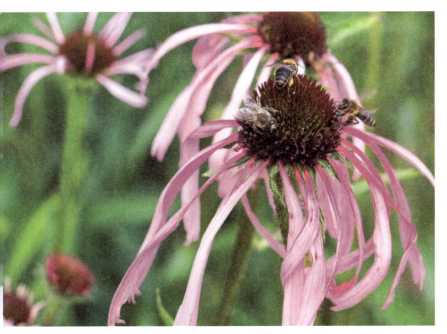

Echinacea pallida mit ihren lang herabhängenden Zungenblüten und dem typischen »Igelkopf«.

den USA und werden hierzulande alle als »Sonnenhut« bezeichnet
– meist jedoch mit ihrem botanischen Namen: Echinacea. Während
die amerikanischen Arnikaarten vor allem in den Hochgebirgen des
amerikanischen Westens zu Hause sind, leben alle neun Arten der
Gattung *Echinacea* im zentralen und östlichen Nordamerika. Torsten
Arncken und Ulrike Ortin studierten auf ihrer Reise zu den Arnikas auch verschiedene Echinaceas. Sie beschreiben, dass der Rote
Sonnenhut, *Echinacea purpurea*, am Waldrand oder auf Waldlichtun-
gen wächst und feuchten Untergrund braucht. Das spiegelt sich in
seinen breiten, gestielten Blättern und seinen großen Blütenköpfen,
deren purpurfarbene Zungenblüten er wie die Rudbeckien nahezu
waagerecht ausstreckt. Die beiden anderen Arten – der Blasse Sonnenhut *(Echinacea pallida)* und der Schmalblättrige Sonnenhut *(Echinacea angustifolia)* – sind dagegen echte Präriepflanzen. Sonne, Wind,
Hitze und Kälte prägen diese kargen Landschaften. *Echinacea pallida*
wird dort groß (bis 1,40 Meter) und fällt durch ihre Stängelbetonung
und ihre lang herabhängenden blassvioletten Zungenblüten auf; die
rosablühende *Echinacea angustifolia* bleibt viel kleiner und wirkt ge-
drungen. Alle drei Arten sind mehrjährig und wachsen aus Wurzel-
abzweigungen zu sogenannten Horsten heran. Es gibt keine Rhizome wie bei den Arnikas. Die beiden Präriearten haben fleischige
Pfahlwurzeln, *Echinacea purpurea* hat verzweigte Wurzeln (ARNCKEN
und ORTIN 1994). Das ätherische Öl befindet sich bei den Echinaceas nicht in langen Ölgängen, wie bei *Arnica montana*, sondern in
mehr oder weniger rundlichen »Ölbehältern« im Wurzelgewebe.

Das Erstaunlichste an den Echinaceas sind ihre ungewöhnlichen
Blütenkörbe: zum einen wegen der Farbe der Zungenblüten, zum
anderen wegen der langen, spitzen Spreublätter im Körbcheninne-
ren. Sie gaben den Anlass für den Gattungsnamen, abgeleitet vom
griechischen *echinos*, »Igel«. Daher auch der deutsche Name »Igelkopf«, der aber im Gegensatz zu »Sonnenhut« selten benutzt wird.

Im Vergleich mit den gelbblühenden Rudbeckien und der nahe
verwandten Sonnenblume ist erlebbar, dass die Echinaceas in der
»falschen« Farbe blühen: Ihre Zungenblüten variieren zwischen
Purpurrot und Violett. Diese Farben gehören typischerweise zu den
Distelköpfchen mit ihren Röhrenblüten (siehe Seite 73), nicht aber
zu ausgebreiteten Zungenblüten. Der berühmte Botaniker Wilhelm
Troll (1897–1978) veröffentlichte 1928 in seinem Buch *Organisation
und Gestalt im Bereich der Blüte* lange Listen, in denen er Blüten-

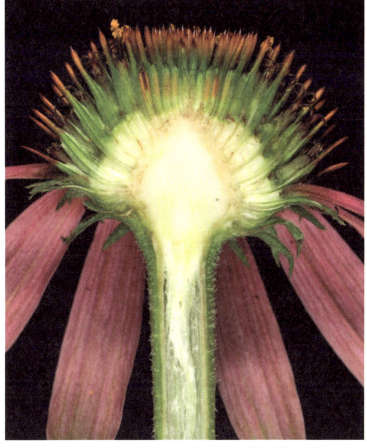

Längsschnitt durch ein Köpfchen von *Echinacea pallida*. Neben jedem Röhrenblütchen samt Fruchtanlage steht ein grünes Spreublatt, das innerlich von einem Ölgang durchzogen ist und in einer harten Spitze endet.

form und Blütenfarbe in den verschiedensten Familien verglich. So konnte er wissenschaftlich belegen, dass Blüten mit »ausstrahlender« Gebärde überwiegend hellfarbig sind (»Weiß–Gelb-Gruppe«), während glockige oder röhrenförmige Blüten mehrheitlich zur »Rot-Blau-Gruppe« gehören (typische Beispiele sind Lippenblütler oder Borretschgewächse). Die goetheanistische Pflanzenbetrachtung interessiert sich besonders für die Pflanzen, bei denen Blütenform und Blütenfarbigkeit gerade *nicht* zusammenpassen, wie bei den Echinaceas. Wenn Pflanzen fähig sind, polare Aspekte miteinander zu verbinden, dann weist das unserer Ansicht nach auf Heilpotenzial hin.

Die Fruchtanlagen der Arnika sind auf dem Blütenboden von zahlreichen Borstenhaaren umgeben. Das ist bei den Echinaceas ganz anders, hier am Beispiel von *Echinacea pallida* geschildert: Neben jedem der 200 bis 300 Fruchtanlagen, die von Röhrenblüten gekrönt sind, steht ein rechtwinkliges Spreublatt. Die ungeheure Vitalität von *Echinacea pallida* lässt diese Spreublätter ergrünen (!) und über die Blütchen hinausschießen. Dort äußert sich die »seelische Berührung« in der Art, dass sie sich zusammenziehen, hart und spitz werden und sich orange, rot oder bräunlich verfärben. Auch *Echinacea pallida* ist im Blütenboden von Ölgängen durchzogen. Ottilie Zeller konnte anhand von Querschnitten zeigen, dass selbst jedes Spreublatt in seinem Inneren einen Ölgang enthält! Dies ist wahrhaftig noch eine Steigerung der Arnikaqualitäten: Das »seelisch berührte« ätherische Öl vereinigt sich mit verhärteten, zusammengezogenen Blattorganen, die sich alle miteinander möglichst vertikal stellen, also in die Richtung der pflanzlichen »Ich-Qualität«. Die violette Farbe der Zungenblüten und die Verdornung der Spreublätter weisen zusätzlich darauf hin, dass sich die Echinaceas stark von der Wärmequalität ihrer Heimat prägen lassen. Dafür spricht ebenfalls, dass ihre Früchtchen viel fettes Öl bilden.

Die beiden Pharmazeuten Rudolf Bauer und Hildebert Wagner erforschten in den 1980er-Jahren eingehend die drei therapeutisch relevanten Echinacea-Arten botanisch und phytochemisch. In ihrem Standardwerk von 1990 erklären sie, dass Echinaceas zu den wichtigsten Heilpflanzen der nordamerikanischen Indianer gehörten, und listen zwei Seiten von Anwendungen auf. Ende des 19. Jahrhunderts stellte der Deutsche H. C. F. Meyer aus Pawnee City »Meyer's Blood Purifier« aus *Echinacea-angustifolia*-Presssaft her. Nachdem er sich mit der Lloyd Brothers Inc. zusammengetan hatte, stiegen die Verkaufszahlen steil an, sodass die Zubereitung »1917 sogar den größten Umsatz aller seit 1887 eingeführten Drogen erreichte« (BAUER und WAGNER 1990, S. 17). In den 1930er-Jahren ließ das Interesse an Echinacea in Amerika deutlich nach. Dennoch: Keine der amerikanischen Arnikaarten wurde so berühmt und so exzessiv verwendet wie der Sonnenhut. Interessant in diesem Zusammenhang ist jedoch, dass auch die Echinaceas durch die Homöopathie einen neuen Aufschwung erlebten. Bereits 1924 wurde *Echinacea angustifolia* in Dr. Willmar Schwabes »Homöopathisches Arzneibuch« aufgenommen. Der Durchbruch für die Echinacea in Europa war jedoch das

1938 von Madaus auf den Markt gebrachte Immunstärkungsmittel »Echinacin«, ein Presssaft aus *Echinacea purpurea*, dem Purpur-Sonnenhut.

Nun aber zur Wirkung: Dass die Fruchtanlagen von ihren Spreublättern umhüllt und sogar überragt werden, sodass mehrere Hundert kleine aufgerichtete »Ich-Achsen« in den durchsonnten Umkreis weisen, deutet auf die Wirkung der Echinaceas hin. Das Hauptanwendungsgebiet der unterschiedlichen Sonnenhutmittel besteht nämlich in der Stärkung des Abwehrsystems, zum Beispiel bei Infektionen oder Immunschwäche.

Die traditionellen, von den Indianervölkern überlieferten Einsatzgebiete sind weit gefächert. Sie reichen von Zahn-, Kopf- und Nackenschmerzen über Rachen- und Mandelentzündungen, Augenerkrankungen, Infektionen und Blutvergiftungen bis hin zur breiten Anwendung bei Verletzungen aller Art, einschließlich Verbrennungen und Schlangenbissen. Heute steht Echinacea sowohl innerlich als auch äußerlich als immunstimulierendes Arzneimittel zur Verfügung. Als Wundheilungsmittel wird Echinacea gern mit Calendula kombiniert (Calcea Wund- und Heilcreme von WALA, zur Behandlung von Wunden, Hautentzündungen und Druckgeschwüren). Im Vergleich mit der Gebirgspflanze Arnika fehlt ihr die klare Beziehung zum Nervensystem. Stattdessen ist sie stärker mit dem Immunsystem verbunden. Echinacea ist quasi die Arnika des Immunsystems.

Gänseblümchen *(Bellis perennis)*

Von den Weiten der amerikanischen Prärie kommen wir nach Mitteleuropa zurück und lassen nun unseren Blick suchend über die langweiligen grünen, kurzgehaltenen Flächen von Parkanlagen, entlang von Fußwegen oder in Vorgärten schweifen. Gänseblümchen entdeckt man grundsätzlich nur, wenn sie blühen, und dann anhand ihrer unverwechselbaren Köpfchen: Die kräftig gelben Röhrenblüten sind umgeben von sehr zahlreichen, strahlend weißen Zungenblüten (manchmal außen karminrot überlaufen). »Sie vereinen in ihrer Farbigkeit selbstlose Helligkeit mit selbstbewusster Leuchtkraft«, schreibt der Goetheanist Jürgen Momsen (MOMSEN 2008, S. 271). Wie *Arnica montana* ist auch unser Gänseblümchen eine Ausnahme innerhalb seiner Gattung: Alle Verwandten des Gänseblümchens leben im Mittelmeergebiet, nur *Bellis perennis* ist nördlich der Alpen heimisch.

Jedes Kind hat wohl die kurzen Stängel schon einmal zu einem improvisierten Strauß gebunden, um der Mutter eine Freude zu machen, und auch die Pflanze selbst hat etwas Kindliches, Verspieltes, noch recht wenig Individualisiertes. In unserer Flora blühen Gänseblümchen am ausdauerndsten von allen Pflanzen: vom frühen Frühjahr bis in den späten Herbst. Auch nach dem Rasenmähen sind bald neue Blüten sichtbar. Wie schafft das Gänseblümchen das?

Im Vergleich zu den bereits genannten Heilpflanzen verzichtet das Gänseblümchen gänzlich auf das Aufrichten der beblätterten Triebe. Die kleinen Blätter sind einfach geformt und spiralig angeordnet, in den Rosetten auch fast gegenständig. Potenziell alle Blätter können aus ihren Blattachseln kurze Ausläufer bilden, die eine eigene Rosette bilden, sich dort bewurzeln und dann mit jeweils einem aufgerichteten, endständigen Köpfchen blühen. So entsteht auf geeignetem Gelände bald ein dichtes Netz von Jungpflanzen, die sich schließlich von der Mutterpflanze trennen. Wie die Arnika braucht das Gänseblümchen also Raum um sich herum, um sich ausbreiten zu können. In einer hohen, ungemähten Wiese geht es ein. Außerdem benötigt es ausreichend Feuchtigkeit für seine unermüdlichen Wachstumsbewegungen, in zu trockenen Sommern blüht es nicht mehr.

Einzig der Stiel des Blütenkorbs richtet sich in die Höhe. Alle Köpfchen folgen dezidiert dem Lauf der Sonne, die Zungenblüten schließen sich bei Regen, bei bedecktem Himmel und nachts, wie die der Calendula. Erstaunlicherweise hat auch das Gänseblümchen die Fähigkeit, wie die Echte Kamille während des Blühens einen innerlichen Luftraum zu bilden: Sowohl der oberste Abschnitt des Stieles wird hohl als auch der untere Bereich des Körbchenbodens. Verständlicherweise wird dieser Prozess aber nicht von einer intensiven Bildung eines ätherischen Öls begleitet. In der ganzen Pflanze sind davon nur Spuren zu finden.

Wie ein ewig sprudelnder, blühender Jungbrunnen erscheint diese Pflanze, die in keinem Organ verhärtet. Sie verbindet das Wurzeln, das Wachsen und das Blühen und trägt diese Prozesse durch das ganze Jahr, bis Schnee und Frost eine Unterbrechung erzwingen. Substanziell drückt sich dies in einem großen Reichtum an Triter-

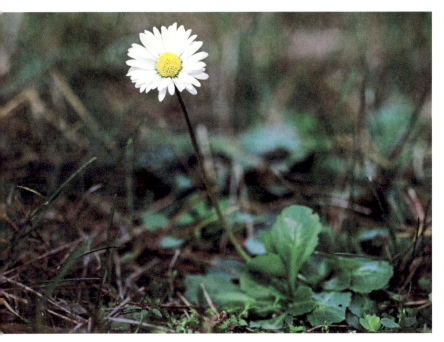

Blüht fast das ganze Jahr: Gänseblümchen *(Bellis perennis)* im November.
Nur der Stiel des Blütenköpfchens richtet sich auf.

pensaponinen aus, die sich vor allem in den Geweben von Wurzeln
und Kraut befinden. Die hämolytische (»blutauflösende«, unter anderem bei der Behandlung von Blutergüssen erwünschte) Aktivität
ist laut J. Momsen beim Gänseblümchen relativ hoch und variiert
stark im Jahreslauf.

In der nordischen Mythologie war das Gänseblümchen Freya
geweiht, auch Ostara, der Göttin des Frühlings. Im späten Mittelalter ist es häufig auf Marienbildern zu Füßen der Madonna zu
entdecken. Die essbaren Knospen und Blüten sowie die Blätter des
Gänseblümchens könnten viele Salate bereichern, wäre es nicht als
Nahrungspflanze ebenso in Vergessenheit geraten wie als Heilpflanze. Seit der Antike ist sein äußerlicher und innerlicher Gebrauch
als Wund- und Leber- sowie Nierentätigkeit anregendes Stoffwech-
selmittel belegt. Bei vielfältigen Verletzungen bis hin zu Knochenbrüchen, einschließlich Trümmer- und Schädelbrüchen, wird vor
allem die schmerzlindernde Wirkung der Auflagen gelobt. Auch
bei Husten, Hauterkrankungen, Gicht, Menstruationsbeschwerden,
Kopfschmerzen, Schwindel und Schlafstörungen wurde es in der
Volksheilkunde verwendet.

In der Homöopathie ähneln die Anwendungsgebiete jenen der »großen Schwester« Arnika: Prellungen, Verstauchungen, Verrenkungen und dergleichen. Der Arnika überlegen ist die Wirkung bei tief liegenden Verletzungen (zum Beispiel im Bauchraum) sowie bei schmerzhaften Traumata empfindlicher Körperteile, insbesondere der Genitalien, bei Unterbauch- und Wundschmerzen nach Entbindungen. Dem liegt eine besondere Beziehung dieses erdnahen, vermehrungsfreudigen Blümchens zur Reproduktionssphäre und deren Störungen zugrunde, wozu in weiterem Sinne auch die Akne als pubertäre Erscheinung gehört.

Stellt man sich ein Gänseblümchen und eine Arnika nebeneinander vor, dann erscheint das majestätische Wesen der Arnika umso strahlender. Der direkte Vergleich lässt aber auch erkennen, dass das Arnikawesen bereits im Gänseblümchen wie kindlich veranlagt ist und in den von dem weißen Kranz der Zungenblüten umgebenen gelben Röhrenblüten auch äußerlich in Erscheinung tritt.

Löwenzahn *(Taraxacum officinale)*

Mit dem Löwenzahn verlassen wir die Heilpflanzen der »gemischten Körbchen«. Seine goldgelben Blütenköpfe tragen ausschließlich Zungenblüten. Wie das Gänseblümchen reagiert ein Löwenzahn sehr sensibel auf die Lichtverhältnisse: Bei bedecktem Himmel bleiben die Köpfchen geschlossen, ebenso nachts. Lacht die Sonne, öffnen sie sich so weit, dass sich die äußersten Reihen der Zungen sogar nach unten biegen.

Der Löwenzahn ist eine sehr anpassungsfähige Pflanze, die in allen Höhenstufen und auf den unterschiedlichsten Böden wachsen kann, wobei sich die charakteristischen Einbuchtungen und Zacken der Blätter in Abhängigkeit von Nährstoffangebot, Feuchtigkeit und Licht stark verändern. Deshalb sprechen Botaniker bei der Gattung *Taraxacum* von einer außerordentlichen Formenmannigfaltigkeit und wundern sich über die Artenvielfalt: Allein in Deutschland soll es über 300 beschriebene Arten geben! Hier sollen typische Eigenschaften »des Löwenzahns« genannt werden, die ihn (trotz aller Variationen) von den vielen anderen Körbchenblütlern unterscheiden, die ebenfalls mit gelben Zungenblütenköpfchen blühen (Milchkräuter, Ferkelkräuter, Habichtskräuter und andere).

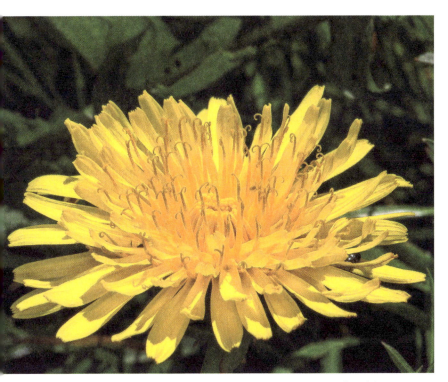

Der leuchtend gelbe Blütenstand des Löwenzahns *(Taraxacum officinale)* besteht nur aus Zungenblüten.

Das Wichtigste sind seine unbändige Vitalität und Stattlichkeit, die sich auf allen Ebenen zeigen: in den kräftigen Pfahlwurzeln, den nie behaarten, saftigen, nicht spiegelsymmetrischen (!) Blättern der großen Rosetten, den dicken, langen, hohlen Blütenstandsstielen, den besonders üppigen Blütenkörbchen und der großen, vollkommenen, sphärischen, weiß schimmernden Pusteblume.

Bei Arnika und Echinacea greift die »seelische Berührung« so in die Lebensprozesse der Pflanzen ein, dass duftendes ätherisches Öl verborgen im Inneren gebildet wird – in den bereits genannten Ölgängen. Beim Löwenzahn gibt es anstelle von Ölgängen zahlreiche Milchröhren. Das ätherische Öl ist zu winzigen Polyterpenkügelchen »verdichtet«, die in wässriger Lösung suspendiert sind. So entsteht der weiße, bittere Milchsaft, der beim Abpflücken sofort herausquillt.

Der Löwenzahn besiedelt ursprünglich frische Mähwiesen. Im Gegensatz zur Arnika kann er mit einem nährstoffreichen Boden gut umgehen. Die Wurzelforscherin Lore Kutschera beschreibt, dass er durch Jauchedüngung stark gefördert werde. Jauche vermindere die Durchlüftung der oberen Bodenschichten, was der Löwenzahn durch eine Art Durchlüftungsgewebe in der Rindenschicht seiner Wurzel ausgleichen kann. »Auch auf anderen Standorten mit zeitweise gehemmter Bodentätigkeit kann die Pflanze überhand nehmen. So wächst sie zahlreich an Weg- oder Straßenrändern, wo gut durchfeuchteter Unterboden von Schotter, Sand oder anderem toten Material überlagert ist« (KUTSCHERA 1992, S. 541). Nach Messungen von L. Kutschera können die Spitzen der Pfahlwurzeln über zwei Meter tief in die Erde reichen. Das ist unter den europäischen Körbchenblütlern einzigartig. In der horizontalen Ausbreitung bleibt ein Löwenzahn im Vergleich zum Gänseblümchen viel mehr »bei sich«, er treibt keine Ausläufer. Seine Regenerationsfähigkeit ist mit der Wurzel selbst und dem sogenannten Wurzelhals verbunden, dem Übergangsbereich zwischen Wurzel und Stängel. Deshalb sind kurze Zeit, nachdem man ihn auf dem Parkplatz oder der Terrasse ausgestochen hat, wieder junge Blattrosetten sichtbar. Der Löwenzahn verzichtet auf die Aufrichte des beblätterten Stängels und verharrt zeitlebens in einer Rosette. Der Quellort der Blattbildung, der Vegetationskegel in der Mitte der Rosette, kann in immerwährender Lebendigkeit Jahr für Jahr neue Blätter gestalten, weil das Blühen von ihm ferngehalten ist: Die hohlen Blütenstiele entspringen stets *seitlich* aus Blattachseln. Das unterscheidet ihn von den bereits genannten Arten, auch vom Gänseblümchen.

Helmut und Margrit Hintermeier berichten, dass eine Vielzahl von Insekten vom Löwenzahn mit Nektar und Pollen versorgt werden, allen voran Honigbienen und Hummelarten sowie Käfer und Falter. »Von den meist solitär lebenden Wildbienen verproviantieren 41 Furchenbienenarten, 28 Sandbienenarten und drei Mauerbienenarten ihre Brutzellen mit Löwenzahnpollen« (HINTERMEIER 2002, S. 48). Nektar und Pollen sind dabei »echte Geschenke« an die Insekten, weil sich die Samen beim Löwenzahn ohne Bestäubung und Befruchtung entwickeln (sogenannte Apomixis), er also für seine eigene Fortpflanzung gar nicht auf einen Blütenbesuch angewiesen ist. Ausgehend von einer fleischigen, milchsaftdurchzogenen Pfahlwurzel mit ihrem nahrhaften Blätterschopf über die spendierfreudigen sonnigen Blütenköpfe hin zu den »Fruchtkugeln« mit ihren hochgradig geordneten, kristallin anmutenden, kieselreichen Pappusschirmchen zeigt ein Löwenzahn eine beeindruckende Gestalt- und

Substanzverwandlung. Die »seelische Berührung« erstreckt sich bei ihm bis tief hinein in die wässrige Sphäre des Lebendigen (Milchsaft als verdichtetes ätherisches Öl in Wasser). Jedes Jahr zeigt er uns aber auch, dass er souverän den Formaspekt der Sphäre der »seelischen Berührung« handhaben kann, wenn sich in der Pusteblume Materie auf ein Minimum reduziert, eintrocknet und verdichtet. Und zu alledem: Der auch zwischen Pflastersteinen oder in der Dachrinne wachsende Löwenzahn bringt Lebendigkeit in die zugemauerte Ödnis der Städte.

Seine Blätter werden als leicht bitteres Salatgemüse geschätzt. Als Blutreinigungsmittel, beispielsweise im Rahmen einer Frühjahrskur, war *Taraxacum* wichtiger Bestandteil der Volksheilkunde. Auch jetzt noch hat Löwenzahn-Heilpflanzensaft seinen festen Platz in unterschiedlichen Entschlackungskuren. Verwendet wird heutzutage üblicherweise die Löwenzahnwurzel mit Kraut. Der daraus bereitete Presssaft oder Tee ist reich an Bitterstoffen, regt die Bildung von Galle und Magensaft an, ist krampflösend, entwässernd und entzündungshemmend, was sich bei Blasenentzündungen und rheumatischen Erkrankungen günstig auswirkt. Löwenzahn ist leberschützend und wirkt übermäßigen Verhärtungsprozessen wie bei der Leberzirrhose entgegen. Die auflösende Kraft, die vor allem dem weißen Milchsaft zu eigen ist, wird in der Behandlung von Warzen, Hühneraugen und anderen verhärtenden Prozessen genutzt, indem man ihn direkt auftupft. Ein ganz neu erschlossenes Einsatzgebiet des Löwenzahns besteht in der Anwendung bei Krebserkrankungen. Diese innovative Krebstherapie, bei der Löwenzahn und Mistel gemeinsam zur Anwendung kommen, wurde von dem anthroposophischen Arzt Dr. Andreas Laubersheimer an der Homöotherapeutischen Abteilung am Klinikum Heidenheim entwickelt und wird derzeit bei Eierstockkrebs an der Frauenklinik der Technischen Universität München untersucht, insbesondere durch Dr. Daniela Paepke vom Zentrum für Integrative Gynäkologie und Geburtshilfe.

Im Gegensatz zur Arnika hat der Löwenzahn eine ganz klare Affinität zum »unteren Menschen«, zu den Vorgängen der Verdauung und des Stoffwechsels, aber auch der Reproduktion.

Wegwarte *(Cichorium intybus)*

Die Blattrosetten von Löwenzahn und Wegwarte sehen sich im Frühjahr so ähnlich, dass es fast unmöglich ist, sie zu unterscheiden, wenn sie nebeneinander am Wegrand sitzen. Die Blattreihen der beiden Pflanzen (gut zu sehen in Jochen Bockemühls Buch *Ein Leitfaden zur Heilpflanzenerkenntnis,* S. 80 und 85) zeigen die verblüffende Übereinstimmung der Blattformen von der Aussaat bis zum Beginn des zweiten Jahres. Dann jedoch ändern sich die Lebensweisen abrupt. Während der Löwenzahn – wie beschrieben – zeitlebens im wachstumsfähigen Rosettenstadium verbleibt, strebt aus der Wegwartenrosette ein grüner, fester, steifer Stängel hervor, der sich im Laufe des Sommers rötlich färbt und sich reichlich sparrig verzweigt, bis zu einer Höhe von 1,20 Meter. Die »Löwenzahnblätter« werden dabei rasch verkleinert, sichelförmig zusammengezogen und schließlich zu Schuppen reduziert. So kennzeichnen sie die Knoten, ohne die Gesamtgestalt zu prägen. An den Knoten sitzen dicht gedrängt Gruppen von Knospen, umhüllt von drüsenhaarigen Hüllkelchblättern, die eine süßliche Flüssigkeit enthalten. Auch die Spitze jeder Abzweigung trägt eine Knospe. An diesem raumgreifenden, dürren »Gestrüpp« gehen jeden Morgen *gleichzeitig* die unverwechselbaren himmelblauen Blütenköpfe auf, nach einem geheimnisvollen System über die Äste verteilt.

Stehen Wegwarten in einem nach allen Seiten offenen Gelände, dann biegen sich grundsätzlich alle Blütenköpfe den ganzen Sommer über nach Osten, um sich dezidiert zur Sonne hin zu öffnen. An anderen Standorten schauen die Blüten in die Himmelsrichtung, aus der sie zum frühesten Zeitpunkt von Sonnenstrahlen berührt werden. Obwohl die Zungenblüten so sehr auf die Sonne bezogen sind, sind sie nicht gelb, sondern tragen diese hellblaue Farbe, die so gar nicht zu ihrer Gestalt passen will (vgl. die Ausführungen zu den Echinaceas auf Seite 60). Jedes Körbchen besteht aus nur etwa 15 bis 20 Zungenblüten, die ihre dunkelblauen Staubblattröhren so in der Körbchenmitte zusammenstellen, dass die Anmutung eines »gemischten« Blütenkörbchens mit dunklerem, röhrigem Zentrum und ausstrahlender Peripherie entsteht. An heißen Sommertagen verbleichen und verschrumpeln alle Zungenblüten gleichzeitig bereits vor der Mittagszeit, im Herbst sind sie noch bis in den Nachmittag hinein zu sehen. Jeden Abend aber stehen nur die kargen,

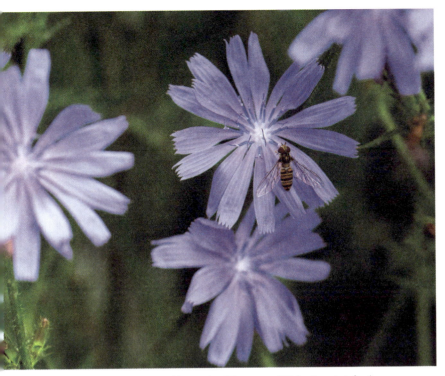

Die himmelblauen Zungenblüten der Wegwarte *(Cichorium intybus)* orientieren sich zur aufgehenden Sonne und vergehen schon nach wenigen Stunden.

trostlos und verlassen wirkenden »Gerippe« am Wegrand, und man kann nicht vorhersagen, aus welchen Knospengruppen am nächsten Morgen sich neue Blüten öffnen werden. Dieser Prozess des »Aufblitzens« und des raschen Vergehens zieht sich über viele Monate hin. Bockemühl berichtet, dass über 2000 Blütenköpfchen an einer mittelgroßen Pflanze gezählt wurden.

Es passt zur Gesamtgebärde der während des Sommers sogar verholzenden Triebe, dass die Früchte nicht wie beim Löwenzahn einen Pappus zum Fliegen bilden, sondern tief unten in den erhalten bleibenden Hüllkelchen heranreifen und dort auch verborgen sitzen bleiben. Nur durch genaues Hinsehen lässt sich erkennen, ob das grüne knotige Gebilde tatsächlich eine Knospe ist oder ein schon verblühtes Körbchen im Stadium der Fruchtreife – so ähnlich sehen sie sich.

Im Vergleich zum Löwenzahn, der seine Vitalität in der unaufhörlichen Folge der Rosettenblätter zeigt, gestaltet die Wegwarte ihre Vertikalorganisation, das Organ der Ich-Qualität, zu einem riesigen Blütenstand aus, in dem das Aufblühen räumlich und zeitlich extrem gedehnt wird. Um die verborgene Partitur dieser Komposition lesen zu lernen, braucht es Menschen, die sich die Zeit nehmen, einen ganzen Sommer lang eine Wegwarte beim Blühen zu beobachten und täglich (!) die Orte der geöffneten Blüten zu notieren. Im Herbst stirbt der oberirdische Bereich vollkommen ab, aus dem Wurzelhals kann sich die wilde Wegwarte häufig über neue Rosetten regenerieren.

Auch die Wegwarte bildet bitteren weißen Milchsaft, vor allem in der fleischigen Pfahlwurzel, allerdings auch dort nicht so reichlich wie der Löwenzahn. Spannend ist in diesem Zusammenhang, dass es bis jetzt nicht gelungen ist, einen Löwenzahn dazu zu bringen, einen Salatkopf zu formen. Die Wegwarte, die als Wildpflanze eher karge, steinige, trockene Standorte bevorzugt, ließ sich hingegen vielfältig züchterisch verwandeln. Einerseits sind durch menschliche Aktivität Zuckerhut, Radicchio und Chicoreé (genannt *Cichorium intybus* var. *foliosum*) entstanden, andererseits die Wurzelzichorie (genannt *Cichorium intybus* var. *sativum*), aus der der Zichorienkaffee gewonnen wird. Der Endiviensalat stammt von der nahen Verwandten *Cichorium endivia*, die ebenfalls blau blüht.

Seit dem 5. Jahrhundert v. Chr. ist die Verwendung der Wegwarte als Heilpflanze belegt, die alten Ägypter kultivierten sie als Gemüse. Bei den germanischen Völkern galt sie seit vorgeschichtlichen Zeiten bis ins Mittelalter als Zauberdroge (die unter anderem Unverletzbarkeit und Unsichtbarkeit verleiht, aber auch für Liebeszauber genutzt wurde). Ihr Blühen spricht die Seele in einer ganz besonderen Weise an, was sich in Märchen und Sagen widerspiegelt. Danach ist die Wegwarte eine verwunschene Prinzessin oder Jungfrau, die am Wegrand auf ihren Liebsten wartet.

Cichorium hat wie viele Korbblütler einen breiten Anwendungsbereich: Mit ihren Bitterstoffen unterstützt die Wegwarte die Verdauung; sie wirkt leicht abführend. Sie kann Leber, vor allem aber auch Pankreas und Milz in ihrer Regeneration unterstützen und verstärkt die Bildung von Gallensäuren und Pankreassekreten. Sie ist heute eine wichtige Pflanze für all die modernen Formen von Nahrungsmittelunverträglichkeiten, die meist mit weiteren Zivilisationserkrankungen vergesellschaftet sind, besonders Asthma und Neurodermitis. Die Wegwarte ist die Arznei für »Verdauungsschwächlinge«.

Wenn bei Kindern und Erwachsenen unzureichend verdaute Stühle vorliegen, in denen noch Bestandteile der Mahlzeiten, zum Beispiel Möhrenstückchen, vorhanden sind, ist oft die Wegwarte angezeigt, üblicherweise als Teebestandteil oder Globuli (Cichorium e planta tota, 5 Prozent, WALA).

Disteln

Disteln haben einen schlechten Ruf, weil sie oft in öden, vernachlässigten, ausgedörrten Gebieten wachsen und wir uns verletzen, wenn wir ihnen zu nahe kommen. Es lohnt sich, einmal auf ihre besonderen Fähigkeiten und ihre Schönheit aufmerksam zu machen.

Distelköpfchen bestehen von der Seite angesehen aus zwei Bereichen: aus einem bauchigen, grünen »Krug«, der sich nach oben wieder etwas schließt, und aus dem Schopf der leuchtend rot-violetten Röhrenblüten, die aus seiner schmalen Öffnung herausquellen. Bei den bis jetzt besprochenen Pflanzen spielte der mit Hüllblättern besetzte »Korb« keine große Rolle und war auch nur im Knospenstadium sichtbar. Das ändert sich bei den Disteln. Da sie niemals Zungenblüten bilden, übernehmen die Hüllkelchblätter die Gebärde des »Ausstrahlens«, allerdings auf Distelart: Sie werden in ihrer Anzahl vermehrt und zusätzlich zu mehr oder weniger langen spitzen Dornen ausgezogen. Beim Aufblühen der Röhrenblüten schiebt sich als Erstes die Staubblattröhre aus ihnen heraus, dann der Griffel – so entstehen feine Farbnuancen, die zwischen Weiß, Rötlich, Lila und Violett spielen. Die Früchte der Disteln werden vergleichsweise groß und schwer und enthalten typischerweise fettes Öl in den Keimblättern. Viele haben zwar einen fedrigen Pappus, sie fallen aber eher, als dass sie wirklich fliegen. Oft bleiben sie in den sich öffnenden »Krügen« sitzen und werden dort begeistert von Vögeln herausgepickt (zum Beispiel von Distelfinken).

Charakteristisch für Disteln ist auch die Veränderung der Blätter. Das Wesentliche sind nicht die stacheligen oder dornigen Blattspitzen (selbst Botaniker sind sich nicht über die korrekte Benennung einig), sondern die Tatsache, dass die Blätter *dreidimensiona*l werden: Die Blattfiedern richten sich auf und durchstrahlen den Raum, die verhärteten Spitzen weisen in die unterschiedlichsten Richtungen. Auch die Stängel können von den Blattdornen besetzt sein.

Die vier nun folgenden Heilpflanzen aus der Distelgruppe stammen alle aus dem Mittelmeerraum, dessen heißes, trocknes Klima ihre Gestalt und die in ihnen verborgenen Substanzen prägte.

Mariendistel (*Silybum marianum*, früher *Carduus marianus*)

Die Mariendistel kann in einem Jahr zum Blühen kommen, größer und schöner wird sie aber, wenn sie bereits im Herbst keimen konnte, als Rosette durch den Winter geht und dann zum Sommer hin aufstängelt. Bereits ihre ganz glatten, glänzenden Rosettenblätter sind äußerst eindrucksvoll, denn die Fiedern wölben sich zu üppigen »Falten« auf und bilden längs der Mittelrippe mehrere spiegelsymmetrische »Blatttrichter« hintereinander. Der »Raum-Eindruck« wird noch durch die charakteristische weiße Zeichnung auf den Blättern betont, die zu ihrem Namen führte: Nach einer christlichen Legende soll hier die Muttermilch der heiligen Maria auf die Blätter getropft sein. Physiologisch gesehen, entstehen die weißen Zonen, die die Blattnerven begleiten, jedoch gerade aus einem Todesprozess: Die abgestorbenen, lufterfüllten Zellen reflektieren das Licht – wie bei weißen Blütenblättern. Goetheanistisch ausgedrückt, greift die »seelische Berührung« durch diese konzentrisch angeordnete Bänderung in die vegetative Sphäre ein. Dass dadurch die Vitalität nicht beeinträchtigt wird (und das spricht für die Stimmigkeit des Bildes von nährender Milch), zeigt sich beim Zerschneiden der Rosettenblätter. Trotz der wirklich harten, scharfen Blattränder ist das Gewebe unerwartet saftig, und es wird verständlich, weshalb Mariendistelblätter im Orient gern von Eseln gefressen werden.

Aus der Rosette erheben sich senkrecht aufstrebende Stängel mit großen Blütenkörben. Die üppigen Rosettenblätter werden in wenigen Schritten stark verkleinert, wobei der Prozess und die dabei entstehenden Formen sehr an die Zusammenziehungsphase bei der Wegwarte erinnern. Die langen, geraden, glatten Stängel zeigen jedoch viel eindeutiger als bei ihr die Vertikale, den Aspekt der Ich-Qualität. Das Thema der Mariendistel ist die Verwandlungsfähigkeit der »Spiralorganisation«, des Blattbereichs, der Umgang mit Vitalität und Verhärtung bis hin zum Absterben. Das zeigt sich ebenfalls an ihren prächtigen Blütenkörbchen. Die lang ausgezo-

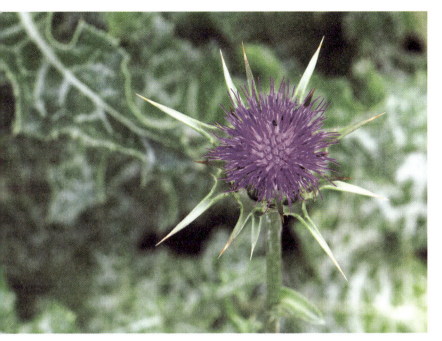

Die Mariendistel *(Silybum marianum)* fällt durch die weißen Adern der geschwungenen Blätter auf und durch die eindrucksvollen Hüllkelchblätter.

genen verdornten Spitzen der Hüllkelchblätter bilden eine schöne Metamorphosereihe (Abbildung in MANDERA 1987, S. 182). Die relativ großen Früchte sind glänzend braunschwarz bis mattgrau, der Pappus fällt leicht ab. Nach der Fruchtreife vertrocknet die gesamte Pflanze.

Neben fettem Öl und anderen Substanzen reichert die Mariendistel in ihren Früchten – die als Arzneimittel Carduus marianus e fructibus genannt werden – das leberschützende Stoffgemisch Silymarin an. Nicht nur die Naturheilkunde, auch die Schulmedizin wendet die Mariendistelfrüchte an – in Form von Infusionen gegen die ansonsten tödliche Knollenblätterpilzvergiftung, die unbehandelt zum Leberversagen führen kann. Ihre Hauptanwendungsgebiete sind die Vorbeugung und Behandlung der Leberzirrhose, der Hepatitis B und C (während der Löwenzahn bei Hepatits A angezeigt ist), Entgiftung und Leberschutz, zum Beispiel während oder nach einer Chemotherapie oder der Einwirkung anderer lebertoxischer Substanzen (zum Beispiel Methotrexat). Außerdem werden den Mariendistelfrüchten nieren- und nervenschützende Wirkungen zugeschrieben.

Eselsdistel *(Onopordum acanthium)*

Eine Eselsdistel tritt spektakulärer auf als eine Mariendistel, wenn sie im ersten Jahr genügend Raum für die Ausbildung einer großen Rosette hatte, die den Winter über grün bleibt. Ihre Rosettenblätter sind weniger tief eingeschnitten und auch nicht so stark aufgebogen, trotzdem intensiv räumlich durchgestaltet. Ober- und Unterseite sind von einem dichten weißen Haarfilz überzogen, weshalb die jüngsten Blätter weiß, die älteren blaugrün erscheinen. Die besondere Fähigkeit der Eselsdistel besteht darin, die Spiralorganisation mit der Vertikalorganisation zu verschmelzen, das heißt, Blätter- und Stängelgewebe wachsen gemeinsam heran. Dadurch entstehen die auffälligen »Flügel« an den Stängeln der Eselsdistel. Meist sind es fünf Flügelkanten, die den Stängel rundherum umgeben. Die Achse liegt bei ihr nirgendwo frei – ein eklatanter Gegensatz zur Mariendistel.

Eine Eselsdistel wird groß, wenn ihr der Standort zusagt, über 2,50 Meter in Höhe und Breite. Mächtig wirkt sie durch die zahlreichen langen Seitenzweige, die immer von Blütenköpfen gekrönt sind, die allmählich nacheinander aufblühen. Sie ergreift und durchdringt gewaltig den Raum, wir Menschen wirken schmal und zart neben ihr. Im Vergleich mit anderen Disteln ist ihr »Krug« ausgesprochen rundlich, zwischen 300 und 350 kleine spitze Hüllkelchblätter umgeben ihn und zeigen ein »versprühendes Ausstrahlen« in alle Richtungen. Der Blütenboden der Eselsdistel ist übrigens essbar, allerdings viel kleiner als bei einer Artischocke. Um 200 feingemaserte braune Früchte entwickeln sich im Inneren eines Körbchens aus den Röhrenblüten. Sie sind schmaler als die von Marien- und Benediktendistel, ihr Pappus löst sich ebenfalls leicht. Nach der Fruchtreife verdorrt die ganze mächtige Pflanze und stirbt ab.

Die Anwendung der Eselsdistel ist eine Spezialität der Anthroposophischen Medizin. In der Antike erhielt sie ihren verächtlich klingenden Namen, denn *Onopordon* heißt übersetzt aus dem Griechischen »Eselsfurz« (*ónos*, »Esel«, und *pordé*, »Blähung«). Der Naturhistoriker Plinius der Ältere schrieb im 1. Jahrhundert im 27. Buch seiner berühmten »Naturgeschichte« (Naturalis historia): »Wenn die Esel vom Onopordon fressen, so sollen sie furzen. Sie treibt den Harn und den Monatsfluss. Stopft den Durchfall. Zerteilt Eiterschäden und Geschwulst.« Die alten medizinischen Anwendungen waren längst in Vergessenheit geraten, als zu Beginn der 1920er-Jahre

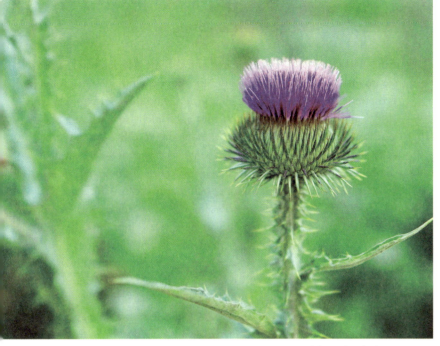

Die Eselsdistel *(Onopordum acanthium)* betont das »Ausstrahlen« durch die dornigen »Flügel« ihrer Stängel und die zahlreichen, spitzen Hüllkelchblätter.

auf Anregung von Rudolf Steiner eine Arzneimittelkomposition zur Anregung der Herztätigkeit entwickelt wurde, das Cardiodoron. Es enthielt einen 2,5-prozentigen Auszug aus Eselsdistelblütenköpfen, einen ebensolchen Auszug aus den Blüten der Wiesenprimel *(Primula veris)* sowie einen stark verdünnten Auszug aus dem Schwarzen Bilsenkraut *(Hyoscyamus niger)*, einem Nachtschattengewächs. Zusammen mit Arnika wird die Eselsdistel als Fixkombination in dem Arzneimittel Cardiodoron/Aurum comp. angewendet, vor allem bei organischen Herzerkrankungen wie Hochdruckherz und Herzmuskelschwäche, und hat sich hier sehr bewährt.

Artischocke (*Cynara cardunculus* subsp. *flavescens*, früher *Cynara scolymus*)

Heutzutage werden die wilde Artischocke *(Cynara cardunculus)* und die kultivierte Artischocke *(Cynara scolymus)* in einer Art zusammengefasst. Die sehr vitale Kultur-Artischocke weicht noch mehr als die

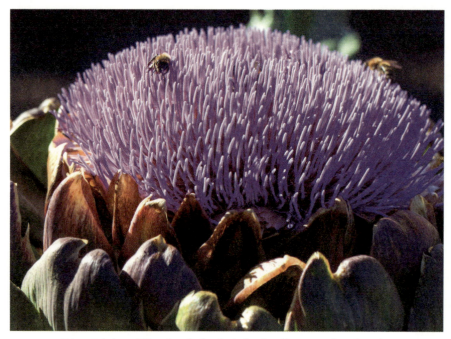

Die mächtigen Blütenköpfe der Artischocke *(Cynara cardunculus* subsp. *flavescens)* zeugen von Hülle und Fülle, alles Dornige ist überwunden.

wilde in ihrer Gestalt von einer typischen Distel ab. Bei ihr werden schon die Blätter der Blattrosette bis zu einen Meter lang. Die Fiedern sind nicht mehr distelig aufgestellt und auch nicht mehr bestachelt. Im Winter müssen sie gut geschützt werden, da sie gegen Kälte empfindlich sind. Jedes Frühjahr (über mehrere Jahre hinweg) erheben sich bis zu zwei Meter lange Stängel, die die bis zu fünf Zentimeter breiten, rundlichen Blütenkörbe tragen. Ursprünglich blühten die Röhrenblüten der Artischocken in einem leuchtenden Blau, mittlerweile gibt es auch weiß und vor allem aber violett blühende Varianten. Die Dornen an den Spitzen der breiten Hüllblätter, die die wilde Artischocke noch besitzt, sind durch die Kultur ebenfalls verschwunden. Geschätzt werden die noch nicht erblühten Köpfe wegen ihres fleischigen, wohlschmeckenden Blütenbodens. Auch die Basis der Hüllkelchblätter ist verdickt und essbar.

Pharmazeutisch werden die Blätter der Rosette vor dem Schossen der Blütentriebe verwendet. Sie sind mit weißen Haaren (filzig auf der Unterseite) und vielen Drüsenhaaren bedeckt. Diese Drüsenhaare sind sehr speziell für Körbchenblütler und vor allem für Disteln: Sie enthalten nämlich kein ätherisches Öl, sondern Bitterstoffe, die zu den Sesquiterpenlactonen gehören. In *Hagers Handbuch der Pharmazeutischen Praxis* heißt es: »Die Bitterstoffe werden von zahlreichen, ungeschützt auf der Blattoberseite lokalisierten Asteraceen-Drüsenhaaren sezerniert. Durch Regen oder Waschen der Blätter werden sie leicht entfernt« (*Hagers Handbuch* 2013, S. 1118). Norbert Brand präzisiert, dass sich die Bitterstoffe folglich nur in den grünen Blättern befinden, nicht in Wurzeln, Blüten und Früchten. Goethe liebte Artischocken (»Dieses Essen ist meine Leidenschaft«), so berichten Franz Czygan und Ernst Schulz. Er ließ sie sich so oft wie möglich vom befreundeten Ehepaar Willemer aus Frankfurt schicken, da sie in Weimar nicht gut gediehen. In seinem »Märchen von der grünen Schlange und der schönen Lilie« sind sie zusammen mit der Zwiebel das einzige Zahlungsmittel, das der Fährmann akzeptiert.

Die Artischocke ist nicht nur eine beliebte Delikatesse mit dem Ruf, als Aphrodisiakum die Liebeslust zu steigern, sondern auch eine sehr alte Arzneipflanze. Sie stammt wahrscheinlich aus Nordafrika und wird seit dem Altertum in der arabischen Medizin und seit dem 16. Jahrhundert zunehmend auch in Europa verwendet. Arzneimittelzubereitungen aus Artischockenblättern regen Gallenfluss und Leberdurchblutung an, senken Cholesterin und Blutfette. Sie wirken krampflösend, blähungswidrig und appetitanregend, worauf auch die Beliebtheit des artischockenhaltigen Aperitifs Cynar beruht. Anwendungsbereiche sind bei alldem vor allem Verdauungsstörungen, Leber- und Galleerkrankungen sowie Cholesterin- und Fettstoffwechselstörungen.

Benediktenkraut, Benediktendistel, Bitterdistel
(Cnicus benedictus)

Die Benediktendistel droht in Vergessenheit zu geraten, zu Unrecht, wie wir aufgrund unserer guten Erfahrung meinen. Wer kennt sie schon als blühende Pflanze? Auf den ersten Blick würde man sie nicht als Distel einschätzen: Ihre löwenzahnähnlichen Blätter sind nicht dornig und die Röhrenblüten sind gelb, allerdings von langen, roten, verzweigten Hüllblattspitzen strahlig umgeben. Die goetheanistische Pflanzenbetrachtung beschreibt die Benediktendistel als eine »vegetativ überformte Distel« (MANDERA 1987). Sie keimt, wächst, blüht, fruchtet und stirbt innerhalb eines Jahres; dabei wird sie bis zu 60 Zentimeter hoch. Die Fiedern ihrer weichen Blätter sind wenig zu Innenräumen aufgestellt und geordnet, am Rand auch nur leicht bestachelt. Sie sind – ebenso wie der Stängel – dicht mit Drüsenhaaren und weißzottigen Wollhaaren bedeckt. Zu den Blütenköpfchen hin werden die Blätter nicht kleiner, wie es üblich wäre, sondern noch größer und üppiger. Da das Stängelwachstum auf dieser Ebene unterdrückt wird, entsteht aus den obersten sieben bis acht Laubblättern ein dichter grüner »Blattkragen«, in den das eigentliche Köpfchen eingebettet ist. Die echten Hüllkelchblätter sind also an ihrer Basis bedeckt und nicht sichtbar – im Gegensatz zu den üblichen Disteln, bei denen sie oft das »Ausstrahlen« der fehlenden Zungenblüten übernehmen. Nur ihre roten, ziselierten Spitzen, die sich strahlenförmig um den Röhrenblütenschopf anordnen, ziehen sich zusammen und verhärten.

Die gelben Röhrenblüten zeigen, dass auch die Benediktendistel fähig ist, in der »falschen« Farbe zu blühen. Wenn man die blauen Zungenblüten der Wegwarte mit einem Konzentrieren und Verinnerlichen von Qualitäten in Verbindung bringt, dann weisen die gelben Röhrenblüten der Benediktendistel auf eine Überwindung der disteltypischen Verhärtung hin, auf ein »Extrovertieren«. Dazu passen die zahlreichen klebrigen Drüsenköpfe, die ätherisches Öl enthalten. Eine Distel mit ätherischem Öl ist schon etwas ganz Besonderes! Die Blätter der Benediktendistel sind extrem bitter, »reiner« bitter als der Milchsaft von Löwenzahn oder Wegwarte. Isoliert wurden verschiedene Bitterstoffe, unter anderem auch ein Sesquiterpenlacton.

Die Bitterdistel wird ebenfalls bei Leber- und Gallestörungen eingesetzt. Der berühmte italienische Botaniker und Arzt Pietro Andrea Matthioli (1501–1577) pries sie als Mittel gegen Pest, Malaria, Würmer und andere innere Erkrankungen. Außerdem habe sie Luther gegen das Seitenstechen geholfen. Die Bitterstoffe und ätherischen Öle haben neben der Anregung der Verdauungsfunktionen auch weitere vielversprechende Eigenschaften, unter anderem antibiotische und antitumoröse (krebshemmende) Wirkungen. Sie steht homöopathisch und als Teedroge zur Verfügung und wird in der Anthroposophischen Medizin zusammen mit der Pfingstrose *(Paeonia officinalis)* bei Flüssigkeitsansammlungen infolge von Stauungen angewendet, zum Beispiel bei Leber- und Nierenerkrankungen.

Zusammenfassend sind die Disteln vor allem bei Erkrankun-

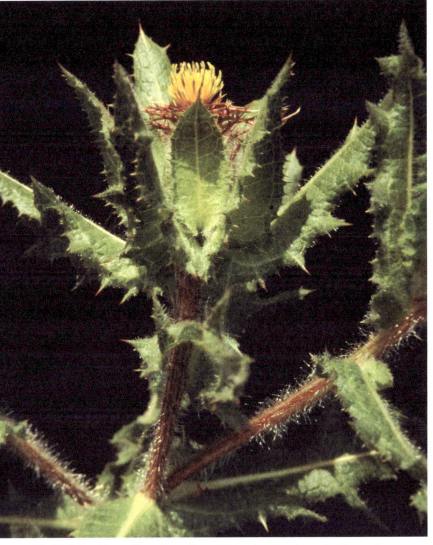

Die klebrige, bittere Benediktendistel *(Cnicus benedictus)* umgibt ihre gelb blühenden Röhrenblüten mit einem roten Dornenkranz und zusätzlich mit großen, grünen Hochblättern.

gen und Affektionen des Leber-Galle-Systems angezeigt. Zu diesem Organsystem zeigen die einzelnen Distelarten eine vergleichbare Affinität wie die Arnika zum Nervensystem. Eine Besonderheit ist die Eselsdistel mit ihrer Beziehung zur Herzfunktion in der oben genannten Arzneimittelkomposition mit der Wiesenprimel und dem Schwarzen Bilsenkraut.

Edelweiß *(Leontopodium nivale)*

Das mehrjährige, weiß leuchtende Edelweiß steigt noch höher in die Berge hinauf als die Arnika. Es besiedelt steinige, alpine Rasen und Felsbänder zwischen 1800 und 3000 Meter Höhe und zeigt damit, dass es nicht nur Licht, Wind und Kälte im Übermaß erträgt, sondern auch hervorragend mit Gestein umgehen kann. Interessanterweise bevorzugt das Edelweiß Gebiete, in denen sowohl Kalk als auch Kiesel reichlich vorhanden sind. Das Zentrum der Gattung *Leontopodium* mit ihren 30 bis 40 Arten liegt im tibetischen Hochland. In den Bergen werden die Stängel nur höchstens 20 Zentimeter lang, die sitzenden, weißfilzig behaarten Blätter sind schmal-lanzettlich. Geliebt und begehrt wird das Edelweiß wegen seines auffälligen Blütenstands: Mehrere zusammengedrängte, weiße Hochblätter umgeben sternförmig das dunklere Zentrum – das aus bis zu zwölf Blütenkörbchen besteht, die nur gelbliche Röhrenblütchen tragen. Dieses »Sternenkörbchen« ist eine Steigerung der Körbchen der Benediktendistel, weil die Hochblätter durch Form und Farbe Blütencharakter erhalten und dadurch das Ausstrahlen betonen.

Das leuchtende Weiß der Edelweiß-Hochblätter hat Menschen immer schon begeistert. 2007 veröffentlichte der Physiker Jean Pol Vigneron einen Artikel, in dem er von mikroskopischen Untersuchungen an den Haaren dieser Hochblätter berichtet. Er erklärt, dass die weiße Farbe dadurch zustande komme, weil von den behaarten Hochblättern die Wellenlängen des Lichts im Bereich von 400 bis 900 Nanometer hauptsächlich reflektiert würden. Im Gegensatz dazu werde ultraviolettes Licht (Wellenlänge 300 bis 400 Nanometer) vollkommen absorbiert. Diese Phänomene zeigen, dass das Edelweiß mit dem Sonnenlicht ganz gezielt umgehen kann und es nutzt, um seine Überblüten zu gestalten. Diese »Körbchenkomposition«, die fähig ist, ursprünglich grüne Blätter in einen Blütenstand zu integrieren, spricht natürlich auch von einer starken »seelischen Berührung«, einer intensiven Beziehung zu kosmischen Kräften. Die bis jetzt aus dem Edelweiß isolierten Inhaltsstoffe sind antioxidativ wirksame Säuren (Edelweißsäure, Chlorogensäure), Gerbstoffe, Glykoside, Flavonoide.

Das Edelweiß übertrifft die Arnika noch in seiner Spezialisierung hin zum »Sinnesorgan«. Sein Einsatzgebiet ist bei allen Erkrankungen des Hörnervs zu suchen (Spezifikum bei Schwerhörig-

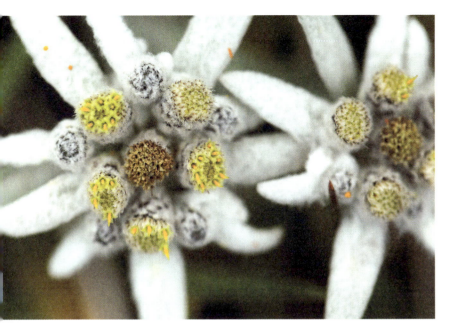

Jede Köpfchengruppe des Edelweiß *(Leontopodium nivale)* ist sternförmig umgeben von weißwolligen Hochblättern.

keit, 5 Prozent bis D4), Sklerose des Innenohrs (D3 bis D10), bei Tinnitus (D3 bis D10) und bei der Menière-Krankheit, bei der anfallsweise Schwindel, Hörverlust und Ohrgeräusche auftreten. Es kann aber auch mit Erfolg bei Erkrankungen eingesetzt werden, bei denen der gesamte Körper »unmusikalisch« wird oder Teile davon »taub« geworden sind (z. B. bei der Polyneuropathie, einer Erkrankung des Nervensystems).

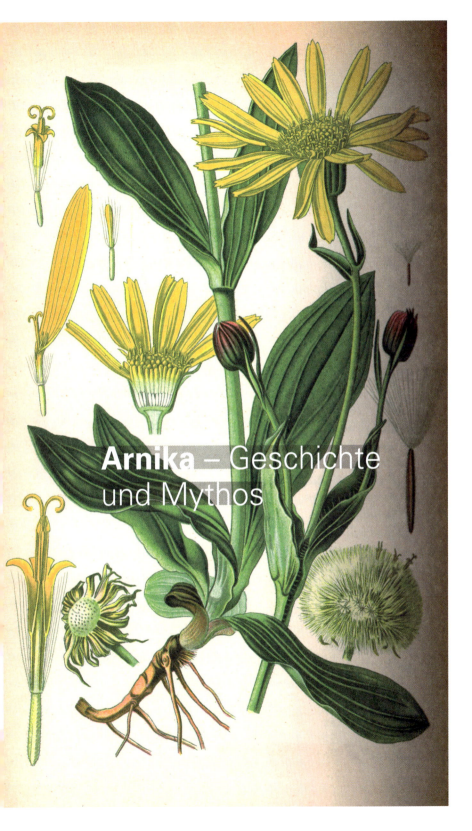

Arnika – Geschichte und Mythos

Die Arzneigeschichte der Arnika

Arnika wird erstaunlicherweise noch nicht sehr lange in der abendländischen Medizin verwendet. In den Kräuterbüchern der Antike fehlt sie gänzlich. So wird sie weder bei Hippokrates noch bei Plinius erwähnt. Und selbst die so bedeutenden Kräuterkundigen des ausgehenden Mittelalters – Paracelsus und Hieronymus Bock – nennen sie nicht in ihren Schriften.

Die erste Erwähnung in der Schreibform *arnich* findet sich bei Matthaeus Sylvaticus im 14. Jahrhundert. Dann gibt es erneute Kunde von ihr in den *Horti Germaniae* von Konrad Gesner 1561. Nach anderen Quellen wird die Pflanze früher schon in der *Physica* der naturkundigen Äbtissin Hildegard von Bingen (1098–1179) genannt. Hildegard selbst spricht von einer Pflanze, die sie »de Wolfesgelegena« nennt und der sie magische Kräfte im Liebeszauber zuspricht, einer Indikation, die wir für die nordamerikanischen Vertreterinnen der Gattung auch aus der indianischen Volksheilkunde kennen: »Wenn ein Mann oder eine Frau in Liebe erglüht, dann wird, wenn jemand sie oder ihn auf der Haut mit grüner Wolfsgelegena berührt, der Berührte in der Liebe zum anderen verbrennen, und wenn das Kraut vertrocknet ist, dann werden Mann oder Frau durch die Liebesglut fast rasend, so dass sie schließlich unsinnig werden« (Cap. 156). Bemerkenswerterweise bezieht sich Hildegard hier vor allem auf die »große und giftige Wärme« der Pflanze.

Der Arzt, Pharmakologe und Apotheker Tabernaemontanus (1522–1590) kennt schon die später allgemein üblichen Anwendungen gegen Verletzungen und schreibt hierzu: »Bei den Sachsen braucht es das gemeine Volk denen so hoch hinunter gefallen oder so sich sonst etwan mit Arbeyt verletzt haben: Nement ein Handt voll, sieden es in Bier, drincken des Morgents einen Trunck warmb davon, decken sich zu und schwitzen: wo sie sich dann verletzt haben, empfinden sie an dem verletzten Ort großen Schmertzen auff zwo oder drey Stundt und werden also kuriert.« Allerdings nennt er die Pflanze nicht Arnika, sondern »Mutterkraut« oder »Mutterwurtz«, lateinisch *Caltha alpina*.

Pietro Andrea Mattioli (1501–1577), der große italienische Renaissance-Humanist, Arzt und Botaniker, sagt Mitte des 16. Jahrhunderts: »Diss Kraut und fürnemlich die Wurzel wermet und macht

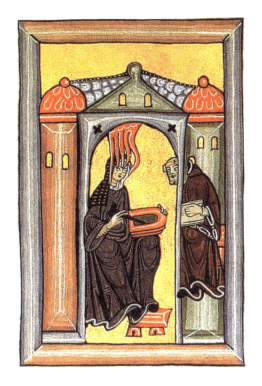

Hildegard von Bingen (1098–1179) schrieb über Liebeszauber mit der bei ihr »Wolfesgelegena« genannten Pflanze. Illustration aus dem Liber Scivias (1151/52).

dünn mit einer geringen Zusammenziehung. Der Wurtzel ein oder zwey Quentle schwer in Wein getrunken, hilfft denen, so von einer Kröte gebissen sindt oder etwa das kalte Gift Opium eingenommen haben. Die Wurtzel allein oder mit so viel Pastiney same in Wein getrunken ist gut wider das Bauchgrimmen und rote Rhur, dienet auch wider Gebresten der Mutter. Das Kraut stopft den Stuhlgang, treibt die Monzeit und senftigt die Geschwulst wie ein Pflaster aufgelegt.«

Der Begründer der botanischen Systematik Carl von Linné (1707–1778) und der Arzt Albrecht von Haller (1708–1777) waren die ersten Autoren, die den Namen *Arnica* in Wissenschaft und Medizin einführten. Samuel Hahnemann (1755–1843), der Begründer der Homöopathie, erwähnt als den ersten offiziellen Beschreiber des Arnikaeinsatzes den Arzt Fehr, der sie in allen Fällen, wo man sich wehgetan, verrenkt, verstaucht hat oder gefallen ist, benutzte: »Darauf teilte vor 200 Jahren ein Arzt (Fehr) diesen Fund der Hausmittelpraxis zuerst der gelehrten Arzneikunst mit.«

Der Wiener Arzt Heinrich Joseph Collin (1731–1784) tritt für ihre Verwendung bei Wechselfieber (Malaria) ein und rühmt ihre antiseptische Wirkung; 1000 Patienten seien in den Jahren 1771 bis 1774 mit ihrer Hilfe von Malaria geheilt worden. Auch bei Lähmungen und schwarzem Star (Blindheit) will er mit dieser Pflanze viel erreicht haben.

Christoph Wilhelm Hufeland (1762–1836), in frühen Jahren der Leibarzt Goethes, verordnete Arnika bei Schwäche, Überanstrengungen und Entzündungen sowie als resorptionsförderndes und fäulniswidriges Mittel.

Im 19. Jahrhundert stellt ihr Johann August Christian Clarus (1774–1854), Leiter der Kriegslazarette nach der Völkerschlacht in Leipzig, ein günstiges Zeugnis bei Lähmungszuständen, insbesondere nach fieberhaften Krankheiten und nach Nervenerkrankungen aus. Auch bei Epilepsie sieht er sie wirksam.

Der heilkundige Pfarrer Sebastian Kneipp (1821–1897) schätzt die Arnika über alle Maßen. Von ihm ist die Aussage überliefert, Arnika sei nicht mit Gold zu bezahlen. Zu ihrem Gebrauch äußert er: »Arnika halte ich für das erste Heilmittel bei Verwundungen und kann es deshalb nicht genug empfehlen! Wenn ihr Priester wäret und predigen müsstet, dann würde ich euch raten, vor der Predigt mit wenig Anika zu gurgeln, und die Stimme wird um die Hälfte besser.«

Der Hamburger Hautarzt Paul Gerson Unna berichtet 1899 über die günstige Wirkung der Tinktur bei Hirn- und größeren Hautblutungen. W. Gerlach schreibt 1931 über die erfolgreiche Behandlung von Karbunkel mit Injektionen und Umschlägen mit Arnika. Der homöopathische Arzt Max Stirnadel hebt in den 1930er-Jahren wohl als Erster die Bedeutung der *Arnica* bei anginösen Beschwerden bis hin zum Angina-pectoris-Anfall, bei durch Arteriosklerose bedingten Myokardschäden sowie bei Arteriosklerose überhaupt hervor.

Nach 1945 ist von *Arnica montana* in offiziellen medizinischen Blättern nur noch selten die Rede. Gegen ihre Verwendung sprachen die recht häufig bei innerem Gebrauch hervorgerufenen Intoxikationszustände (siehe Seite 110ff.) sowie Hautallergien auf ihre Inhaltsstoffe. Erst mit dem erneuten Erblühen der Homöopathie in Europa Anfang der 1990er-Jahre stellte sich ein Interesse ein, das bis heute anhält.

Auch in anderen europäischen Sprachen trägt die Pflanze den Namen »Arnika«, in jeweils landesüblicher Aussprache und Schreibweise. Weitere Bezeichnungen lauten *tabac des vosges* und *mountain-tobacco* und weisen auf ihren früheren Gebrauch als Rauchdroge hin.

Im deutschen Sprachgebrauch findet sich eine schier unerschöpfliche Anzahl von Namen; auffallend viele beziehen sich auf Verwundungen oder den Wolf: »Wundkraut«, »Stichkraut«, »Fallkraut«, »Stoh up und goh hen« (niederdeutsch), »Wulwesblume« (niederdeutsch), »Bergwolferlei« und »Bergwohlverlei«, »Wolfsgelb«, »Wolfstöterin«, »Wolfsbanner«, »Düwelsblome«. Da sie wie auch *Hypericum*, das Johanniskraut, um Johanni herum erblüht, heißt sie auch »Hannsblume« (Böhmerwald), »Johannisblume« (Gotha). »Düwelsblome« und »Leopard's bane« besitzen einen ähnlichen Hintergrund wie die Wolfsnamen (siehe unten); »bane« ist ein poetischer Ausdruck für »Gift« und allgemeiner für etwas Verderben oder Unheil Bringendes.

Der volkstümliche Name »Bluttrieb« findet sich auch in zeitgenössischen deutschen Ausgaben des Pflanzensystems nach Carl von Linné und scheint somit im 18. Jahrhundert auch in wissenschaftlichen Kreisen verbreitet gewesen zu sein. Er bezieht sich direkt auf die blutgerinnungshemmende und damit die Blutungen auslösende Wirkung: So berichtet die »Pharmazeutische Zentralhalle für Deutschland« (Band 20, Dresden 1879) darüber, dass mit Arnika gefütterte Kühe blutige Milch gegeben und blutigen Urin ausgeschieden hätten.

Herkunft und Ableitung des Namens »Arnika« sind letztlich nicht geklärt. Er scheint weder griechischen noch (römisch-)lateinischen Ursprungs zu sein. Unter den Synonymen bei Tabernaemontanus, Zedler und noch bei Döbereiner wird allerdings auch der Name *Ptarmica montana* angeführt; eine Verschleifung von »Ptarmica« zu »Arnika« erscheint durchaus denkbar.

Wolfsblume Arnika

Mit der Beziehung der Arnika zum Wolf hat es nach W. C. Simonis (1981) und S. Fischer-Rizzi (1984) folgende Bewandtnis: Am Vorabend des Johannistages steckten die Bauern Arnikasträuße an die Ecken ihrer Getreidefelder, um diese vor dem Korndämon, dem Bilmesschnitter, zu schützen. Dieser wilde Dämon in Gestalt eines Teufels mit Hörnern auf dem Kopf und Geißfüßen schleicht gerade in den Tagen um Johannis durch die Felder. Dann reitet er auf seinem Geißbock durch die Halme, bis sie alle schwarz sind. Manchmal bindet er sich Sicheln an die Beine und schneidet alle Halme bis zur Hälfte ab. Um diesem Unhold den Eintritt in die Felder zu verwehren, wurden die Arnikapflanzen als Wächter um die Felder aufgestellt.

Wenn das Korn im Wind wogt, sich nach der einen oder anderen Seite neigt, dann streicht oft auch der Kornwolf durch das Getreide. Dann werden die Kinder gewarnt, in die Felder zu gehen, denn der große Wolf wartet nur auf ein Opfer. Er ist der Geist des Kornes, gefährlich und nützlich zugleich. Er verkörpert die Kraft der Getreidepflanzen, er gibt ihnen Energie zum Reifen. Wehe, er verlässt einmal das Feld, dann wird das Korn verdorren und die Menschen im Dorf sind vor seinem Überfall nicht mehr sicher. Aber die Arnika, selbst eine Wolfspflanze, kann ihn daran hindern, sein Feld zu verlassen. Erst wenn das letzte Fleckchen Korn geschnitten ist, entwischt er, als großer, unheimlicher Schatten. Die Frauen scheuen sich, die letzte Garbe Korn zu binden, denn da ist der Wolf drin. Wenn sich die Schnitter um das letzte Stückchen ungemähtes Korn versammeln, hieß es: Jetzt fangen sie den Wolf. Oft band man auch die letzte Garbe in Form eines Wolfes zusammen, den man dann in den Wald stellte.

Derartige Sagen und Bräuche gibt es viele, auch mit einem anderen dämonisch-wilden Wesen im Zentrum, nämlich der »Kornmuhme«. Untersucht man sie mit den Methoden der analytischen Psychologie (im Sinne von Carl Gustav Jung, 1875–1961), so erscheinen sie als konkrete Ausgestaltungen des Archetyps der gebärenden, nährenden und gleichzeitig bedrohlichen oder gar Leben zerstörenden »Großen Mutter«, deren Gefahren durch Rituale gebannt und deren Wohlwollen sichergestellt werden musste. Ihre

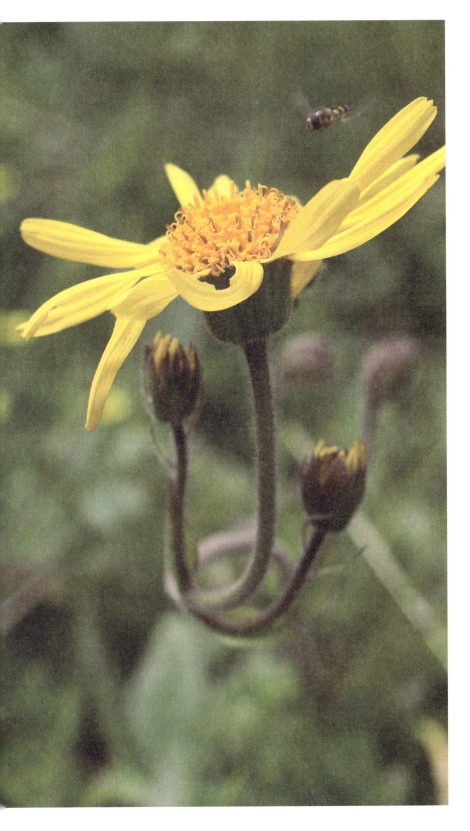

Kraft ist zum Leben unerlässlich, sie darf aber nicht über die Stränge schlagen und das Kornfeld verlassen. Der nährende Aspekt ist bei den Kornfeldern offensichtlich; Bedrohung und Todesgefahr liegen nicht nur in der oft drohenden Missernte, sondern auch im – zur Entstehungszeit dieser Mytheme häufigeren und nicht erklärbaren – Mutterkornbefall (Schwarzfärbung des Getreides, Vergiftungen beim Verzehr) und in weiterer Unbill.

Das mythologische Bild der Großen Mutter tritt oft mit animalischen Begleitern oder Stellvertretern auf, das heißt mit konkreten und fassbaren Bildern ihrer zerstörerischen und von keiner Vernunft gesteuerten Kräfte. Zu ihnen gehört in unseren Breiten der Wolf (wie auch der wilde Eber). Das scheue Tier Wolf kam meist nur in Zeiten extremer Nahrungsknappheit, also in harten Wintern, in die Nähe menschlicher Wohnstätten, sodass es den meisten Menschen nur im Zustand verzweifelten Hungers erfahrbar wurde. So wurde (und blieb teilweise bis heute) der Wolf geradezu die Chiffre für etwas dem Menschen Unheimliches, das voll zerstörerischer Gier außerhalb der Inseln der Geborgenheit seiner (früher spärlich verstreuten) Heimstätten lauerte.

Sonnentier Wolf

In vorgeschichtlichen Zeiten war das Bild des Wolfes jedoch nicht durchgehend bedrohlich und düster, sondern vielfach frei von derart negativen Assoziationen. Nicht Dunkelheit und Aggression waren die ursprünglichen Attribute des Wolfes, sondern Sonne und Licht. Es gibt viele Hinweise darauf, dass die Wölfe in der Steinzeit nicht nur Feinde und Rivalen im Kampf um die Nahrungsgrundlage, sondern vielerorts auch Verbündete der Menschen waren, dass die Menschen die Wölfe in ihrer Umgebung duldeten und sogar mit ihnen gemeinsam auf Jagd gingen. Auch wenn die genauen Vorgänge, die (wahrscheinlich an mehreren Orten der Welt) zur Abspaltung der Hunde von den Wölfen geführt haben, noch weitgehend im Dunkel liegen, so muss man doch davon ausgehen, dass sich Menschen und Wölfe einstmals nahestanden. Erst mit zunehmender Sesshaftigkeit der Menschen und der Tierzucht als immer bedeutsamer werden-

Der Wolf – Feind oder Freund des Menschen? Einst wurde er als sonnenhaftes Wesen verehrt.

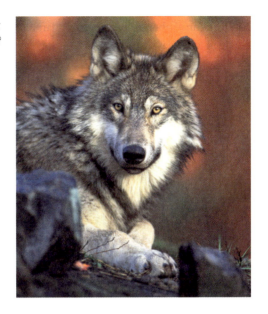

der Lebensgrundlage änderte sich das. Die domestizierten Wölfe, die heute als eigene Unterart *(Canis lupus familiaris)* geführt werden, beschützten als Hunde die Herden und Häuser, und die wilden Wölfe *(Canis lupus)* wurden zur gefürchteten Bedrohung der Viehbestände. Der »gute« Hund wurde zum »besten Freund des Menschen« und der »böse Wolf« zum ärgsten Feind erklärt. Die Dämonisierung der Wölfe setzte ein und nahm zum Teil bizarre Formen an.

Ein Nachklang von dem »guten Wolf« der Alten findet sich in den ägyptischen und griechischen Mythen, wo der Wolf ein Symbol des Lichts war. In Ägypten wurde ein Wolfsgott namens Upuaut oder Wepwawet verehrt, der den Göttern und Menschen als Führer auf dem Weg in die Unterwelt voranging. Sein Name bedeutet »Wegöffner«, und so schritt er auch auf Prozessionen dem König voran, führte im Krieg das Heer in den Kampf und galt als Leiter der Götter. Als seine Heimat wurde die Stadt Lykopolis angesehen, was aus dem Griechischen übersetzt »Wolfsstadt« bedeutet. Dass ihm eine eigene Stadt gewidmet war, kündet vom hohen Ansehen des Wolfs.

Im alten Griechenland war der Wolf Apollon (dem Sonnengott und Repräsentanten des Goldes) sowie dessen Mutter Leto zur Seite gestellt. Er schützte Leto und ihre Kinder auf Reisen. Einer Überlieferung nach soll die Göttinmutter Leto (die als mythologische Figur eine Art Nachhall der Großen Göttin darstellt) selbst die Gestalt einer Wölfin angenommen haben, als sie Apollo zur Welt brachte. Einer anderen Legende zufolge soll sich Apollo in einen Wolf verwandelt haben, als er mit der Nymphe Kyrene schlief. Hier sind wir der Wurzel des Werwolfmythos ganz nahe, in denen der Wolf für die Entfesselung archaischer, auch erotischer Kräfte steht, die im Zuge der zivilisatorischen Entwicklung verdrängt und unterdrückt wurden, weil sie der Disziplinierung und Domestizierung der Menschen im Weg waren. Georg Friedrich Creuzer (1771–1858), der bedeutende Philologe, Mythenforscher und Goethe-Freund, widmet in seinem Werk *Symbolik und Mythologie der alten Völker, besonders der Griechen* ausführliche Darstellungen dem »Wolf als Sonnentier« und wies auf die Namensähnlichkeit der griechischen Worte für »Licht« *(leukos)* und »Wolf« *(lýkos)* hin, sodass der Beiname von Apollo, Lykeios, womöglich beides meint: Wolf und Licht. Von dem wölfischen Lichtgott hat auch das Lykeion (verdeutscht zu »Lyzeum«) seinen Namen. Es handelt sich um einen heiligen, dem Apollon Lykeios geweihten Hain, in dem sich ein Gymnasion, eine Erziehungseinrichtung für Jünglinge ab 18 Jahren befand. Das Innere dieser berühmten Einrichtung, in der später auch Aristoteles lehrte, war mit Skulpturen von Wolfsköpfen geschmückt.

In der nordischen Mythologie verfolgen die Wölfe Skalli und Hati Sonne und Mond und treiben sie so zum Gang über den Himmel an. Am Weltenende (Ragnarök) verschlingt der Fenriswolf die Sonne. Das wird allgemein als Ende der Welt und daher als negativ angesehen. Aber im alten mythischen Bewusstsein war der Weltuntergang nicht das Ende, denn nach dem Untergang des Alten wird eine neue und geläuterte Welt entstehen und ein neuer Zyklus beginnen. Daher erscheint der Wolf vielfach auch zu Beginn eines neuen Weltenzyklus. Der Weltenschoß, in den alles zurückkehrt, ist zugleich der Weltenschoß, aus dem alles wieder aufs Neue geboren wird. So wurde bei vielen Indianer- und Eskimostämmen der Wolf als Schöpfer des Menschengeschlechts angesehen und als Stammvater der Menschen verehrt, wie der Zoologe Dr. Andreas Zedrosser schreibt, und vielfach auch als Urmutter. Das findet in zahlreichen Mythen einen Nachklang. So wurden nicht nur Romulus und Remus, die Gründer Roms, sondern auch andere Helden von Wölfinnen gesäugt und/oder erzogen.

Der alles verschlingende Wolf ist eben zugleich auch eine Leben spendende »Volva« oder »Vulva«, wie ursprünglich die Gebärmutter auf Lateinisch hieß (und heute noch das äußere Genitale der Frau). Der Wolf ist die Große Mutter, und die »Wulwesblume« Arnika eine ihr zugeeignete Pflanze.

Erst mit dem Erstarken des modernen rationalen Bewusstseins und dem parallel damit verlaufenden Verlust an echter Wildnis im menschlichen Erfahrungsraum begann der Wolf für die Menschen die Züge des unbeherrschbar Dämonischen wieder zu verlieren. Er wandelte sich zur Chiffre eines kraftvoll-authentischen und auch spirituellen Lebens, das aus Erfahrungen abseits der gezähmten (hündischen) Bürgerlichkeit erwächst und auch die entfesselte Sexualität nicht meidet, sondern die Lust der Zeugung ebenso wie den Schmerz der Geburt integriert. Diese Bedeutung zeigt sich auch künstlerisch: In Hermann Hesses *Steppenwolf* (1927) wird ein solcher Lebenslauf mit diesem Bild charakterisiert. In dem Film »Der mit dem Wolf tanzt« (1990, Regie: Kevin Costner) ist der Wolf der Begleiter des Protagonisten in einer einsamen Scheidewegsituation. Das vom rechten Weg abgekommene Rotkäppchen kann als eine frühe vorindividuell-archetypische Darstellung einer vergleichbaren seelischen Entwicklung gelesen werden, hier ist die Beschreibung dem Bewusstsein der Entstehungszeit entsprechend ahnend bildhaft (spät mythisch im Sinne Jean Gebsers). In seiner Aktion »Coyote« verbrachte der Künstler Joseph Beuys 1974 drei Tage mit einem Kojoten *(Canis latrans)*, dem nordamerikanischen Steppenwolf, in einem abgeschlossenen Raum in einer New Yorker Galerie. Er zelebrierte die Begegnung mit dem ursprünglichen Amerika der Indianer und erkundete das schamanische Bewusstsein, in dem Tiere Totem und Gott sind. In dem Thriller »The Wolfen« aus dem Jahr 1981, der auf einem Roman von Withley Strieber basiert, widersetzen sich geheimnisvolle, intelligente Großstadtwölfe erfolgreich der Gentrifizierung eines Stadtviertels in New York, wo sie, den degenerierten Gegenwartsmenschen verborgen, in der »neuen Wildnis« der Slums ihr Jagdrevier haben. Und auf dem Album »Songs Of Innocence« der Band U2 (2014) rechnen die irischen Barden im Song »Raised By Wolves« (»Aufgezogen von Wölfen«) mit dem konfessionellen Glauben ab, indem sie feststellen: »The worst things in the world are justified by belief« (»Die schlimmsten Dinge der Welt werden durch den Glauben gerechtfertigt«).

Die Entfremdung des »Wölfischen« (und des Wilden allgemein) ist eine breite Entwicklung: In den letzten Jahrzehnten bringen in freier Wildbahn gedrehte Tierfilme das eigentlich harmlose, gesellige und sehr soziale Leben von *Canis lupus* zu jedem Fernsehzuschauer (und entzaubern auch manches andere Monster); in manchen Gegenden Europas werden Wölfe wiedereingebürgert.

Man kann hier von einer bereits stattgehabten Entdämonisierung der wilden Begleiter der Großen Mutter sprechen, die es uns heute erschwert, die (mythisch-bildhafte) Bedeutung der volkstümlichen Wolfnamen der *Arnica montana* im christlichen Kulturkreis zu erfassen: Sie verweisen auf den Bezug dieser Pflanze zum Einbruch von etwas Unkontrollierbarem, Zerfleischendem, aber auch bedrohlich Erotischem in die heile Welt. Den Gebrauch der Wolfsblume zum Bannen des Wolfes kann man als eine vorrationale Art des Ähnlichkeitsdenkens verstehen, als ein magisches Simile.

Die Besinnung auf noch ältere, vorchristliche, vorzivilisatorische Sichtweisen auf das Sonnentier Wolf mit seinem »Feuerblick« (Creuzer), das den Menschen als mythischer Begleiter und Führer zu authentischer Geisterfahrung zur Seite steht, lässt den Bezug der Arnika zum Sonnenhaften und die damit verbundenen Heilkräfte erahnen. So wie der Wolf die Menschen durch die Dunkelheit ins Licht führt, bringt die Arnika lichte Gestaltungskräfte in die Zerstörung und das Chaos, das durch Verletzungen und andere Insulte im menschlichen Organismus und seinen Geweben verursacht wird. Zugleich hat sie Anteil an der lebenspendenden Fruchtbarkeit der Großen Mutter, indem sie die Regeneration auf allen Ebenen – körperlich, seelisch und geistig – unterstützt.

Die Arnika steht für uralte, dem Menschen eingeborene Heilkräfte, so wie der Wolf für längst vergessene Erkenntniskräfte steht, die uns wieder mit der Natur draußen und in uns selbst in Verbindung bringen können. Die Kräfte von Wolf und Vulva waren den organisierten Religionen immer suspekt. Liegt hier der Grund dafür, weshalb die Arnika in der christlichen Ikonografie nicht vertreten ist – im Gegensatz zu vielen anderen Heilpflanzen, die nicht als Wolfs-, sondern als Christus- und Marienpflanzen galten und sich auch auf künstlerischen Darstellungen wie Altarbildern fanden?

In den Anwendungsarten der *Arnica montana* in Phytotherapie, Homöopathie und Anthroposophischer Medizin sticht kein spezieller Bezug zu Korn und Ackerbau, zu Hunger und Gier oder zur Ernährung hervor, wohl aber in der modernen Pharmakologie: Arnikagesamtextrakte wirken insektizid auf Getreideschädlinge. Selbst hier also kann das moderne aufgeklärte Bewusstsein den alten Brauch, Arnika am Rand des Getreidefeldes zu platzieren, nachvollziehen.

Die Bezüge zu Verwundungen verschiedener Art in den anderen Namen der Arnika sind leichter zu verstehen: Sie sind ein deutlicher Hinweis auf die Beziehung dieser Pflanze zur Verwundbarkeit des fleischgebundenen Lebens, zu den Gefahren für die heile Haut durch Unfälle aller Art und zu ihren Heilkräften, mit denen die Folgen solcher Ereignisse bewältigt werden können. Das bestätigen eindrucksvoll die medizinischen Anwendungen der Arnika. Bei Unfällen und Verletzungen bricht das Zerfleischende meist unerwartet in das Leben ein. Beim Extremsport hingegen wäre an ein freiwilliges Sich-Aussetzen im Sinne eines erstarkten individuellen Bewusstseins zu denken, das die im Bild des Wolfes formulierten Kräfte ins Leben integriert, statt sie magisch-mythisch zu (ver-)bannen. Die Wölfe – und mit ihnen die Arnika – melden sich im Bewusstsein der Menschen zurück und werden zum integralen Bestandteil einer neuen Kultur, die sich wieder bewusst der Natur und dem in ihr schlummernden Geistigen zuwendet.

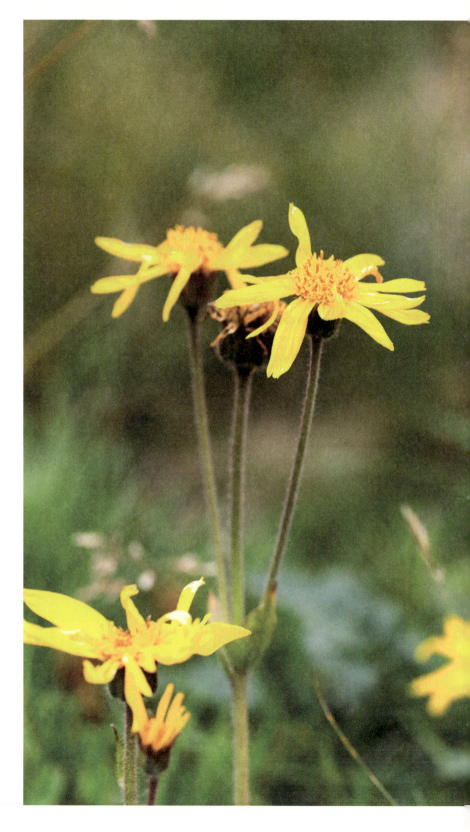

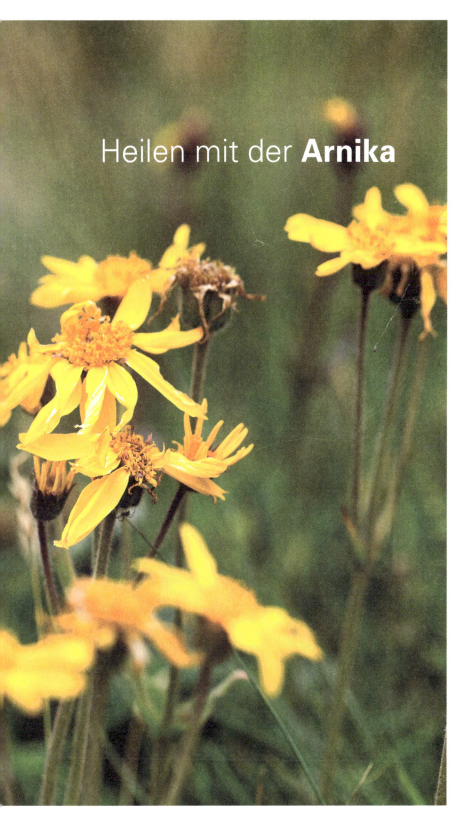

Heilen mit der **Arnika**

Goethes Krankengeschichte als Vorbild der Arnikawirkungen

Aufs Intensivste ist die Krankengeschichte Goethes mit der Arnika verbunden. Fast alle seine Erkrankungen stellen auch eine Indikation für eine Arnikatherapie dar. Ja, auch in seinem Typus ist Goethe durch und durch Vorbild der Arnikawirkung. Das scheint Goethe selbst intensiv zu verspüren: »Die Arnika hatte es ihm zeitlebens angetan«, so Frank Nager, ehemaliger Chefarzt am Kantonsspital Luzern und als Schriftsteller Träger des Kulturpreises der Innerschweiz, ein intimer Kenner von Goethes Leben und Werk.

Das Leben von Johann Wolfgang von Goethe (1749–1832) ist reich an Dichtung, an Wahrheit, künstlerischen Höhenflügen und naturwissenschaftlichen Entdeckungen, aber eben auch von zahlreichen seelischen und physischen Erkrankungen geprägt. Sein früher Blutsturz nach einem Sturz vom Pferd, Gicht, Schlaganfall, Herzinfarkt, Depressionen und Ängste bestimmen seine Biografie mit. Dabei kann uns der große Dichter und Denker auch Vorbild sein in seiner Fähigkeit, aus den Erkrankungen Sinn zu schöpfen, die großen Krisen als Wendepunkte und sogar als Bereicherung zu erleben.

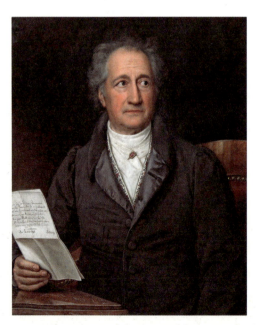

Der Dichter und Naturforscher Johann Wolfgang von Goethe (1749–1832) hatte eine ganz besondere Beziehung zur Arnika (Ölgemälde von Joseph Karl Stieler, 1828).

So schreibt Goethe 1813 in einem Brief: »Krankheiten, wenn sie glücklich vorübergehen, bringen mehr Nutzen als Schaden.«

Schon Goethes Geburt ist mehr als kritisch. »Halb erstickt, dunkel-cyanotisch, scheinbar tot kommt er auf die Welt«, heißt es, und bereits das Thema »Geburtskomplikationen« kann eine moderne Arnikaindikation sein.

In Leipzig versucht der Tod nach dem 19-jährigen Goethe zu greifen. Der junge Dichter pflegt zu dieser Zeit einen sehr exzentrischen Lebensstil mit viel Merseburger Bier und Kaffee. Er fällt vom Pferd (wieder eine Arnikaindikation), hat wegen seiner Liebe zu Käthchen Schönkopf vor Eifersucht immer mal wieder Fieber (eine weitere Arnikaindikation) und so manchen »Abend vergeblich zu weinen versucht«. Er klappert nachts mit den Zähnen. In einer Juninacht des Jahres 1768 wacht der Jüngling mit einem heftigen Blutsturz, vermutlich einer Magenblutung, auf.

Vor diesem akuten Blutungsereignis plagen ihn Brustschmerzen, die er selbst in Verbindung mit seinem Pferdesturz bringt. Der Medizinprofessor Frank Nager tippt eher auf ein Magengeschwür. Wie auch immer: Exzentrisches Leben und Sturzfolgen mit Blutsturz sind durchaus Indikationen für die Arnika.

Psychotrauma und physisches Trauma gehen gerade bei Goethe parallel. »Aufgrund von Goethes Briefen und seiner Schilderung in *Dichtung und Wahrheit* ist es offensichtlich, dass er vor dieser Krise zerrissen war und sehr ungesund lebte. Disharmonisch war er hin- und hergerissen zwischen ausgelassener Rokoko-Leichtlebigkeit, falsch verstandener Rousseauscher Askese mit Kaltbaden und Kühlschlafen, melancholischem Unbehagen und hypochondrischen Verstimmungen« (NAGER 1994, S. 31).

1801 wird Goethe erneut hoch akut krank. Seine Ärzte sind sehr besorgt. Charlotte von Stein berichtet: »Es ist ein Krampfhusten und zugleich die Blatterrose. Er kann in kein Bett und muss immer in einer stehenden Stellung erhalten werden, sonst muss er ersticken. Der Hals ist ja verschwollen und dick und voller Blasen inwendig. Sein linkes Auge ist ihm wie eine große Nuss herausgetreten und läuft Blut und Materie heraus. Oft phantasiert er, man fürchtete vor einer Entzündung im Gehirn, ließ ihn stark zu Ader und gab ihm Senf-Fußbäder« (NAGER 1994, S. 35). Wieder finden wir hier durchaus eine Indikation für Arnika: hoch akute Fieberzustände mit schmerzhaftem Krampfhusten.

Von dieser heftigen akuten Erkrankung erholt sich Goethe nicht mehr richtig, nun beginnt die Zeit seiner chronischen Leiden. Es kommt zu mannigfaltigen rheumatischen Beschwerden, Gichtanfällen und Nierenleiden sowie depressiven Zuständen. Dazu gesellen sich Obstipation, immer wieder Halsbeschwerden (Anginen) und Zahnschmerzen. Um sein sechzigstes Lebensjahr finden sich bei Goethe 1810 erste Zeichen einer Hirngefäßarthrose. Während eines Kuraufenthaltes in Bad Teplitz (Teplice, heute in Tschechien gelegen) erleidet er einen kleinen Schlaganfall. Dieser äußert sich durch ein »merkwürdig abwesendes Verhalten, das an Absenzen denken lässt« und heftige Schwindelanfälle. Nach den Erfahrungen zahlreicher Homöopathen gibt es für beginnende Hirnarteriensklerose kein besseres Mittel als die Arnika.

Doch nicht nur hier, sondern auch bei seiner nächsten schweren Erkrankung, seinem ersten Herzinfarkt, ist die *Arnica* das Mittel der Wahl. Das hat Goethes auch selbst so gespürt.

Im Februar oder März 1823 erleidet er seinen ersten Infarkt. Als Kardiologe beschreibt Nager das folgendermaßen: »In dieser schrecklichen Zeit des Infarktes spürt der Bedrängte, dass der ›Tod in allen Ecken‹ um ihn herumsteht und dass ungeheure ›Massen von Krankheitsstoff‹ auf ihm lasten ›seit dreitausend Jahren‹. (…) Fast fünf Wochen zieht sich die Krise hin, qualvoll und schwankend erlebt er sie als ›ein Hindernis zu leben wie zu sterben‹. Das klassische, lehrbuchkonforme Leitsymptom als akuter Auftakt der Attacke, aber auch allgegenwärtig in den folgenden Tagen ist die Angina pectoris, ein immer wiederkehrender ›unbesiegbarer Schmerz‹ auf der Brust, von dem er befürchtet, dass er ihn ›an die Schwelle seines Lebens bringen‹ wird. Das initiale Vernichtungsgefühl und die Todesangst sind typisch für den Status anginosus, das heißt den stundenlang anhaltenden anginösen Herzschmerz des akuten Herzinfarktes. Außerdem ist Goethe gequält von den Beschwerden des Linksherzversagens« (NAGER 1994, S. 40f.). Er bleibt neun Tage und Nächte fast ununterbrochen im Lehnstuhl und tut damit etwas, wovon Infarktpatienten lange abgeraten wurde. Erst vor wenigen Jahrzehnten wurde die sogenannte Lehnstuhlbehandlung des akuten Herzinfarktes eingeführt. »Instinktsicher«, wie Nager schreibt, hat sie Goethe um 150 Jahre vorweggenommen.

Von seinen behandelnden Ärzten verlangt Goethe, »napoleonisch« zu Werke zu gehen. So bekommt er einen sanften, blutigen

Aderlass durch Ansetzen von Blutegeln und eben sein Arnikadekokt, das er so liebt, dem er wundersame Heilwirkung beimisst und mehr traut als den Künsten der Ärzte. Eigentlich kann er uns auch hier wieder Vorbild sein, denn der Blutegel hat eine großartige Wirkung auf Gerinnungsstörungen und die Arnika sowieso. Was also sollte uns in unseren modernen Zeiten daran hindern, dieses Modell einer Herzinfarkttherapie neu auszuprobieren? So sieht es auch Professor Nager, der moderne Internist: »Die Arnika hatte es ihm zeitlebens angetan. Der genesende Dichter verherrlicht sie, macht ›eine graziöse Beschreibung dieser Pflanze und er hob ihre energische Wirkung in den Himmel‹. Den Ärzten aber beschert er Wutausbrüche, weil sie ihm – wohl zur gebotenen Flüssigkeitsbeschränkung – das geliebte Karlsbader Quellwasser, den Kreuzbrunnen, verbieten wollen. Verdrossen, eigenwillig will er ›seinen Tod‹ sterben, sich nicht den ›Tod der Ärzte‹ aufzwingen lassen: ›Wenn ich nun doch sterben soll, so will ich auf meine Weise sterben.‹« (NAGER 1994, S. 42). Allerdings starb Goethe noch längst nicht. Die Reduzierung der Flüssigkeit bei Linksherzversagen mit Lungenstauung, dazu Lehnstuhl, Blutegel und Arnika – es war eine sinnvolle Behandlung, sehr ungewöhnlich in der damaligen Zeit, als man den Herzinfarkt als Krankheitsbild noch nicht kannte.

1830, nach dem Tod des einzigen Sohnes von Goethe, findet sich ein erneuter Blutsturz ganz wie am Anfang seiner Krankheitskarriere. Nager sieht in ihr »ein Paradebeispiel psychosomatischer Wechselbeziehungen in Goethes Kranksein (…) zwischen gewaltsam unterdrückter Gemütsbewegung und körperlicher Katastrophe« (NAGER 1994, S. 44). Goethe hatte versucht, den Verlust des Sohnes allein zu verarbeiten, Trauer und Kummer in sich selbst zu tragen. Wieder ist hier die Arnikatherapie am rechten Ort – und genauso auch bei Goethes Tod, als ihm Arnika als Tee zusammen mit Campher gereicht wird.

Am 22. März 1832 trifft Goethe ein zweiter Herzinfarkt. Sein Hausarzt Dr. Vogel notiert: »Fürchterlichste Angst und Unruhe trieben den seit langem nur in gemessenster Haltung sich zu bewegen gewohnten, hochbejahrten Greis mit jagender Hast bald ins Bett, wo er durch jeden Augenblick veränderte Lage Linderung zu erlangen vergeblich suchte, bald auf den neben dem Bett stehenden Lehnstuhl. Die Zähne klapperten ihm vor Frost. Der Schmerz, der sich mehr und mehr auf der Brust festsetzte, presste dem Gefolterten bald

Stöhnen, bald lautes Geschrei aus« (NAGER 1994, S. 45). Schwiegertochter Ottilie hält Goethes Hand. Als sie glaubt, nun sei der alte Mann gestorben, löst sie die Umklammerung. Da flüstert Goethe seine letzten Worte: »Nun, Frauenzimmerchen, gib mir dein gutes Pfötchen!« Sekunden später ist er tot.

Wirkstoffe der Arnika

Schauen wir uns an, was über die stoffliche Ebene der Arnika bekannt ist. Die pharmazeutische Wissenschaft beschreibt die Inhaltsstoffe von Pflanzen und versucht, aus ihnen bestimmte heilende Wirkstoffe zu isolieren. So konnte aus der Weidenrinde die Salicylsäure gewonnen werden, die in Verbindung mit der Essigsäure dann zur Acetylsalicylsäure wurde und bis heute der Medizin unentbehrlich ist. Pflanzen und Bäume sind noch immer Vorbilder für die Herstellung neuer synthetischer Arzneien im Labor. Dementsprechend wurde auch *Arnica montana* intensiv erforscht. Um 150 unterschiedliche Inhaltsstoffe konnten bisher allein aus den Blütenköpfen isoliert werden. Die Zusammensetzung variiert je nach Erntezeit, dem Standort, der Höhe des Standortes über dem Meeresspiegel und klimatischen Besonderheiten des entsprechenden Jahres sowie natürlich je nach Pflanzenorgan, das verarbeitet wird.

Ätherisches Öl befindet sich in den Rhizomen zu 2,70 bis 6,31 Prozent, in den Wurzeln zu 1,75 bis 3,74 Prozent. Es ist hellgelb, als Hauptkomponenten werden Thymolderivate genannt. Das ätherische Öl in den Blütenköpfen beträgt nur 0,2 bis 0,35 Prozent und ist gelb-rot. Es besteht hauptsächlich aus einem Gemisch aus Fettsäuren (40 bis 50 Prozent) und Kohlenwasserstoffketten (9 Prozent n-Alkanen) sowie ebenfalls Thymolderivaten und anderen Mono- und Sesquiterpenen. Es hat wegen des ungewöhnlich hohen Gehalts an Fettsäuren eine halbfeste, butterartige Konsistenz (HAGERROM 2010).

Sesquiterpene sind typische Bestandteile von ätherischen Ölen, ein bekanntes Sesquiterpen ist zum Beispiel das im Kamillenöl enthaltene Bisabolol. Für Korbblütler sind Sesquiterpen*lactone* charakteristisch, das sind Sesquiterpene, die durch eine Esterbindung

Sauerstoff aufgenommen haben. Sie sind nicht mehr flüchtig und nur schwer oder gar nicht mehr durch eine Wasserdampfdestillation zu gewinnen, bei Raumtemperatur sind sie fest. Sesquiterpenlactone sind reaktionsfreudig (sie enthalten ungesättigte Carbonyl- oder Epoxidgruppen, die mit Proteinen reagieren können), schmecken bitter oder scharf und wirken oft hautreizend. Sie reichern sich typischerweise in den Blättern an. Die Gattung *Arnica* weicht hiervon ab, denn gerade aus ihren Blütenkörbchen wurde eine ungewöhnliche Fülle an verschiedenen Sesquiterpenlactonen isoliert, die drei

Die Arnika aus der Sicht des Arztes und Bergführers Jürg Reinhard

»Die Arnika vereint Bergsonnenkräfte mit Wurzelkräften, die vom Quarz, der Substanz des Bergkristalls, durchdrungen sind. In ihr treffen stärkste feurige Blütenkräfte direkt mit kristallklaren Wurzelformkräften zusammen – ohne viel Blattwerk dazwischen. Der Stängel trägt aufrecht, ›ichhaft‹, die aromatisch duftende Blüte gegen die Sonne. So umfasst die Arnika in ausgewogener Weise Polaritäten und verbindet den Blut-Wärmepol des Menschen mit seinem Formpol, der im Nervensystem liegt. Im Blut (Blüte) ist Bewegung, im Nervensystem (Wurzel) herrscht Ruhe, dazwischen liegt das Herz, das in seiner rhythmischen Bewegung Aktivität und Ruhe zum Ausgleich bringt. Ist diese Harmonie durch Krankheit oder Unfall gestört, so heilt die durch rhythmische Prozesse verarbeitete Arnika den aus der Ganzheit gefallenen Menschen. Die Arnika verteilt ihre Kräfte gleichmäßig auf Wurzel und Blüte und harmonisiert daher das Herz von beiden Seiten her zur Mitte hin. Sie schirmt es von zu starken Einflüssen des Nervensinnes- oder des Blutstoffwechselsystems ab und wird so zum Arzneimittel für das Herz.

Dank ihrer Lage in den ›sternennahen‹ Bergen und ihrem Quarzgehalt vermag die Arnika in starkem Maße Sternenharmonie auf die Erde zu tragen, die in sich derart ausgewogen ist, dass sich ein vermittelnder Stängel-Blatt-Bereich nur auf das Nötigste zu beschränken braucht« (REINHARD und BAUMANN 1993).

großen Gruppen zugeordnet wurden. Am häufigsten fand man die drei einander sehr ähnlichen Verbindungen der Helenanolide, das heißt die Einzelsubstanzen Helenalin, Arnifolin und Chamissonolid sowie deren Ester und Esterderivate. Ihnen schreibt man auch die unter Umständen heftigen Nebenwirkungen zu. Eine *innere* Anwendung von Arnikablüten als Tinktur oder Tee wird deshalb aus pharmazeutischer Sicht abgelehnt (WICHTL 2016). Bei der äußerlichen Anwendung kommt es bei sensiblen Menschen manchmal ebenfalls zu allergischen Reaktionen, wie Hautrötungen oder ödematösen Ekzemen mit Bläschenbildung. Diese Kontaktallergie lässt sich in der Regel dadurch vermeiden, dass man die Arnikatinktur nur stark verdünnt verwendet (MEYER 1999) und die persönliche Empfindlichkeit beachtet.

Arnika aus der Sicht des Apothekers

Dr. Uwe Leonhardt aus Rehau stellt jedes Jahr aus den Blüten der Arnika des nördlichen Fichtelgebirges, die offiziell dem Anbaugebiet entnommen werden dürfen, eine Arnikaessenz her.

Herr Dr. Leonhardt, jedes Jahr stellen Sie wenige Liter an Arnikaessenz aus den Blüten her. Was hat Sie dazu bewogen?
Dem Landschaftspflegeverband Hof und den ehrenamtlichen Mitarbeitern des Naturhofs Faßmannsreuther Erde ist es gelungen, die Arnika hier am Fuß des Kornbergs wieder anzusiedeln. Viele Menschen in dieser Gegend können sich aus ihrer Kindheit noch an blühende Arnikawiesen erinnern, und daran, dass ihre Eltern oder Großeltern die Arnika sammelten, trockneten und selbst zu einem Heilmittel ansetzten. Daraus resultier-

te der Wunsch, diese volkstümliche Heilpflanze zu einem den heutigen Vorgaben entsprechenden Arzneimittel zu verarbeiten. Eine industrielle Verarbeitung war aufgrund der geringen Mengen nicht möglich und auch nicht favorisiert. Um das Projekt zu retten, erklärte ich mich bereit, die Extraktion mit den in der Apotheke vorhandenen Handwerksgeräten durchzuführen.

Ist die Extrahierung kompliziert?
Nein, sie ist relativ einfach, wenn man die Geräte besitzt und mit ihnen umgehen kann. Im Gegensatz zu der früher zuhause angewandten Methode der Mazeration durch Einlegen in Alkohol führe ich eine Perkolation durch, die mehr Inhaltsstoffe aus der Pflanze herauszulösen vermag.

Irmgard Merfort, Professorin am Institut für Pharmazeutische Wissenschaften in Freiburg, schreibt dazu: »Angesichts der verbreiteten Anwendung von arnikahaltigen Präparaten ist das Auftreten einer Kontaktallergie nach bestimmungsmäßigem Gebrauch erstaunlich niedrig. Dieses spiegelt sich auch in Studien wieder. So zeigten von 213 Probanden, die positiv auf den Compositenmix (Arnika, Kamille, Mutterkraut, Rainfarn und Schafgarbe) reagierten, nur 3 Prozent eine positive Reaktion auf einen 0,5-prozentigen Arnika-Ether-Extrakt. (…) In einer europäischen multizentrischen Studie auf allergische Kontaktdermatitis bei Kosmetika reagierte von 475 getesteten Patienten einer allergisch auf Arnika« (MERFORT 2010, S. 190). Sicher sei, dass Patienten mit einer atopischen Dermatitis (Neurodermitis) ein erhöhtes Risiko besäßen und dass das Auftreten einer Kontaktallergie

Welche besonderen Inhaltsstoffe finden Sie?
Die Analytik wird von einem Prüflabor durchgeführt, da sie sehr aufwendig ist und es auch wenig sinnvoll wäre, wenn ich mich selbst »kontrolliere«. Arnikablüten enthalten je nach regionaler Herkunft verschiedene Muster an Sesquiterpenlactonen als Hauptwirkprinzip. Ein Mindestgehalt dieser Stoffklasse wird per Flüssigchromatografie als Qualitätskriterium bestimmt. Der in unserer Tinktur ermittelte Wert lag immer um ein Mehrfaches über dem Mindestwert.

Was sagen Ihre Kunden?
Wie eingangs erwähnt, können sich viele noch an die »häusliche Selbsterzeugung« erinnern und freuen sich, dieses volkstümliche Heilmittel wieder erhalten zu können.

Welche Voraussetzungen sind notwendig, um eine solche Tinktur herstellen zu können?
Zunächst natürlich Arnikablüten in ausreichender Qualität, wie sie vom Arzneibuch festgelegt ist. Außerdem ist eine derartige Arzneimittelherstellung in der Apotheke nur im Rahmen einer sogenannten Standardzulassung möglich, in der alle Rahmendaten, wie die Zusammensetzung, das Behältnis, die Beschriftung und auch der Wortlaut der Packungsbeilage, vorgeschrieben sind.

vom Immunsystem der jeweiligen Person abhinge, vom Gleichgewicht der T-Helfer- und der T-Suppressor-Lymphozyten. Nach Versuchen an Mäusen kommt Professorin Merfort sogar zu dem Schluss, »dass der entzündungshemmende, das heißt der Zytokin supprimierende Effekt von Arnikazubereitungen, hier am Beispiel der Tinkturen, der Auslösung einer Kontaktallergie entgegenwirkt« (MERFORT 2010, S. 190; siehe auch LASS et al. 2008).

Das aus den Blütenköpfchen und Blättern isolierte Arnifolin (und seine Ester) wirkt toxisch auf Bakterien, Pilze, Würmer und andere Parasiten. Es wird ihm aber auch eine migräne- oder entzündungshemmende Wirkung zugesprochen. Helenalinester (neben Dihydrohelenalinderivaten vor allem vorhanden in *Arnica montana* aus den zentraleuropäischen Alpengebieten) wirken entzündungshemmend, aber auch gegen Blutkrebs (Leukämie), und selbst eine Wirkung gegen Tumoren konnte gefunden werden. Bedeutsam ist der Nachweis der Wirkung gegen einen Bakterienstamm, gegen den die moderne Medizin machtlos erscheint: *Staphylococcus aureus* und MRSA (multiresistenter *Staphylococcus aureus*). Machtlos meint aber nur, dass Antibiotika in diesen Fällen nicht mehr wirksam sind – die Arnika ist es schon.

Ende der 1980er-Jahre gelang der Nachweis, dass Helenalin und seine Verbindungen die Blutplättchenverklumpung verhindert. Sie scheinen synergistisch mit den Cumarinen zu wirken, ebenfalls ein Bestandteil der Inhaltsstoffe der Arnikablütenköpfe, die eine Bedeutung als blutgerinnungshemmende Arzneistoffe haben. Daraus lässt sich folgern, dass Arnika eine Wirkung bei Erkrankungen hat, die

Kurze Zusammenfassung der Arzneikunde zur Arnika

Fast alle bekannten Wirkungen der Arnika lassen sich durch die pharmakologische Forschung bestätigen. Extrakte wie auch isolierte Substanzen aus der Pflanze wirken gegen Entzündungen und Schmerzen, selbst gegen Tumoren und Leukämie und regen die Wundheilung an. Sie fördern die Durchblutung, kräftigen das Herz und wirken angstlösend. Selbst eine Wirkung auf das Getreidewachstum durch die Verringerung der Schädlinge ist nachgewiesen. Erstaunlich häufig lässt sich schon im Zell- und Tierversuch eine Wirkung der homöopathisierten Arnika nachweisen.

mit Blutgerinnungsstörungen einhergehen. Das ist – wie wir später noch sehen werden – bei Herzinfarkt und Schlaganfall gegeben.

Kurz vor der Jahrtausendwende entdeckte man, dass Helenanin und andere Sesquiterpenlactone der Arnika die Aktivierung des Transkriptionsfaktors NF-kappa B verhindern. Dieser reguliert die Immunantwort und spielt bei Entzündungen eine wesentliche Rolle, da eine lange Reihe von entzündlichen Situationen (durch Bakterien, Viren und Zytokine) NF-kappa-B-Aktivität induzieren. Helenalin- und Dihydrohelenalinester wirken auch über NF-kappa B gegen Schmerzen bei Arthrose. Helenalin verfügt über eine herzstärkende (positiv inotrope) Wirkung in der homöopathischen Dosierung D3, hingegen über eine herzschwächende Wirkung bei stärkeren Dosierungen.

Die in der Arnika enthaltenen Pflanzensäuren (Baldrian-, Angelica-, Fumar- und Bernsteinsäure) fördern den Gallefluss wie auch die Serum-Enzym-Aktivität und entgiften so die Leber. Im Zellversuch konnte selbst noch mit homöopathischen Hochpotenzen (C30) eine deutliche Wirkung, insbesondere auf das Lebergewebe, gefunden werden.

Andere Inhaltsstoffe der Arnika sind die Flavonoide (Blütenfarbstoffe). Sie wirken gegen Schmerzen, gegen Allergien, gegen Viren und andere Mikroben. Auch eine Wirkung gegen Krebs und selbst gegen Demenz wird ihnen zugesprochen. Zu erwähnen sind außerdem noch die Polyine, Polyacetylenverbindungen mit fünf Dreifachbindungen, vor allem in Rhizom und Wurzeln.

Der Gesamtextrakt der Arnika verbessert die periphere Durchblutung. Auch konnte nachgewiesen werden, dass er bei Fibromyalgie und bei Erkrankungen der Nervenendigungen (Neuropathie) wirksam ist.

Die Haut reagiert sehr gut auf Arnika. Die Hypopigmentation, die mangelnde Bräunungskraft der Haut, kann durch Arnika gebessert werden, das Haarwachstum wird gestärkt. Im Tierversuch konnte die schmerzlindernde und wundheilende Kraft des Arnikaextraktes nachgewiesen werden, ebenso eine insektizide Wirkung auf Getreideschädlinge. »Arnika dürfte zu den wenigen traditionellen Heilpflanzen zählen, bei denen die wirksamkeitsbestimmenden Inhaltsstoffe, der molekulare Wirkmechanismus, pharmakokinetische Daten, die Wirksamkeit sowie das Nebenwirkungspotenzial bekannt sind«, erklärt Irmgard Merfort (2010, S. 188).

In der modernen Phytotherapie verwendet man die Arnikablüten (Arnicae flos, European Pharmacopeia 9, 2016). Früher bereitete man damit auch Arnikatee, so wie ihn einst Goethe liebte. Allerdings wurde im 20. Jahrhundert dabei über Schwindel, Zittern, Herzrasen, Herzrhythmusstörungen und auch Kollaps berichtet. Aufgrund dieser möglichen toxikologischen Probleme wird daher die innerliche Einnahme, wie schon erwähnt, von Pharmazeuten nicht empfohlen. Aber auch schon zu Goethes Lebzeiten wurde vor dem stärkenden Tee gewarnt. So ist in der 1782 erschienenen, damals populären *Anleitung für das Landvolk in Absicht auf seine Gesundheit* des württembergischen Arztes Johann Gottlieb Offterdinger in einer Fußnote zu »Fallkraut oder Wolverley *(Arnica)*« zu lesen: »Das Fallkraut verursacht bey einigen sehr empfindlichen Menschen eben daher, weil es sehr stark auslöst, Bangigkeiten, Eckel, Erbrechen, Beklemmung der Brust. In diesem Fall also muß man es entweder unterlassen, oder in geringerer Dose geben.« Und Victor Heinrich Leberecht Paldamus schreibt 1803 im seinem *Versuch einer Toxicologie* über die Arnika: »Die Wurzeln und Blumen dieses Gewächses verursachen durch den Genuß Brennen im Munde und Schlunde, Angst, Schwindel, Hämorrhagie (eine heftige Blutung) und ähnliche Gefahr drohende Zufälle, welche unter ungünstigen Umständen, bey mangelnder oder gar zweckwidriger Hülfe, selbst mit dem Tode endigen können.« Paldamus war praktischer Arzt in Sachsen-Anhalt, wo die Arnika immer noch heimisch ist, und es ist denkbar, dass er den einen oder anderen Fall einer Überdosierung dieser populären Heilpflanze behandelt hat. Andererseits hatte Rudolf Fritz Weiss (1895–1991), der Nestor der modernen Pflanzenheilkunde in Deutschland, noch 1985 in der sechsten Auflage seines Standardwerkes *Lehrbuch der Phytotherapie* unter Hinweis auf die Gefahren der Überdosierung (Reizerscheinungen im Magen und die oben genannten Vergiftungssymptome) die innerliche Anwendung der Arnika in der folgenden Weise empfohlen: »Man kann, wie es schon Goethe tat, einen frischbereiteten Arnikatee langsam schluckweise trinken, zubereitet aus ein bis zwei Teelöffeln der Arnikablüten. Oder man nimmt fünf bis zehn Tropfen der Arnikatinktur, zweckmäßig mit etwas Wasser verdünnt« (WEISS 1985, S. 216). Eindringlich riet

Weiss dazu, die Dosis vor allem zu Beginn der Behandlung niedrig zu halten, das heißt stark mit Wasser zu verdünnen.

Mit Bezug auf die durchblutungsfördernde Wirkung des Weißdorns *(Crataegus)*, des großen Herzmittels der Pflanzenheilkunde, an den Herzkranzgefäßen (Koronarien) wies Weiss darauf hin, dass eine solche koronarflusssteigernde Wirkung auch der Arnika zu eigen sei, sodass sie neben dem Weißdorn als zweites phytotherapeutisches Mittel gegen Altersherz und die koronare Herzkrankheit, mit und ohne Angina pectoris (Stenokardie, Herzenge), gelten kann. Im Gegensatz zum Weißdorn, wo oftmals erst eine wochenlange Einnahme den Erfolg bringt, trete, so schreibt der erfahrene Phytotherapeut im genannten Lehrbuch, bei der Arnika »mehr der schnell eintretende anregende (stimulierende) Effekt in den Vordergrund« (WEISS 1985, S. 215). So hätten wir mit der Arnika eine Pflanze für die akuten Schwächezustände des Herzens, mit dem Weißdorn hingegen ein Mittel für die längerfristige Behandlung der koronaren Herzerkrankung. In ähnlicher Weise gelte das, so Weiss, für das Altersherz, worunter Beschwerden im Zusammenhang mit der nach dem dreißigsten Lebensjahr abnehmenden Leistungsfähigkeit des Herzmuskels (um etwa 1 Prozent im Jahr) verstanden werden. Zur Vorbeugung und bei geringen, aber chronischen Beschwerden empfiehlt er den Weißdorn, bei akuten Schwächezuständen die Arnika in der oben beschriebenen Darreichungsform. Auch hier wird eine Verbesserung der Durchblutung der Herzkranzgefäße mit einer kurzfristigen Verbesserung der Herzleistung (Herzminutenvolumen) erwartet.

Der bekannte Heilpflanzenexperte Dr. med. Siegfried Bäumler weist in seinem doppelbändigen Werk *Heilpflanzenpraxis heute* zwar ebenfalls darauf hin, dass die innerliche Anwendung von Arnikablüten umstritten ist und wegen der Gefahr von Herzrhythmusstörungen als obsolet angesehen wird. Er greift jedoch andererseits auch die von Weiss genannten Indikationen für die Herztherapie auf und erweitert diese sogar um die Anwendung bei Erschöpfungszuständen durch körperliche Anstrengung, unabhängig von einem Herzleiden. Hier könne eine Arnikatinktur hilfreich sein, aber auch das Kauen der Blüten, zum Beispiel bei einer Bergwanderung (selbstverständlich unter Beachtung der Naturschutzbestimmungen). Heute greifen wir jedoch bei der innerlichen Arnikatherapie in der Regel lieber zu anthroposophischen oder homöopathischen Arzneien, gegen die es keinerlei Sicherheitsbedenken gibt. Und bei allen Herzbeschwerden ist selbstverständlich zu beachten, dass eine Diagnostik nach den Regeln der konventionellen Medizin sowie entsprechende Behandlungsmaßnahmen vorangegangen sein sollten, bevor eine pflanzenheilkundliche, anthroposophische oder homöopathische Behandlung infrage kommt. Es gilt: Keine Herztherapie ohne professionelle Diagnose!

Je mehr die innerliche Anwendung der Arnika in Vergessenheit gerät, desto beliebter werden die äußeren Anwendungen. Der Klassiker sind Umschläge mit einem Arnikaaufguss. Dafür werden zwei Gramm Arnikablüten mit 100 Milliliter kochendem Wasser übergossen. Nach einer Viertelstunde Ziehzeit seiht man den Aufguss ab und lässt ihn abkühlen. Man kann ihn dann im Laufe eines Tages für feuchte Umschläge, die in der Regel mehrmals erneuert werden, verwenden.

Einfacher hat man es mit Arnikaessenz oder -tinktur: Hierzu wird ein Esslöffel der Flüssigkeit meist mit einem Viertelliter Wasser

---

Arzneimittel aus der Arnika zur äußerlichen Anwendung

- Arnicae flos, Arnikablüten (zur Zubereitung von Tee, heute nur noch zur äußerlichen Anwendung)
- Arnikaessenz (Weleda). Zusammensetzung: 10 Gramm enthalten 6 Gramm Urtinktur Arnica, Planta tota (ganze, blühende Pflanze).
- Arnikaessenz (WALA). Zusammensetzung: Arnica montana e floribus (Arnikablüten) 20 Prozent
- Arnikagelee (Weleda). Zusammensetzung: 10 Gramm enthalten 6 Gramm Urtinktur Arnica, Planta tota.
- Arnikasalbe 10 Prozent (Weleda). Zusammensetzung: 10 Gramm enthalten 3 Gramm Urtinktur Arnica, Planta tota.
- Arnikasalbe 30 Prozent (Weleda). Zusammensetzung: ethanolhaltiger Auszug aus Arnica montana, Planta tota; 10 Gramm enthalten 6 Gramm Urtinktur.
- Arnica e floribus W 5 Prozent, Oleum (Arnikaöl, WALA)
- Arnica, Flos H 10 Prozent (Arnikaöl, Weleda)
- Arnika-Wundtuch (WALA). Zusammensetzung: Feuchttuch aus Krepppapier, enthält 20 Prozent Arnica montana e floribus.
- Arnica-Salbe DHU. Zusammensetzung: 1 Gramm Salbe enthält 100 Milligramm Urtinktur Arnica montana e planta tota.

verdünnt (bitte Packungsbeilage beachten) und anschließend wie der Aufguss verwendet. Als Indikationen gelten hier Verletzungen mit oder ohne Blutergüsse wie Verstauchungen, Zerrungen, Quetschungen, Muskelfaserrisse und auch Schwellungen infolge von Knochenbrüchen, sogenannte Frakturödeme. In all diesen Fällen kann man natürlich auch Arnikasalbe nehmen, am besten hochkonzentrierte Zubereitungen wie Arnikasalbe 30 Prozent von Weleda. Bei akuten Verletzungen wirkt Arnikagelee (ebenfalls hochkonzentriert von Weleda) sofort kühlend, ebenso wie ein mit Arnikazubereitung getränktes Feuchttuch (Arnika-Wundtuch von WALA).

Ein weiterer Anwendungsbereich für Arnikafeuchtverbände sind schlecht heilende Wunden und Unterschenkelgeschwüre (Ulcus cruris), vor allem auf der Grundlage von venösen Abflussstörungen (im Zusammenhang mit Krampfadern und Gefäßentzündungen, Phlebitis), wobei durch regelmäßige Wundkontrollen darauf zu achten ist, dass es hier allergische Reizerscheinungen geben kann. So wird bei der Wundbehandlung vor Hautreaktionen mit Bläschenbildung und Gewebeschäden gewarnt, sodass vielfach, vor allem bei Patienten mit empfindlicher Haut, von vornherein der Wundbehandlung mit der Ringelblume (Calendula, siehe Seite 53) der Vorzug gegeben wird.

Mit verdünnter Arnikatinktur lassen sich Mundspülungen durchführen; auch hier vorsichtig dosieren mit zunächst 5, dann 10 Tropfen auf ein Glas warmes Wasser. Diese Spülungen wirken bei regelmäßiger Anwendung bei chronischen Halsentzündungen, vor allem solchen, denen Durchblutungsstörungen zugrunde liegen. Dazu gehört der sogenannte Raucherkatarrh mit Räusper- und Hustenreiz auf dem Boden einer gestörten Schleimhautdurchblutung. Auch bei diesem Krankheitsbild zeigt sich die durchblutungsfördernde Wirkung der Arnika anderen Mitteln überlegen. Natürlich ist der Raucherkatarrh als Warnzeichen zu sehen, und die Betroffenen sollten sich das Rauchen abgewöhnen.

Bei rheumatischen Erkrankungen sowie nach Verletzungen, die nicht mehr ganz frisch sind und wo anstelle der Kühlung (durch Feuchtverband, Gel oder in geringem Maße auch Salbe) eine Durchwärmung des betroffenen Gewebes und eine Anregung des Stoffwechsels gewünscht ist, empfiehlt sich ein hochwertiges Arnikaöl, zum Beispiel Arnica e floribus W 5 Prozent, Oleum, von WALA, das mit nativem Olivenöl hergestellt wird und gut einmassiert werden kann. Das hat sich auch bei Muskelkater bewährt. Denn beim Muskelkater ist, im Gegensatz zu akuten Verletzungen, die gekühlt werden wollen, Wärme angezeigt. Daher bietet es sich an, das Arnikaöl im Anschluss an eine warme Dusche nach dem Sport sanft in die noch feuchte Haut einzumassieren. Zur Behandlung von länger dauerndem Muskelkater und zur Vorbeugung eignen sich Körperpflegemittel, die neben der Arnika noch weitere Pflanzenauszüge mit ätherischen Ölen enthalten, zum Beispiel das Arnikamassageöl von Weleda.

Eine Fallgeschichte

Eine rüstige 74-Jährige mit kräftiger, leicht untersetzter Statur kam nach einem Fahrradsturz mit typischen Symptomen einer Commotio cerebri (Erinnerungslücke, sogenannte retrograde Amnesie, Kopfdruck, Übelkeit, Schwindel) und Symptomen, die auf eine Schädigung des Stirnhirns hindeuten (gedanklich weniger flexibel und sprachlich nicht mehr so flüssig wie vorher, niedergeschlagen), in die Praxis. Sie erlebte keinen Rückgang der Beschwerden nach der Selbstmedikation mit Ibuprofen und Traumeel (das unter anderem Arnica montana D2 enthält). Nach einer Woche hatte sie immer noch starke, drückende frontale Kopfschmerzen sowie Übelkeit und kognitiv-sprachliche Einschränkungen. Sie war zunehmend verunsichert, verzweifelt und depressiv wegen der ausbleibenden Besserung. Im Computertomogramm zeigte sich eine Schwellung und fragliche Einblutung von etwa fünf Millimeter Saumbreite am Stirnhirn. Nach dem Auflegen von Arnika-Wundtüchern (WALA) auf die Stirn – dreimal für mehrere Stunden innerhalb eines Tages – stellte sich bereits Beschwerdefreiheit ein. Kopfdruck und Übelkeit waren nicht mehr vorhanden, Hirnleistung und Sprachfähigkeiten standen wieder uneingeschränkt zur Verfügung. Sicherheitshalber erfolgte eine Nachbehandlung für zwei Tage mit dem Wundtuch für zweimal täglich eine Stunde (nach einem Bericht von Frank Meyer im *Vademecum Anthroposophische Arzneimittel,* 4. Auflage 2017).

Selbstversuch mit Arnikatee

Hier der Bericht eines der Autoren von seinem Selbstversuch auf den Spuren des notorischen Arnikatee-Trinkers Goethe. Von der Nachahmung wird ausdrücklich abgeraten!

Der Tee wurde aus getrockneten Arnikablüten aus der Apotheke zubereitet. Ich hatte zwei Teelöffel davon mit kochendem Wasser übergossen und anschließend zehn Minuten ziehen lassen. Nach dem Abseihen trank ich den überraschend schmackhaften Tee im Verlauf einer Stunde schluckweise. Während des Trinkens fühlte ich mich zunächst angenehm wohlig und gestärkt, was nach einem arbeitsreichen Morgen und Vormittag sehr willkommen war. Als erstes unangenehmes Symptom bemerkte ich dann ein raues Gefühl im Rachen und im Hals, das sich allmählich zu einem Kratzen steigerte. Dann trat ein leichter Schwindel auf; der Kopf fühlte sich leicht an. Halskratzen und Schwindel hielten für einige Stunden an.

Nach einer halben Stunde, die Tasse noch halbvoll, zog ich mich zurück, um die Arnikawirkungen innerlich zu erspüren. Obwohl ich mich durch den Tee angeregt, unruhig und ein wenig aufgewühlt fühlte, schlief ich kurz ein. Der Schlaf war oberflächlich, immer wieder von leichten Zuckungen unterbrochen. Auch verspürte ich ein gesteigertes Herzklopfen, jedoch keine Extraschläge oder Unregelmäßigkeiten. Ich hatte einen kurzen wirren Traum, der davon handelte, dass ich verletzt war, mit großen Fleischwunden, die mir mit einer grob gezähnten Waffe oder einer Bärenfalle zugefügt worden waren, wodurch das Fleisch zum Teil zerfetzt war. Der rechte Arm war vollständig oder teilweise abgerissen, und Personen, die zu Hilfe eilten und meine Wunden versorgen wollten, wehrte ich ab, weil mir das unangenehm war. Ich fühlte mich wie ein verletztes Raubtier, das auch im Zustand höchster Hilflosigkeit noch aggressiv ist. Es wollte in Ruhe gelassen werden und seine Wunden lecken.

Nach dem Aufwachen trank ich die Tasse leer und begab mich zu Fuß auf Hausbesuche, was mir, abgesehen von dem Schwindel, ohne Begleiterscheinungen möglich war, einschließlich Treppensteigen und anderer moderater Anstrengungen. Ich verspürte eine innere Hitze ähnlich wie Fieber und musste anschließend mein Hemd wechseln, das vor allem am Rücken durchgeschwitzt war. Danach hielt ich für weitere drei Stunden die Sprechstunde ab, ganz ohne Ermüdungserscheinungen, leicht aufgeputscht und in guter Stimmung. Anschließend fühlte ich mich so angeregt, gekräftigt und unternehmungslustig, dass ich auf einen Parkplatz nahe einem Wald fuhr und, obwohl die Sonne bereits unterging, noch eine Stunde lief, zum Teil über dunkle Waldwege bei zunehmend kühlen Temperaturen. Dabei stellte ich fest, dass seit drei Tagen bestehende leichte Kniegelenkschmerzen vollkommen verschwunden waren und mir das Laufen viel leichter fiel als üblich am Ende eines langen Arbeitstages.

Einige Stunden später lag ich im Bett und hatte einen tiefen, erholsamen Schlaf. Erst am nächsten Morgen spürte ich die körperliche Erschöpfung vom Lauf am Vorabend, aber zugleich fühlte ich mich leichter und beweglicher als üblich, was den ganzen Tag über anhielt und mit einem Gefühl der Beschwingtheit einherging. Ich stellte überrascht fest, dass Symptome einer leichten Erkältung, die ich an den vorhergehenden Tagen hatte, Verschleimung sowie leichte Kopf- und Gliederschmerzen, vollständig verschwunden waren.

Arnika in der Homöopathie

Am 2. September 1820 schreibt Goethe an Johann Jacob und Marianne von Willemer: »Eine Bemerkung jedoch kann ich, als akademischer Bewohner, hiebey nicht unterlassen; die Frankfurter Juweliere müssen von der Theorie des Doctor Hahnemann in Leipzig, eines freylich jetzt in der ganzen Welt berühmten Arztes vernommen und sich das Beste davon zugeeignet haben. Dieser lehret nämlich: dass der millionste Teil einer angedeuteten, kräftigen Arzeney gerade die vollkommenste Wirkung hervorbringe und jeden Menschen zur höchsten Gesundheit sogleich wiederherstelle. Nach diesem Grundsatz haben viele Goldkünstler bey der Behandlung des Mittel-Juwels verfahren und ich glaube jetzt eifriger als je an die Lehre des wundersamen Arztes, seitdem ich die Wirkung einer allerkleinsten Gabe so lebhaft gefühlt und immer wieder empfinde (…) Möge dem Fürsten Schwarzenberg (…) es ebenso gedeihen als mir, so wird es jenem Arzt an Ruhm und Lohn keineswegs gebrechen.«

Arnika ist wohl das bekannteste und am weitesten verbreitete homöopathische Arzneimittel. Das hat – neben der überragenden Bedeutung der Arnika für den modernen Menschen – auch damit zu tun, dass die Methoden der Homöopathie als einer besonderen Therapierichtung der Medizin, die sich von jenen der naturwissenschaftlichen Medizin deutlich unterscheidet, der Arnika, ihren Besonderheiten und ihrem Wesen entgegenkommen.

Betrachten wir zunächst einmal die Besonderheiten der Homöopathie. Diese werden oft auch als drei Säulen bezeichnet. Dabei handelt es sich um die Potenzierung der Arzneimittel, um die Arzneimittelprüfung am Gesunden und um das Ähnlichkeitsprinzip »Ähnliches werde durch Ähnliches geheilt« – lateinisch: *Similia similibus curentur.*

Ergebnisse der Arzneimittelprüfung

Die Potenzierung kommt der Arnika insofern entgegen, als dadurch das Problem ihrer Toxizität bei der Einnahme in größeren Mengen gelöst wird, ohne die Wirkung zu beeinträchtigen. Unter Potenzierung verstehen wir ein stufenweises, rhythmisches Verarbeiten der Ausgangssubstanz. Mit jedem Potenzierungsschritt durch Verreiben oder Verschütteln nimmt die stoffliche Konzentration ab – bei gleichzeitiger Wirkungsverstärkung. Potenzierte Arnika wird auch in der Anthroposophischen Medizin eingesetzt, die hier auf die Homöopathie aufbaut. Daher gibt es zwischen den beiden Richtungen in der Praxis vielfach Überschneidungen, was auch in den folgenden Kapiteln dieses Buches zu sehen sein wird. Bei der Arzneimittelprüfung werden die Symptome aufgezeichnet, die durch die Anwendung einer Substanz bei gesunden Probanden hervorgerufen werden. Gegen ebendiese Symptome wird die Substanz nach dem Ähnlichkeitsprinzip dann eingesetzt. Daher beschreibt die Homöopathie Arnika unter dem Gesichtspunkt der davon ausgelösten oder geheilten Symptome (dem »Arzneimittelbild«), die – mit angesammelter Erfahrung – zu einem Menschen- und manchmal auch Charaktertyp verdichtet werden können. Das funktioniert bei Arnika erstaunlich gut.

Christian Friedrich Samuel Hahnemann (1755–1843), der geniale Begründer der Homöopathie, führte eine der ersten homöopathischen Arzneimittelprüfungen überhaupt mit Arnikawurzel und -rhizom durch. Sie bestand aus 117 Symptomen, die Hahnemann an sich selbst beobachtet hatte (beschrieben in *Fragmenta de viribus medicamentorum positivis sine in sano corpore humano observatis* von 1805, S. 17ff.). Die erste Ausgabe seiner *Reinen Arzneimittellehre* von 1811 lässt die Anzahl auf 175 ansteigen. In der zweiten Auflage von 1822 finden sich 278, 1830 dann 638 Symptome, die Hahnemann und weitere sieben Prüfer an sich wahrgenommen hatten. 1874 sind bei dem amerikanischen Homöopathen T. F. Allen 911 Symptome zu finden (ALLEN 1976).

Da seitdem keine größeren Sammlungen mit neuen Prüfungssymptomen mehr erschienen sind, speist sich aus diesen Quellen und insbesondere aus den Prüfungen Hahnemanns bis heute das Wissen der Homöopathen. Darauf aufbauend wurden die Umrisse der Persönlichkeit des typischen Arnikapatienten mit zunehmender Erfahrung sichtbar. Beispiele finden Sie gegen Ende des Buches.

Es erscheint daher sinnvoll, zunächst den Prozess von den Originalsymptomen Hahnemanns hin zu den heutigen klinischen Diagnosen bzw. bewährten Indikationen der Homöopathie beispielhaft an drei wichtigen Symptomenkomplexen nachzuvollziehen. Zu beachten ist bei Hahnemann, dass sein Sprachgebrauch vom Ende des 18. Jahrhunderts teilweise deutlich von den heutigen Bezeichnungen abweicht. Tabelle 1 zeigt eine Auswahl von mehr als 38 Symptomen, die in ähnlicher Weise das Empfinden einer Verwundung ausdrücken und sich auf fast alle Körperteile beziehen. Hahnemann kommt im Vorwort seines Arnikakapitels daher zu dem Schluss, dass die Prüfung am gesunden Menschen die Erfahrungen der Volksmedizin sehr genau bestätigt habe: »Alle Uebelbefinden von starken Quetschungen und Zerreißungen der Faser hat sich ziemlich gleich bleibende Symptomen und, siehe! diese sind, wie folgendes Verzeichnis darlegt, in den Befindens-Veränderungen, welche Arnica in gesunden Menschen hervor zu bringen pflegt, in auffallender Ähnlichkeit homöopathisch enthalten.«

Tabelle 1: Symptome mit Bezug zu Verwundungen. Symptomnummern nach Hahnemann
(Tabelle 1, 2 ind 3 nach HAHNEMANN 1994)

33	Nach zweimaligem Niesen, ein Schmerz in der linken Stirnseite, wie nach einem heftigen Stoß
44	Im linken Stirnhügel, ein schnelles Stechen, mit dem Gefühl, als wäre die Stirn blutrünstig
59	Von der linken Seite des Kopfes quer durch ein Schmerz, als würde ein Messer durchgezogen, bis in die andere Hälfte
60	Am Hinterhaupt an einigen Stellen Schmerz, als würden die Haare ausgerissen, oder wie elektrisch scharfe Schläge
69	Der Rand der oberen Augenlider, wo er inwendig den Augapfel berührt, ist schmerzhaft bei Bewegung derselben, als wenn sie allzu trocken und etwas wund wären
83	Am linken Ohrknorpel, innerhalb, Schmerz wie von Stoß oder Quetschung
100	In den geschwollenen Backen Klopfen und Kneifen, wie wenn zwei Hämmer zusammenschlügen, das Fleisch zusammenquetschend
101	Schmerz wie zerschlagen im rechten Kiefergelenk, beim Herüber- und Hinüber-bewegen des Unterkiefers früh
103	Rote Geschwulst der rechten Backe von klopfend zwickendem Schmerz, geschwollene Lippe und große Hitze im Kopf bei kaltem Körper
110	Die Nase schmerzt von oben herab, als wäre man heftig darauf gefallen
125	Aufgeborstene Lippen
129	Dick aufgeschwollene Lippen
132	Geschwulst der Unterkieferdrüsen
141	Schmerz in den Zähnen, als wenn an ihren Wurzeln mit einem Messer geschabt würde
145	Zahnweh wie von ausgebissenen – verrenkten, wackelnden – Zähnen; drückend, klopfend, als wenn sie durch das andrängende Blut herausgedrückt würden; sie schmerzen dann mehr bei Berührung
228	Harte Auftreibung der rechten Bauchseite, für sich in der Ruhe schmerzend wie eine innere Wunde, beim Husten, Schnauben und Auftreten wie schmerz-haft erschüttert, zerrissen oder zerschnitten und selbst bei geringer, äußerer Berührung schmerzend, als wenn man in eine Wunde schnitte; einzig durch Abgang von Blähungen erleichtert; täglich von früh an bis Nachmittag um zwei Uhr auftretend
235	Schmerz in der rechten Bauchseite, wie von einer jähen Quetschung, im Gehen
359	Alle Gelenke und Zusammenfügungen der zur Brust gehörigen Knochen und Knorpel schmerzen bei Bewegung und Atmen, wie zerschlagen
392	Am rechten Schulterblatt, zum Rücken hin, Schmerz wie nach einem starken Stoß oder Fall
413	Langsame, stumpfe Stiche im linken Vorderarm mit empfindlichen Schmerzen, als wäre er an der Stelle zerbrochen (früh im Bett)
427	Schmerz in beiden Daumenballen, als hätte man sie auf etwas Hartes geschlagen
439	Schmerz wie von Verrenkung in den Hüften (Rücken, Brust, Handwurzel)
459	Im rechten Knie beim Treppensteigen ein Schmerz, wie wenn man sich gestoßen hat
515	In allen Gliedern ein gleichsam lähmender Schmerz in allen Gelenken und wie von Zerschlagenheit bei der Bewegung
569	Träume von geschundenen Menschen

Tabelle 2 listet Schwellungssymptome auf. Auch diese ließen sich noch um einiges vermehren. Ganz allgemein zeigen sie auf, dass Arnika eine deutliche Beziehung zu Schwellungserscheinungen am gesamten Körper hat.

Tabelle 2: Symptome mit Bezug zu (Wund-)Schwellungen. Symptomnummern nach Hahnemann

24	Drückender Kopfschmerz in der Stirn, der sich an der Wärme vermehrt, als wäre das Gehirn zu einem Klumpen zusammengeballt
79	Das rechte Auge ist etwas zum Kopf herausgetreten und höher und größer anzusehen als das linke
100	In den geschwollenen Backen Klopfen und Kneifen, wie wenn zwei Hämmer zusammenschlügen, das Fleisch zusammenquetschend
103	Rote Geschwulst der rechten Backe von klopfend zwickendem Schmerz, geschwollene Lippe und große Hitze im Kopf bei kaltem Körper; nur die Füße zuweilen heiß
106	Heiße, rot glänzende, steife Geschwulst der linken Backe
112	Geschwulst der Nase
132	Geschwulst der Unterkieferdrüsen
202	In der Nacht aufstehen, zum Erbrechen würgen und sich doch nicht erbrechen können; wie ein Klumpen, schwer in der Herzgrube liegend
381	Im Rücken fast unter den Schultern Gefühl, als säße da etwas, wie ein Klumpen, das bei Bewegung, nicht bei Ruhe, stumpf sticht
466	Plötzliche Geschwulst des (kranken) Fußes

Tabelle 3 nennt Symptome, die einen Bezug zu einem Sonderfall einer Verwundung, einer Verwundung des Herzens aufweisen. Auch dieses Beispiel ließe sich noch um einige Symptome vermehren.

Tabelle 3: Symptome mit Bezug zu Angina pectoris und Herzinfarkt. Symptomnummern nach Hahnemann

205	In der Herzgrube ein Wühlen und eine Empfindung, als knäuele sich da etwas zusammen
362	Schlagen des Herzens eher wie ein Zucken
363	In der Gegend des Herzens Schmerz, als würde es zusammengedrückt oder als bekäme es einen Stoß
367	Bangigkeit quer über die Brust mit leichter Übelkeit (Brecherlichkeit)
368	Früh, beim Erwachen, scheint eine Last von Blut sich in der Brust angehäuft zu haben; nach einiger Bewegung wird einem wohler
371	Drückender Schmerz in der (rechten) Brust, auf einer kleinen Stelle, die sich weder durch Bewegung noch durch Berührung noch auch durch Atemholen vermehrt

Eine weitere Vervollständigung der Symptomanalyse soll an dieser Stelle unterbleiben. Mezger, ein bedeutender klinisch tätiger Homöopath und lange Jahre klinischer Leiter des Robert-Bosch-Krankenhauses in Stuttgart, fasst 150 Jahre homöopathischer Erfahrung mit Arnika wie folgt zusammen: »Arnika ist das wichtigste Wundheilmittel des homöopathischen Heilschatzes. Sie hat starken Einfluss auf das Blut und besonders die Blutgefäße, indem sie Erschlaffung des venösen Systems mit Ekchymosen und Blutaustritten hervorbringt. Der Kopf ist in den arteriellen und venösen Gefäßen kongestioniert, der Blutdruck steigt bei intravenöser Injektion an. So kommt es, dass sie sowohl bei Arteriosklerose mit Hypertonie und bei Koronarsklerose wie bei Krampfadern und Venenentzündungen als ein wertvolles Heilmittel gilt. In der Arzneimittelprüfung ist die Beziehung zur Wundheilung zu erkennen an dem subjektiven Gefühl ›wie zerschlagen‹ und an der Entzündlichkeit der Haut.« (MEZGER 1981, S. 234)

Als weitere Indikation findet sich bei ihm die Zerebralsklerose mit Benommenheit und Schwindel der Bluthochdruckpatienten. Daneben wird die Wirkung der Arnika bei Muskel- und Gelenkrheumatismus gerühmt, wenn ein Gefühl von Zerschlagenheit und als ob das Bett zu hart erscheine, vorhanden ist. Bei akuten Infektionserkrankungen kann die Arnika nach Mezger dann mit Gewinn eingesetzt werden, wenn sich zu einer körperlichen Schwäche mit Unruhe und Angst ähnlich wie bei der Tollkirschenvergiftung ein heißer Kopf und kalte Extremitäten finden. Solche Erscheinungen finden sich bei Scharlach, Masern, Erysipel, Typhus und Malaria.

Köhler, der eines der beliebtesten zeitgemäßen Lehrbücher der klassischen Homöopathie geschrieben hat, fasst die Arnikawirkung so zusammen: »Angezeigt bei Verletzungen mit Zerreißung von Kapillaren und Blutgefäßen sowie bei Prellungen, Quetschungen, Zerrungen. Dadurch entsteht ein Bluterguss; die verletzte Stelle schmerzt wie zerschlagen, man darf nicht daran rühren.

Bewährte Indikationen der Arnikabehandlung: Vor operativen Eingriffen und Zahnextraktionen. Verhindert Infektion, vermindert Wundschmerz und Gefahr der Nachblutung. Verbrennungen ersten Grades, dunkelrote Haut; geringste Berührung schmerzt, will keinen Verband. Verbrennungen nur in der Phase des Erythems, keine Blasenbildung.

Folgen von Überanstrengungen: Muskelschmerzen nach langen Märschen, Bergtouren bei Untrainierten. Schmerzen in der Brustwand bei körperlicher Überlastung. Brustkorb wie zerschlagen, mag keine beengende Kleidung.

Herzschmerzen bei Überlastung. Sportherz mit Hypertrophie. Puls langsam. Heiserkeit bei Sängern und Rednern. Kehlkopf sehr berührungsempfindlich.

Schmerzen in Bauchmuskeln und Unterleib nach der Geburt, kann dadurch nicht aufrecht laufen. Arnika verhindert postpartale Blutung und Infektion.

Keuchhusten mit Nasenbluten und subkonjunktivalem Hämatom, Unruhe und Weinen vor dem Anfall. Hält sich Hals oder Brust fest, da Gefühl des Zerreißens besteht. Sputum blutstreifig.

Fieberhafte Zustände mit dem Gefühl der Zerschlagenheit. Bett erscheint zu hart. Kann nicht auf einer Stelle liegen bleiben, da es schmerzt. Der Körper ist kalt, der Kopf heiß und dunkelrot, die Nase aber kalt. Benommen wie betäubt. Stupor, lässt sich nicht überzeugen, dass er schwer krank ist; schickt Helfer und Arzt weg.« (KÖHLER 1986, S. 338f.)

Neben diesen akuten Indikationen für Arnika gibt es auch chronisch kranke Menschen, denen sie eine Hilfe sein kann. Hierbei entscheidet nach den Erfahrungen der homöopathischen Ärzte der Typus: Personen mit einer spezifischen Persönlichkeitsstruktur

Arnikaglobuli

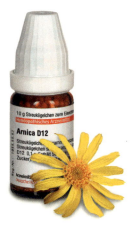

Homöopathische Arnikaglobuli (D3 bis D30 von unterschiedlichen Herstellern erhältlich) gehören in die moderne Hausapotheke. Bei einer Gehirnerschütterung, nach Unfällen mit Verletzungen der Weichteile, aber auch bei Nasenbluten, nach Zahnextraktionen oder nach Operationen empfiehlt sich dringend ihr Einsatz.

reagieren besonders gut auf Arnika – relativ unabhängig von der speziellen Art ihrer Erkrankung. Der Homöopath Willibald Gawlik (1919–2003) konnte für die Arnikapersönlichkeit folgende Merkmale herausarbeiten: »Arnika wird sehr häufig für die Folgen von Traumata verwendet. Diesem Mittel entsprechen die vollblütigen, plethorischen Personen, dem Aurum (Gold) gar nicht unähnlich, häufig athletisch gebaut. Man kann sie auch als kongestionierten Typus betrachten. Diese Menschen lassen die Welt um sich kreisen, sind mürrisch, reizbar, mitunter auch schreckhaft und wollen in Ruhe gelassen werden. Sie haben keine Lust, sich mit irgendjemand zu unterhalten, wollen auch nicht berührt werden und sind von sich selbst überzeugt. Falls sie einmal ein Trauma hatten, halten sie über Monate und Jahre daran fest, um die ihnen zugefügten Beschwerden immer wieder zu erleiden. Ihre Selbstgefälligkeit führt sie zur Selbstüberhebung. Sie kultivieren ihr eigenes Ich auf ganz besondere Art, wollen keine Widerrede, sondern regen sich sofort auf, wenn jemand widerspricht. Selbstlosigkeit oder Altruismus fehlen ihnen völlig. Sie treiben einen Eigenkult bei deutlicher Selbstüberschätzung.« Gawlik sieht eine Nähe zu einer narzisstischen Persönlichkeitsstörung und findet sie häufig bei Menschen, die längere Zeit dem Alkohol zugesprochen haben und/oder bei Patienten nach einem Schlaganfall oder auch bei präsenilen und dementen Patienten. »Als Arzt erkennt man sie daran, dass sie immer behaupten, sie wären eigentlich gesund, obwohl sie unter vielen Beschwerden leiden« (GAWLIK 1990, S. 66ff.).

Ein historischer Fall

Arnika hat schon den alten Ärzten geholfen, auch in erstaunlich dramatischen Situationen. So berichtet Dr. Rössel 1875 folgenden Fall. »Am 15. Juni 1859 wurde der 22-jährige Müllergeselle in der im Dorf Felsö-Dobsza befindlichen Gaststätte abends mit einer Zimmermannsaxt verwundet, wo ich ihn nach sechs Tagen sah und folgendes fand: S. liegt in einem kleinen Zimmer mit Lehmboden auf einem breiten Strohlager, hat die heftigsten Anfälle von Krämpfen und Zuckungen, durch welche der ganze Körper in Bewegung gesetzt wird. Seine Frau sagt, er sei seit drei Tagen bewusstlos. Die Krämpfe sind bald stärker, bald schwächer, machen auch Pausen von fünf Minuten, worauf er zu schnarchen beginnt. Er soll 100 solcher Anfälle in 24 Stunden haben. Auf meine Frage, warum ich erst heute zu ihm geholt werde, sagt mir der Ortsnotar, es seien zwei Gerichts-ärzte da gewesen und hätten die Länge und Breite der Wunde ge-messen. Sie hätten angekündigt, die Tiefe der Wunde bei der Sektion zu messen. Da sie bei ihrem Befund eine tödliche Verletzung konsta-tiert hätten, sei es nicht nötig etwas für ihn zu tun, weil er ohnehin sterben müsse.

Obwohl es sehr unbequem war, den Kopf des S. auf dem Boden zu untersuchen, ließ ich ihn dennoch liegen. Ich wollte ihn erst wa-schen lassen, um ihn dann ins Bett legen zu lassen.

S. ist mittlerer Größe, gut genährt, von brauner Farbe. Wenn wir eine Linie von der Mitte des rechten oberen Augenlides durch die Mitte der rechten Augenbraue, durch das Stirnbein schief durch die Seitenwandbeine bis zum oberen Rand der Hinterhauptschuppe ziehen und diese messen, so haben wir eine neun Zoll lange Wunde, in der nicht nur die Haut, der Musculus frontalis, orbicularis, palpe-bralis, der Corrugator supercilii, die Arteria und Nervus frontalis und supraorbitalis, die Vena deploeticae und Galea aponeurotica, sondern auch die Knochen getrennt sind, sodass ich das von der unverletzten Dura mater eingehüllte Gehirn beim Einatmen in die Höhe stei-gen, beim Ausatmen sich senken sah. Die breiteste Stelle der Wunde ist zwei Zoll lang. Auf meine Frage, wie es möglich sei, da nur ein Streich geführt wurde, antwortet seine Frau: ›Als er vom Wirtshaus gekommen war, hat er eine gewöhnliche Zimmermannsaxt (welche drei Zoll breit sein dürfte) gebracht‹, erzählt sie. Er habe einen Hieb mit derselben durch den dicken Filzhut bekommen. Da sie stecken-geblieben und der Täter davongelaufen war, konnte er sie nur da-durch herausnehmen, indem er mit derselben eine Bewegung nach rechts machte, worauf er ein Krachen im Kopf hörte, und so war er imstande diese herauszunehmen. Da S. keinen Augenblick ruhig lag, musste ich von jeder Untersuchung Abstand nehmen.

Die Aufgabe der Untersuchung bestand nun darin, zuerst die Krämpfe zu stillen, die als Folge der stattlichen Gehirnerschütterung anzusehen waren, dann den Gehirndruck zu beheben, durch Entfer-nung des geronnenen Blutes und Eiters, welche sich zwischen Ge-hirn und Gehirnschale angesammelt hatten, und endlich die Wunde von äußeren Schädlichkeiten zu schützen. Ich gab daher 20 Tropfen Belladonna auf ein Seidel Wasser und halbstündlich zwei Kaffeelöffel einzugeben; die Wunde sorgfältig so lange vierstündlich mit Wasser zu bespritzen, bis es rein herausfloss, und verordnete außerdem 40 Tropfen Tinctura arnicae in einem Seidel Wasser, worin ich einen Leinenlappen eintauchen und damit die Wunde bedecken ließ, worüber ein dreieckiges Tuch gebunden wurde. Nachdem S. gereinigt war, ließ ich ihn in einem in kaltem Wasser getauchten und ausgewundenen Leintuch mit ausgestreckten Extremitäten einwickeln und in eine wollene Decke einpacken, mit dem Bemerken, sobald die Krämpfe nachlassen, wird er ausgepackt, mit nassen, in kaltes Wasser getauchten Leintüchern bis zur Abkühlung getrieben, hierauf trocken frottiert und leicht zugedeckt. Sobald sich die Krämpfe wieder einstellen, hat dasselbe wieder zu geschehen.

Am 23. Juli sah ich S. Die Einpackungen wurden immer seltener gebraucht, weil die Krämpfe sich in vier bis sechs Stunden einstellten.

Dieselbe Ordination. Am 26. Juli sah ich S. zum dritten Male. Die Krämpfe haben ganz aufgehört. Er ist bei Bewusstsein, klagt über Kopfschmerzen, große Schwäche und Mattigkeit. Er bekommt 20 Tropfen Arnica C3 in einem Seidel Wasser, zweistündlich einen Esslöffel voll einzunehmen; ferner jeden Morgen eine Abreibung mit einem groben, in kaltes Wasser getauchten und gut ausgewundenen Bettuch, worauf er so lange mit einem trockenen Tuch frottiert wird, bis der Körper rot wird. Alle zwei bis drei Stunden muss er Fleischsuppe, Milch und Wasser bekommen. Zu bemerken ist noch, dass der kleine fadenförmige Puls am 23. Juli 48 Schläge in einer Minute machte, während ich den 26. Juli 70 Schläge zählte.

Am 30. Juli habe ich den vierten und letzten Besuch gemacht. Er sagte, er fühle sich schwach, der Kopf sei etwas eingenommen, die Wunde tut nicht mehr weh; es zeigen sich an den Rändern Granulationen. Die Ordination bleibt dieselbe. Ich sagte der armen Frau, sobald sie keine Arznei mehr habe, soll sie zu mir kommen. Am 7. August berichtet sie, ihrem Mann gehe es gut, ich möchte ihm noch einmal Arnika äußerlich geben. Fünf Wochen verstrichen, ohne von ihm etwas zu hören. Da erzählte mir der bereits erwähnte Notar, dass er eine Vorladung im hiesigen Stuhlrichteramt erhalten habe, weil er von den Gerichtsärzten angeklagt worden war, ihnen nicht angezeigt zu haben, wann S. gestorben sei, da sie ihn jetzt ausgraben müssten, um den Befund abgeben zu können, der von den Behörden gefordert wurde, um dem Täter, der sich bis jetzt in strenger Haft befunden, nach gelesenem Sektionsbefund seine Strafen zu bemessen. Da erklärte der Notar ihnen, dass S. durch mich behandelt wurde und seit drei Wochen in der Mühle arbeite.

Weil sie dieses nicht glauben wollten, begaben sie sich nach Felsö-Dobsza, und als sie sich von der Wahrheit überzeugt hatten, teilten sie den Behörden mit, dass S. bisher nicht gestorben sei, aber später sterben würde. Zwei Wochen später kam S. zu mir, aber nicht, um sich als geheilt vorzustellen, sondern um mir anzuzeigen, dass er zum Comitatsvorstand berufen sei, weil er ihn eben sehen wollte und um mich zu bitten, ihm ein Schreiben mitzugeben.

Es sind beinahe 15 Jahre verstrichen, seitdem ich S. nicht mehr gesehen habe, er lebt noch immer in demselben Dorf als armer Bauer. Im vorigen Monat habe ich ihn zu mir bestellt. Er sieht gut aus und von seiner Verletzung ist in der rechten Stirnseite der Längen nach eine halbmondförmige Narbe zu sehen. Auf meine Frage, warum diese eine solche Form habe, sagt er, dass er sich im vierten und sechsten Monat nach der stattgehabten Verletzung zwei längliche Knochenstücke herausgezogen habe. Er behauptet, seit der Zeit weder Krämpfe noch irgendeine Krankheit gehabt zu haben. Selbst die Kopfschmerzen, an denen er früher öfters zu leiden pflegte, haben sich seitdem nicht wiedereingestellt.« (Dr. Leopold RÖSSEL, Allgemeine Homöopathische Zeitschrift 1875, Bd. 91, Heft 2, S. 11f.)

Wissenschaftliche Untersuchungen zur homöopathischen Anwendung von *Arnica montana*

Zum Bereich Wundheilungsstörungen ist eine große Anzahl von Studien mit homöopathischen Dosierungen der Arnika erschienen. Die meisten der über 60 bisher veröffentlichten Studien untersuchen die klinische Wirksamkeit von Arnika im zahnärztlichen Bereich oder die Wirkung auf den Muskelkater bei Marathonläufern (Mikrotraumata der Muskulatur). In Orthopädie und Sportmedizin finden sich drei Studien zur Wirksamkeit von Traumeel, einer Arznei mit zahlreichen homöopathisierten Wundkräutern, in der die Arnika einen wesentlichen Inhaltsstoff darstellt.

Bei Marathonläufern ergab sich regelmäßig keine Wirksamkeit, was nicht weiter verwunderlich erscheint, da *Arnica montana* nach vielfältiger Erfahrung vor allem bei Untrainierten gute Wirkung zeigt. Eine schmerzlindernde Wirkung wird zudem eher selten dokumentiert. Umgekehrt sind Verbesserungen von Wundschwellungen nach Operationen eher die Regel als die Ausnahme. Dies lässt sich sogar bis hin zu Metaanalysen zur Arnika bestätigen, wie sie LÜDTKE und HACKE (2005) durchführten.

Arnika vor und nach medizinischen Eingriffen

Für den Zahnbereich lautet die Empfehlung, Arnica D12 nach Zahnextraktionen für einige Tage einzunehmen, und in ähnlicher Weise sollte auch bei allgemeinen chirurgischen Eingriffen nicht auf die Gabe von Arnika verzichtet werden. Der Zahnarzt Feldhaus verglich die Anzahl der Nachbehandlungen nach zahnchirurgischen Eingriffen in seiner Praxis mit dem Durchschnitt seiner nicht homöopathisch arbeitenden Kollegen in einer retrospektiven Studie. Zum Einsatz kam seit dem zweiten Quartal 1984 vornehmlich Arnica D12 als Tablette einmal täglich, meist drei Tage vor dem Eingriff bis eine Woche danach.

Das Ergebnis: Es wurden vom vierten Quartal 1984 bis zum zweiten Quartal 1990 durchschnittlich 54,7 Prozent weniger Nachbehandlungen notwendig als im Durchschnittskollektiv aller Zahn-

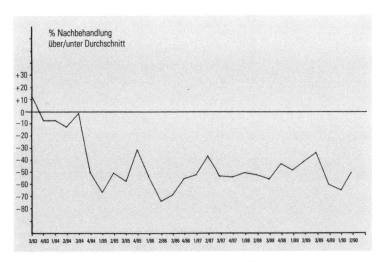

Umstellung auf Routinetherapie mit Arnica D12 im April 1984 in einer Zahnarztpraxis. Das Bild zeigt die nötigen Nachbehandlungen nach zahnchirurgischen Eingriffen im Vergleich mit dem Kollegendurchschnitt in Prozent, quartalsweise. (Aus FELDHAUS 1992)

ärzte von Westfalen/Lippe (siehe Abbildung). Vor der Umstellung lag dieser Wert 7,14 Prozent unter dem Durchschnitt. Die Krankschreibungen (bei Komplikationen oft unumgänglich) konnten von sieben pro Quartal auf 2,6 gesenkt werden.

Arnika bei/nach Chemotherapie

Eine französische Forschergruppe untersuchte in einer Doppelblindstudie den Einfluss der Arnika in der Potenz C5 auf Schmerz, Erreichbarkeit der Venen und Hämatomneigung bei Brustkrebspatientinnen, die eine Chemotherapie durchliefen. In allen drei Variablen konnte eine deutliche Verbesserung zugunsten der Arnikagruppe erzielt werden. Der Einsatz empfiehlt sich also auch bei Tumorpatienten und insbesondere bei allen mechanischen Verletzungen durch Nadeln, Infusionen usw.

Arnika in der Behandlung von traumatischen Kniegelenksverletzungen

Johannes Wilkens untersuchte in einer umfangreichen Doppelblindstudie an fast 350 Patienten den Einfluss von Arnica D30 im Vergleich zu einem Placebo auf die Wundheilung nach drei unterschiedlichen Knieoperationen (einfache Arthroskopie, Kreuzbandrekonstruktion, künstliches Kniegelenk = Doppelschlitten). In allen drei Fällen konnte eine Reduzierung der Knieschwellung festgestellt werden, am deutlichsten war sie nach einer Kreuzbandplastik. Auch zeigte sich eine erhebliche Reduktion der Komplikationsraten bis zu einem Monat nach der Operation.

Eine Bestätigung fanden die Ergebnisse dieser Studie durch eine Traumeelstudie. In diesem Präparat sind zahlreiche unterschiedliche Wundheilkräuter in tiefen homöopathischen Potenzen enthalten, darunter natürlich auch Arnika. Die Studie wurde an 73 Patienten mit der Diagnose eines frischen traumatischen Blutergusses randomisiert, placebokontrolliert und doppelblind durchgeführt. Die Patienten wurden nach der Verletzung punktiert und über die Dauer von acht Tagen dreimal intraartikulär mit 2 Milliliter Traumeel N bzw. – als Placebo – physiologischer Kochsalzlösung behandelt. Es zeigte sich, dass schon nach einmaliger Injektion die Anzahl weiterer erforderlicher Punktionen fast um die Hälfte auf 13,5 Prozent gegenüber 25 Prozent in der Placebogruppe gesunken war. Nach acht Tagen war es nur noch ein Viertel, 5,4 Prozent gegenüber 19,4

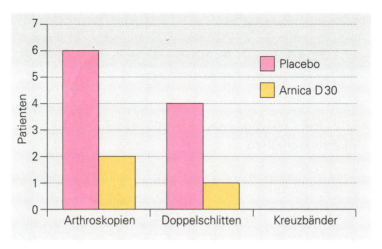

Wie in der Tabelle ersichtlich, reduzierten sich die schweren Komplikationen bei den Arthroskopien auf ein Drittel, bei den Kniegelenksprothesen auf ein Viertel im Vergleich mit den mit Placebo behandelten Patienten. Bei den Kreuzbandpatienten traten in beiden Gruppen keine schweren unerwünschten Ereignisse auf. (Aus WILKENS 2003)

Die Arnika gehört zu den gut erforschten Pflanzen und vermochte so auch die Wissenschaft zu überzeugen – und das selbst in Globuliform! Dennoch ist es notwendig, ständig den Forschungsstand zu verbessern. Wissenschaftliche Forschung im Bereich der Naturheilkunde ist teuer geworden, sodass kleine Firmen sich diesen Aufwand kaum noch zu leisten vermögen und Gefahr laufen, bald vom Markt zu verschwinden. Letztlich wird es nur durch Stiftungen weiter möglich sein, Forschungsvorhaben durchzuführen, um die naturheilkundlichen homöopathischen und anthroposophischen Arzneimittel zu erhalten oder sogar neue Impulse zu setzen. Einer der Autoren, Johannes Wilkens, konnte sein Arnikaprojekt nur dank der Förderung der Karl und Veronica Carstens-Stiftung, der Stiftung des ehemaligen deutschen Bundespräsidenten und seiner Frau, umsetzen. Diese ist nach wie vor der größte Förderer der Naturheilkunde in Deutschland. Eine neue Stiftung, die Stiftung Integrative Medizin, legt ihren Schwerpunkt auf die Erforschung und Erhaltung anthroposophischer Arzneimittel mit Schwerpunkt auf solchen, die gegen Krebserkrankungen wirken. Manchmal kann die in Geld umgesetzte Dankbarkeit eines geheilten Patienten ein ganzes Projekt finanzieren. Weitere Informationen unter www.carstens-stiftung.de und www.stintmed.de.

Prozent in der Placebogruppe. Auch konnte eine Besserung der Gelenkumfangsdifferenz auf maximal 0,5 Zentimeter in der Traumeelgruppe in fast 80 Prozent der Fälle gegenüber nur knapp 40 Prozent in der Placebogruppe erzielt werden.

Arnika bei Schädigungen von Wirbelsäule und Bandscheiben

Wir hatten es schon bei der Betrachtung der Studien zur potenzierten *Arnica montana* gesehen: Fast jede Verletzung des Weichteilgewebes kann als Indikation zur Arnikagabe verstanden werden. So wundert es nicht, dass auch in der Fachpublikation *Vademecum*

Es ist nie zu spät für Arnika

Einer der berühmtesten Homöopathen war Willis Alonzo Dewey (1858–1938). Er stammte aus einer Kleinstadt in Vermont und studierte in New York Medizin. Nach Auslandsaufenthalten, unter anderem in Wien, wurde er zunächst als Professor für Homöopathie ans Hahnemann Hospital College in San Francisco berufen, später an das Homeopathic Medical College der Universität von Michigan in Ann Arbour, einer der traditionsreichsten und renommiertesten Universitäten der Welt. Deweys außerordentlich fruchtbare Tätigkeit fällt in die Blütezeit der Homöopathie in den USA. Er war Herausgeber von medizinischen Zeitschriften und Autor mehrerer Bücher, darunter seine populären *Essentials of Homeopathic Materia Medica*. In diesem Buch, das im lebendigen Frage-und-Antwort-

Stil geschrieben ist, breitet er eine Art Essenz seiner großen klinischen Erfahrung aus. Sein Spezialgebiet waren Wunden und Verletzungen aller Art. In seinen *Essentials* grenzt er mit wenigen Worten und großer Präzision die Anwendungsgebiete von Arnica gegenüber anderen homöopathischen Mitteln ab.

Über die Arnika schreibt er unter anderem: »Sie passt besonders in solchen Fällen, in denen Verletzungen aller Art, wie lange sie auch immer zurückliegen, die Ursache des gegenwärtigen Leidens zu sein scheinen« (Übersetzung durch die Autoren).

Bei Dewey lohnt es sich, jedes einzelne Wort auf die Goldwaage zu legen: Jede Art von Verletzung, gleichgültig, wie lange sie zurückliegt, kann hinter einem gegenwärtigen Leiden

Anthroposophische Arzneimittel, in dem zahlreiche aktive Ärzte unterschiedlicher Fachrichtungen ihre persönlichen Erfahrungen mit Anthroposophischen Heilmitteln konkret aufzeigen und so anderen Kollegen ihr Wissen zur Verfügung stellen, vielfältige Indikationen für den Gebrauch der Arnika beschrieben werden und die Wirkung auf unterschiedliche Formen von physischem Trauma dargelegt wird. Immer wieder werden hier die Erfahrungen aus der Homöopathie bestätigt, aber auch die großen Unterschiede zwischen den Gaben von tiefen und hohen Potenzen von Arnica eingebracht. Im Unterschied zur Homöopathie wird in der Anthroposophischen Medizin Arnica häufig injiziert. Überhaupt spielen Injektionen dort eine große Rolle, vor allem, wenn man auf das Blut und seine Zirkulation einwirken will, wie das bei Arnika oft der Fall ist.

stecken. Für uns ist das ein Ansporn, wieder und wieder nachzufragen und die Vorgeschichte so gründlich zu erheben, wie uns das eben in der zur Verfügung stehenden Zeit möglich ist. »Verletzungen aller Art«, das können Geburtstraumata sein, Operations- und Impffolgen, Bänderrisse und Knochenbrüche, Gehirnerschütterungen und Tierbisse – die Aufzählung ließe sich fortführen bis hin zu seelischen Traumata.

Von der Tatsache, dass Arnika selbst bei lange zurückliegenden Ursachen hilft, können wir uns stets aufs Neue überzeugen. Manchmal grenzen die von ihr ausgelösten Heilungen in Fällen mit längst vergangenen Ursachen an Wunder. Den Hintergrund bilden zwei Phänomene, die uns immer wieder das Staunen lehren: Das eine ist das lebenslange Gedächtnis unseres Organismus. Schmerz und traumatische Ereignisse hinterlassen Spuren im Nervensystem, vor allem in Gehirn und Rückenmark. Diese Schädigungen führen vielfach zu chronischen Schmerzen (Stichwort: Schmerzgedächtnis) oder zu psychosomatischen Beschwerden, die im späteren Leben auftreten. Das andere erstaunliche Phänomen ist die unserem Organismus innewohnende Fähigkeit, auch sogenannte chronische Krankheiten, Leiden mit einer langen Vorgeschichte, von einem Moment zum anderen zur vollständigen Ausheilung zu bringen, wenn man die gegenwärtigen Beschwerden nur in eine heilsame Beziehung zur dahinterliegenden Ursache bringt. Arnika ist eine Pflanze, die solche Beziehungen herstellen kann.

Die wichtigsten Indikationen für Arnika bei Wirbelsäulen- und Bandscheibenschäden

Diese Auflistung erfolgt nach dem *Vademecum Anthroposophische Arzneimittel*:

- Lendenwirbelsäulen- und Ischiasschmerzen (Lumboischialgie), akute Schmerzsyndrome der Hals- und Brustwirbelsäule. Dosierung: ein- bis zweimal täglich eine Ampulle Arnica D3 zusammen mit Apis mellifica D3 (Ampullen, Weleda), subkutan oder intrakutan (siehe auch Kapitel über Arnika und die Honigbiene auf Seite 180).

- Schwere Schmerzsyndrome mit Einengung von Nervenwurzeln und Verengung des Rückenmarkskanals (Spinalkanalstenose), auch mit beginnenden motorischen Ausfällen (Lähmungserscheinungen): einmal täglich Infusion von 500 Milliliter 0,9-prozentige NaCl-Lösung über zwei bis drei Stunden unter Zusatz von je einer Ampulle Arnica e planta tota D30 (WALA) und anderen anthroposophischen Injektionslösungen.

- Spinalkanalstenose: Arnica Rh D20, einmal täglich eine Ampulle subkutan.

- Neuralgie (Nervenschmerzen) aufgrund einer Reizung durch Einengung (Kompression) von Nerven mit den typischen Symptomen: stechender, ständiger Schmerz, Verschlimmerung durch Bewegung und Stellungen, die zu einer Druckbelastung des Nervs führen. Dosierung: Arnica Rh D20, ein- bis zweimal täglich eine Ampulle subkutan in die schmerzende Region injizieren. Diese Therapie wirkt rasch, auch beim Karpaltunnelsyndrom, dessen Ursache die Einengung und Druckschädigung des Nervus medianus im Bereich der Handwurzel ist (hier Injektionen subkutan im Bereich des Handgelenks).

- Zervikobrachiale Neuralgie bei degenerativen Veränderungen der Wirbelgelenke (Spondylarthrose) der Halswirbelsäule: Arnica Rh D20, eine Ampulle subkutan in den Nacken injizieren.

- Anhaltende Schmerzen nach Lumbalpunktion (Entnahme von Nervenwasser, Liquor): Arnica Rh D20, einmal täglich eine Ampulle subkutan.

- Hoch fieberhafter grippaler Infekt bzw. Grippe mit starken Kopfschmerzen, ausgeprägten, diffus verteilten Muskelschmerzen: Arnica, Planta tota, fünfmal täglich 10 Tropfen D30 bzw. fünfmal täglich 5 Globuli D30 für drei Tage; ergänzende äußerliche Behandlung mit 1:20 verdünnter Arnikaessenz als Abwaschung.

Eine wichtige und häufige Indikation für Arnika stellen Schäden der Bandscheiben dar. Hierbei werden im Bandscheibenbereich, einem kieselsäurehaltigen knorpeligen Gewebe, das vielfältigen Kräften ausgesetzt ist, durch falsche Bewegungen Mikro- und Makrotraumata gesetzt, die zu einer Vorwölbung in den Rückenmarkskanal führen – bis hin zu Bandscheibenvorfällen, bei denen Nervenwurzeln und andere Strukturen gequetscht und geschädigt werden. Doch schon bei leichteren Formen von Wirbelsäulenbeschwerden, wie der Lumboischialgie (Rückenschmerzen mit Ausstrahlung in die Rückseiten der Beine) oder dem Syndrom der Brust- und Halswirbelsäule kann eine Arnikainjektion ein wichtiger Teil der Therapiemaßnahmen sein. Lässt sich damit doch häufig die Einnahme von schmerz- und entzündungshemmenden konventionellen Arzneimitteln, deren Problematik zunehmend auch in der Schulmedizin erkannt wird und deren Missbrauch ein großes gesellschaftliches Problem ist, vermeiden! Andererseits kann Arnika selbst bei Spinalkanalstenosen, bei schweren chronischen Schmerzen aufgrund Einengung des Wirbelkanals, Erstaunliches bewirken.

Arnika (und Brennnessel) bei Verbrennungen

Bei Verbrennungen arbeitet die Arnika hervorragend mit einer »Kollegin« zusammen: der Brennnessel. Der Gattungsname *Urtica* für die Brennnessel leitet sich vom lateinischen *urere* ab; sowohl der lateinische als auch der deutsche Name beziehen sich auf die unmittelbare Wirkung auf die menschliche Haut: das Brennen. Sogar eine Hautkrankheit verdankt der Brennnessel ihren Namen: die Nesselsucht (Urticaria), eine mit der Bildung von juckenden Quaddeln einhergehende Erscheinung, die Allergien, Intoleranzen und andere Hintergründe haben kann. Die brennenden, von Hautrötung und Quaddelbildung begleiteten Schmerzen und das Jucken, die der Kontakt mit Brennnesseln verursacht, beruhen hingegen auf keiner Allergie, sondern sind eine normale Wirkung der Brennflüssigkeit, die reizende Verbindungen wie Ameisensäure enthält. Erstaunlicherweise sind die Brennnesseln aber auch fähig, für diese Flüssigkeit Serotonin, Histamin und Acetylcholin zu bilden – stickstoffreiche, hochwirksame Entzündungs- und Botenstoffe im tierischen und menschlichen Organismus. Bereits ein zehnmillionstel Gramm die-

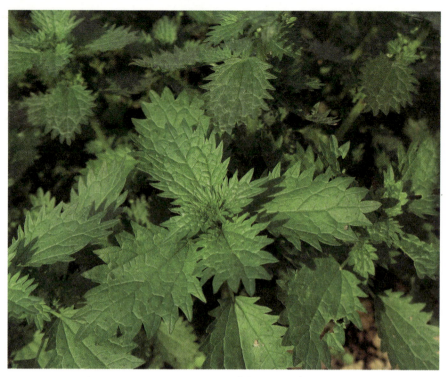

Die Blätter der Kleinen Brennnessel *(Urtica urens)* sind rundlicher als die der »großen Schwester« und tief gezähnt, ihr Brennen ist intensiver.

ses Gemisches reicht aus, um eine starke Hautreaktion zu bewirken. Die Brennhaare der Brennnesseln sind ganz besondere Organe. Jedes Brennhaar besteht aus einer einzigen, lebenden (!) Zelle mit einem eigenen Zellkern. Die Zellwand im unteren, bauchigen Teil ist verkalkt, die fein auslaufende Spitze, versehen mit einem kleinen, seitlich abgewinkelten Köpfchen, ist verkieselt. Aus diesen Phänomenen wird deutlich, dass auch eine Brennnessel Polaritäten sehr gut miteinander verknüpfen kann: Kalk und Kiesel in den Brennhaaren, lebendige Zellen und Substanzen, die für beseelte Wesen essenziell sind. Die Brennhaare sind so geformt, dass eine leichte streifende Berührung ihre Köpfchen abbrechen lässt, woraufhin ihr Inhalt blitzschnell mithilfe der nun entstandenen scharfkantigen Spitzen in die Haut injiziert wird.

Die Gattung *Urtica* umfasst weltweit etwa 30 Arten, bei uns sind zwei Arten heimisch: die allseits bekannte Große Brennnessel *(Urtica dioica)* und die seltenere Kleine Brennnessel *(Urtica urens)*. Die medizinische Verwendung der Brennnesseln lässt sich bis in die griechische Antike zurückverfolgen. Auch im Mittelalter wurden sie sehr geschätzt, beispielsweise von Hildegard von Bingen und Paracelsus – wobei anscheinend nicht zwischen den beiden Arten unterschieden wurde. Man gab sie als Stärkungs- und Blutreinigungsmittel, bei Husten, bei Frauenleiden und Potenzstörungen, zur Steigerung von Lust und Fruchtbarkeit, bei Verdauungsbeschwerden, bei Rheuma und bei Erkrankungen der Haut.

Die Große Brennnessel lebt wie die Arnika mit einem unterirdischen Rhizomgeflecht und kann dadurch über die Jahre zu dichten, undurchdringlichen Gruppen heranwachsen. Durch die Trennung von Pollenpflanzen und Fruchtpflanzen – auch männlich bzw. weiblich genannt – betont sie noch mehr ihren vegetativen Charakter. Sie ist eine historische Faserpflanze, da aus ihren langen Stängelfasern das berühmte Nesseltuch gewoben wurde. Hans Christian Andersen erzählt davon im Märchen »Die wilden Schwäne«. Als Bekleidung war das »Leinen der Armen« nicht sonderlich beliebt, da die Stoffe rau und steif blieben. Die interkontinentale Schifffahrt verdankt der Großen Brennnessel jedoch viel, da aus ihr Segel und Taue hergestellt wurden. Heutzutage erleben Nesselstoffe ein Comeback als eine Art »Leinen der Reichen« und werden vor allem zu Edeltextilien verarbeitet. Durch Züchtung wurde die Große Brennnessel zur »Fasernessel« (*Urtica dioica* convar. *fibra*) verändert. Aus ihren Fasern hergestelltes Nesselgewebe ähnelt auf den ersten Blick Leinen, hat jedoch eine viel höhere Reißfestigkeit und zeichnet sich dadurch aus, dass es angenehm wärmt, hautfreundlich ist und einen hohen Tragekomfort bietet. In der Natur mag die Brennnessel hautreizend sein, zum edel glänzenden Stoff verarbeitet, ist sie eine perfekte »Haut für die Haut«.

Im Gegensatz zur Großen Brennnessel ist die Kleine Brennnessel nur einjährig und enthält deshalb auch keine verwertbaren Fasern. Sie wird nur 40 bis 50 Zentimeter hoch und vereint an ihren Trieben männliche Pollenblüten und weibliche Fruchtblüten. Sie wird *Urtica urens* genannt, die »brennende Brennnessel«, weil ihre Brennflüssigkeit intensiver wirkt – allerdings vergeht der Schmerz auch rascher. Beide Brennnesseln haben eine Vorliebe für nährstoffreiche Böden und folgen dem Menschen, indem sie gern auf verfallenen, ehemals bebauten Geländen, Schuttplätzen und bei Misthaufen wachsen. Die Kleine Brennnessel braucht viel Licht und Wärme für ihr Wohlbefinden und bevorzugt Geflügelmist. Man findet sie nicht im Wald.

Sie hat eine stärkere Beziehung zur Haut als die Große Brennnessel, die mehr Nahrungs-, Reinigungs- und Aufbaumittel ist. Beide Nesseln sind reich an Eisen.

Eisen als Nutz- und Waffenmetall, als Rohstoff für Schwerter und Pflugscharen gleichermaßen, hat ebenfalls zwei Seiten: eine kriegerische, zerstörende und eine lebensfreundliche, aufbauende. Beide Seiten sind auch den Brennnesseln zu eigen, indem sie einerseits den Organismus mit ihren Brennorganen attackieren und andererseits als Stärkungsmittel von innen her die aufbauenden Lebensvorgänge unterstützen. Das Motto der Brennnessel ist: Altes muss sterben, damit Neues entstehen kann! Altes loszulassen und abzuwerfen, das fällt uns seelisch und biografisch aber oft schwer. Die Haut und die äußere Natur machen es uns jedoch vor. Der Erneuerungsprozess, der im Frühling in der Natur stattfindet, wenn sich Schnee und Eis zurückziehen und die grüne Pflanzenwelt »wiedergeboren« wird, vollzieht sich beim Menschen auf der körperlichen Ebene unbemerkt. Alle zwei bis vier Wochen erneuert sich unsere Haut, alte Hauszellen sterben ab und neue treten an ihre Stelle. Das ist zwar nicht so eindrucksvoll wie bei den Schlangen und anderen Häutungstieren, aber es sind immerhin 40 000 Hautzellen pro Minute – und auf ein durchschnittlich langes menschliches Leben hochgerechnet fast vier Tonnen Haut, die wir unbemerkt abwerfen und wieder erneuen. Dieses »Stirb und Werde« (Goethe) der Haut ist bei einer ganzen Reihe von Hauterkrankungen gestört. Am massivsten wird es aber erschüttert, wenn die Haut durch Einflüsse von außen angegriffen wird, in besonders dramatischer Weise bei Verbrennungen. Hier kommt nun die zierliche Kleine Brennnessel ins Spiel, die bei Verbrennungen im Zusammenwirken mit Arnika ihre ausleitenden, entgiftenden, entzündungshemmenden, aktivierenden und aufbauenden Wirkungen auf die Haut lenkt.

Perfekte Ergänzung

Auflagen aus zerriebenen Brennnesselblättern wurden wegen ihrer blutstillenden und die Resorption von Wundsekret fördernden Eigenschaften schon seit Langem in der Volksheilkunde eingesetzt. Wegen ihrem besonderen Bezug zur Haut und den sich dort abspielenden schmerzhaften, entzündlichen und traumatischen Vorgängen ist *Urtica urens* hier eine ideale Partnerin der Arnika. Letztere ist mehr tiefenwirksam, um die ordnenden Kräfte in durch die Verbrennung geschädigten Geweben zu stärken und dem Organismus Richtkräfte zu vermitteln, mit deren Hilfe er seine ursprüngliche Struktur und Form wiederherstellen kann. Mit ihrer starken Formkraft ergänzt die Arnika die Kleine Brennnessel, die mehr stoffwechselwirksam und regenerationsfördernd ist und dadurch die Wundheilung unterstützt. Ein Arzneimittel, das die Wirkkräfte beider Pflanzen vereint, stammt noch aus den Anfangszeiten der Anthroposophischen Medizin (1922 wird es bereits erwähnt). Es wird von Weleda unter dem Originalnamen Combudoron bis heute hergestellt und hat sich in der naturheilkundlichen Praxis als unersetzlich in der Erstversorgung vor allem von Verbrennungen und Insektenstichen erwiesen. Zehn Gramm enthalten 0,5 Gramm eines Extrakts aus Arnika, der aus der ganzen Pflanze hergestellt wird, sowie 9,5 Gramm einer homöopathischen Urtinktur aus Blättern der Kleinen Brennnessel. Es steht als Flüssigkeit, Gel und Salbe zur Verfügung. Combudoron wird bei Verbrennungen ersten und zweiten Grades, bei Sonnenbrand, Bestrahlungsschäden und Insektenstichen eingesetzt. Zuverlässig lin-

Arzneimittel bei Verbrennungen

- **Combudoron:** Flüssigkeit, Gel und Salbe von Weleda. Zusammensetzung: 10 Gramm enthalten einen alkoholischen Auszug aus 0,5 Gramm Arnica montana, Planta tota, und 9,5 Gramm Urtica urens, Herba Urtinktur.
- **Brandessenz von WALA:** 10 Gramm enthalten 1,5 Gramm Arnica montana e floribus (20 Prozent); 1 Gramm Calendula officinalis e floribus (20 Prozent); 1 Gramm Cantharis ex animale toto Gl Dil. D6; 1 Gramm Symphytum officinale ex herba (20 Prozent); 1 Gramm Thuja occidentalis e summitati-

bus (20 Prozent); 4,5 Gramm Urtica urens ex herba (20 Prozent).
- **Wund- und Brandgel von WALA:** 0,1 Gramm Argentum colloidale D5; 0,15 Gramm Arnica montana e floribus (20 Prozent); 0,1 Gramm Calendula officinalis e floribus (20 Prozent); 0,1 Gramm Cantharis ex animale toto Gl D5; 0,1 Gramm Symphytum officinale ex herba (20 Prozent); 0,1 Gramm Thuja occidentalis e summitatibus (20 Prozent), 4,5 Gramm Urtica urens ex herba (20 Prozent).

dert es die akuten Beschwerden nach einer Verbrennung, fördert die Absonderung von verbranntem Gewebe und regt den Aufbau neuer Substanz an.

Die Brandessenz und das Wund- und Brandgel von WALA sind ähnlich zusammengesetzt. Sie enthalten neben Arnika und Brennnessel noch weitere Wirkstoffe, unter anderem Calendula, die Ringelblume.

Erste Hilfe bei Verbrennungen

Bei Verbrennungen jeden Ausmaßes, auch bei kleineren, muss umgehend Erste Hilfe geleistet werden. Vielfach muss zusätzlich ein Arzt gerufen oder aufgesucht werden (siehe rechts). Verbrennungen sind meist sehr schmerzhaft. Deshalb steht die rasche, schnell wirksame Schmerzbekämpfung an erster Stelle. Die unverzügliche und gezielte Erstversorgung ist von größter Wichtigkeit, weil auch der weitere Heilungsverlauf (Infektionsrisiko, Narbenbildung usw.) von ihr abhängt. In den meisten Fällen besteht die Erste Hilfe in der Kühlung, zum Beispiel unter laufendem Leitungswasser. Dadurch wird überschüssige Wärme abgeleitet und der Schmerz reduziert. Bei ausgedehnteren Verbrennungen ist bei der Kühlung Vorsicht angesagt, um eine Unterkühlung zu vermeiden. Anschließend sollten Umschläge oder Kompressen mit der 1:10 verdünnten Combudoron-Flüssigkeit gemacht werden. Nach dieser Erstversorgung kommt das Combudoron-Gel zum Einsatz, eine kühlende, glasklare, fettfreie und leicht verstreichbare Substanz, die in der Zusammensetzung der Flüssigkeit entspricht. Das Gel legt sich wie ein Schutzfilm über die geschädigte Haut. Combudoron-Gel wird mehrmals täglich aufgetragen. Es hat sich als einfach anzuwendendes und sofort wirksames Akutmittel nicht nur bei Verbrennungen bewährt, sondern auch bei Sonnenbrand, Insektenstichen und akuten Bestrahlungsschäden der Haut. Es kann generell bei entzündlichen Hautreaktionen, die wie Verbrennungen ersten und zweiten Grades mit Schmerzen, Rötung, Schwellung und eventuell auch Blasenbildung einhergehen, empfohlen werden. Die Combudoron-Salbe hingegen dient vor allem der Nachbehandlung von Verbrennungen. Sie wird ein- bis zweimal täglich aufgetragen und bewirkt insbesondere die Regulierung der Narbenbildung, die Vorbeugung von Verhärtungen und »wildem Fleisch«, sogenannten Keloiden, Pigmentstörungen und anderen Langzeitfolgen, die aus einem gestörten Stoffwechsel und überschießender Regeneration der geschädigten Haut resultieren.

Arnika bei entzündlichen Erkrankungen

Arnika kann sowohl ein Mittel bei akuten entzündlichen Erkrankungen sein wie auch eines für chronische Beschwerden. Bewährt hat es sich bei schweren und anhaltenden Fieberverläufen, besonders wenn stark ausgeprägte Muskelschmerzen und Berührungsschmerz

WALA Brandessenz sowie WALA Wund- und Brandgel werden analog zu Combudoron-Flüssigkeit und -Gel angewendet. In beiden Fällen ist dringend zu empfehlen, sich vorher mit den Packungsbeilagen vertraut zu machen, und nicht erst, wenn man die Mittel im Notfall einsetzen will. Zur Verhinderung der Narbenbildung kann auch WALA-Narbelgel gegeben werden.

Verbrennungen – wann zum Arzt?
- Verbrennungen bei Kindern, besonders bei Säuglingen und Kleinkindern. Hier wird das Ausmaß oft unterschätzt.
- Bei großflächigen Verbrennungen, Blasenbildung, Weißverfärbung der Haut
- Bei starken Schmerzen
- Bei starker Blasenbildung, Verbrennungen zweiten Grades oder höher
- Bei Verbrennungen im Gesicht, an Gelenken oder Geschlechtsteilen

- Bei Sonnenbrand mit Übelkeit, Erbrechen oder Fieber

Verbrennungsgrade
- Erster Grad: Rötung, Schwellung, starke Schmerzen. Trockene Wunden ohne Hautzerstörung, daher Abheilung ohne Narbenbildung.
- Zweiter Grad: Blasenbildung, Schwellung, starke Schmerzen. Feuchter Wundgrund, obere Hautschichten betroffen, vollständige Heilung mit oder ohne Narbenbildung ist noch möglich.
- Dritter Grad: Haut völlig zerstört, blasige, auch lederartige schwarz-weiße Gewebszerstörung; Schmerzempfindung aufgehoben, da Nervenenden zerstört.
- Vierter Grad: trocken-wachsartige Verkohlung, keine Schmerzen, alle Hautschichten und darunterliegende Strukturen (zum Beispiel Bindegewebe, Muskeln, Knochen) sind betroffen.

mit Abneigung gegen Berührung vorhanden sind. Oft bestehen auch starke Kopfschmerzen und Blutzudrang zum Kopf. Als spezifische medizinische Indikation gelten Coxsackie-B-Viren und Keuchhusten.

Der Arzt und Zahnarzt Klaus Roman Hör berichtet:»Am 4. Februar 1984, einem Samstag, ruft gegen 20 Uhr eine aufgeregte Mutter an, ihre neunjährige Tochter habe seit drei Wochen Keuchhusten, der sich in den letzten zwei Tagen gewaltig verschlimmert zeige. Der herbeigerufene Arzt, der den Wochenenddienst versehe, habe ihr geraten, das Kind in ein Krankenhaus zu legen. Seit die Kleine das gehört habe, folge ein Hustenanfall dem anderen.« Hör fuhr sofort zu der Patientin. Ihm fiel neben den Keuchhustenanfällen eine Bindehauteinblutung und blutig gestreiftes Nasensekret auf, dem schnell gerinnendes Nasenbluten folgt. Die Hustenanfälle wurden durch den Bruder der Patientin verursacht, der sie beständig zu ärgern versuchte. »Zwei Tropfen Arnica C200 (DHU) auf die Zunge riefen dann erstaunlicherweise eine Art Sekundenphänomen hervor. Das Mädchen drehte sich um und tat einige heftige Ansätze zum Niesen, die jedoch alle erfolglos verliefen, ähnlich dem Zustand, wenn man in helles Licht blickt, das zwar Niesreiz hervorruft, der jedoch zu einem Niesanfall zu schwach ist. Die Keuchhustenanfälle traten in der nächsten Woche noch insgesamt achtmal auf, mit abnehmender Stärke und Häufigkeit. Zehn Tage nach der Medikamentengabe war das Mädchen vollständig gesund« (HÖR 1986).

Eine schöne Bestätigung für diesen Einzelfallbericht dokumentiert erneut das *Vademecum Anthroposophische Arzneimittel* für Arnica D30: Bei hochfieberhaften grippalen Infekten bzw. Grippe mit Fieber über 39 Grad, starken Kopfschmerzen, ausgeprägten Muskelschmerzen empfehlen sich fünfmal täglich 10 Tropfen D30 oder fünfmal täglich 5 Globuli D30 für drei Tage. Ergänzende äußerliche Behandlung mit Arnikaessenz von WALA oder Weleda 1:20 verdünnt als Abwaschung.

Die Bedeutung der Arnika bei Blutern

Da *Arnica montana* eine starke Beziehung zur Wundheilung aufweist, erscheint die Idee, sie bei Blutern (Hämophilie) einzusetzen, sinnvoll. Unter Hämophilie versteht man eine Erkrankung, bei der infolge einer erblichen Belastung die Gerinnung massiv gestört ist und die Betroffenen innerlich oder äußerlich verbluten können.

Aus Indien wird von einem Fall berichtet, wo die Gabe von Arnika in unterschiedlichen Potenzen zu einer wesentlichen Besserung beitrug: Bei einem 22-jährigen Patienten war bereits im Alter von vier Jahren Hämophilie A mit Mangel von Gerinnungsfaktor VIII festgestellt worden. Die Knie und Ellenbogen schmerzten und schwollen schnell an. Beim Schreiben schmerzten Finger und Handgelenk. Vom vierten Lebensjahr an benötigte er daher alle zwei bis drei Monate den fehlenden Gerinnungsfaktor. Auf homöopathische Gaben von Arnika zeigten sich stetige Verbesserungen. Schwellungen und Schmerz linderten sich. Nach einem Jahr bestanden keine Schmerzen und Schwellungen mehr und er benötigt seit einem Jahr keinen externen Gerinnungsfaktor.

Erstaunlicherweise konnte dieser ungewöhnliche Verlauf auch in zwei Studien bestätigt werden. Die eine Studie aus Indien an 28 Patienten zeigte, dass sowohl der Schmerz als auch der Bedarf an Blut und die Häufigkeit der Blutungen besonders unter einer Therapie mit homöopathischen Arnikadosierungen sank. Auch besserte sich die Lebensqualität der Patienten. Zu ähnlichen Ergebnissen kam eine Studie aus Bulgarien, die bei 25 Patienten mit Hämophilie ebenfalls eine deutliche Besserung unter Arnica-Injeel S (enthält Potenzen von Arnica in D12, D30, D200) finden konnte.

In der Therapie der Hämophilie sollte Arnika als ein Mittel der Wahl über Monate bis Jahre ergänzend eingesetzt werden.

Arnika beim psychischen Trauma

In den letzten zehn bis zwanzig Jahren ist der Begriff »Trauma« allgegenwärtig und salonfähig geworden. Etwas salopp formuliert, hat nun jeder sein persönliches Trauma – und in gewisser Weise ist dies auch tatsächlich der Fall. Umgekehrt besteht aber die Gefahr, dass die wirklich traumatisierten Menschen nicht mehr gesehen werden. Was also ist ein Trauma? Ein Trauma wird in der Regel als eine seelische Wunde oder als eine Schockfolge betrachtet. Es ist aber erst der Umgang mit einer psychisch und physisch belastenden Situation, die ein Trauma ausmacht. Manche schweren Ereignisse übersteigen die Fähigkeit des Einzelnen, sie seelisch zu verarbeiten und als erlebte

Erfahrung in seine Persönlichkeit zu integrieren. »Ein Trauma, ein Verlust, Einseitigkeiten der Konstitution bewirken, dass Erlebnisse nicht verarbeitet und damit wieder aufgelöst werden können in der Entwicklung, sondern in einer Art pathologischem Gedächtnis festgehalten werden. Das Gleichgewicht zwischen lebendiger Selbstveränderung und physisch-festen Strukturen ist zugunsten Letzterer verändert« (SOLDNER 2011). Vor allem nach konkreten physischen Unfällen, jedoch erstaunlicherweise auch nach seelisch traumatisierenden Erfahrungen, ist die Arnika als Hilfe geeignet. Gerade die Korbblütler verfügen über die besonderen integrativen Fähigkeiten, die nach einem Trauma absolut gefordert sind.

Konkrete Fallschilderungen zu psychischen Traumata und Arnika sind beim Amerikaner Matthew Wood zu finden. In ihnen wird deutlich, dass Wundheitsgefühle am Körper bis zur Überempfindlichkeit bei Berührung typisch für die Fälle von psychischen Traumata sind, in denen mit Arnika Hilfe gegeben werden kann. Hier zwei Beispiele: Eine 21-jährige Frau begann auf einer neuen Arbeitsstelle und hegte dabei große Hoffnungen. Unglücklicherweise musste sie feststellen, dass ihr neuer Arbeitgeber ihren Erwartungen nicht entsprach, sodass sie bald kündigte. Sie war über sich selbst enttäuscht, in ihrem Selbstbewusstsein erschüttert und wurde depressiv. Es traten Wundheitsgefühle am ganzen Körper auf. Die Gabe einer Hochpotenz Arnika heilten sie physisch und psychisch binnen 24 Stunden. Zwei Jahre später begab sie sich auf eine lange Reise zu Verwandten. Sie fühlte sich danach überanstrengt, erneut erschöpft und depressiv. Wenige Tage später traten die physischen Symptome erneut auf: Sie fühlte sich verletzt. Auch dieses Mal reagierte sie prompt auf eine Hochpotenz der Arnika.

Eine 37-jährige Frau meldete sich freiwillig, um ein Wochenende lang für ein wohltätiges Projekt zu arbeiten. Die Menschen dort verhielten sich ihr gegenüber jedoch sehr abfällig oder ignorierten

Praxistipp

Ob man nun von posttraumatischer Belastungsstörung, Fibromyalgie oder chronischem Schmerzsyndrom spricht – bestehen muskelkaterartige Beschwerden und Furcht vor Berührung, dann ist an die Arnika als Mittel der Wahl immer zu denken.

sie vollkommen. Schließlich rammte sie impulsiv ein Küchenmesser in ein Schneidebrett und verließ die Einrichtung, fühlte sich enttäuscht und emotional erschöpft. Dies führte fünf Tage später zu hohem Fieber. Ihre Tochter berichtet, dass sie inmitten eines Satzes vor Erschöpfung einfach einschlief. Dies sind charakteristische Symptome der Arnika. Ein paar wenige Anwendungen von Arnika in der 30. Potenz senkten das Fieber in 36 Stunden. Sie erholte sich von dem emotionalen Rückschlag.

Eine Bestätigung finden diese Einzelberichte im Erfahrungsbericht des anthroposophischen Arztes und Traumaexperten Martin Straube: »Die Arnika ist mit ihrer großen Stabilität und Elastizität die große Insultpflanze, egal ob das traumatische Ereignis auf körperlicher, seelischer oder geistiger Ebene stattgefunden hat. Bekannt ist die auch oft von Laien angewandte Form Arnica C30 Globuli direkt nach einer Verletzung, einem Schrecken oder schlimmen Erlebnissen. Oft kann beobachtet werden, wie der geschockte und blasse Patient wieder Farbe bekommt, der starre Blick sich löst und Atmung und Puls sich beruhigen« (Straube 2016).

Arnika in der Anthroposophischen Medizin

Über die Arnika wird vom Begründer der Anthroposophie und der Anthroposophischen Medizin (AM), Rudolf Steiner, an zwei Stellen seines umfassenden Vortragswerkes gesprochen. Er empfiehlt zum einen den Arnikaumschlag (besonders in einem Wolllappen) bei allen äußeren Verletzungen. Diese Indikation ist aus der Volksheilkunde bekannt und auch in der Phytotherapie etabliert. Eine vereinfachte, moderne Form des Arnikaumschlages ist das Wundtuch, dessen Vorteil darin besteht, dass man es immer bei sich führen kann.

Strukturgebung für das Nervensystem

Mehr noch geht Rudolf Steiner aber auf die Bedeutung von potenzierter Arnika bei allen Formen von Nervenerkrankungen, insbesondere Erkrankungen des Rückenmarks und des zentralen Nervensystems ein. In diesen Fällen sei es von zentraler Bedeutung, die Kieselsäure in der Form, wie sie in *Arnica montana* vorhanden ist, in das ganze Nervensystem hineinzubekommen. »Nun bekommt man schon die Kieselsäure, wenn nicht besondere Hindernisse und Hemmungen da sind, dadurch in das Nervensystem hinein, dass wirklich eine außerordentlich starke Affinität der Form des menschlichen Nervensystems zur Arnikasubstanz vorhanden ist. Die ist schon sehr groß. Und wenn sie, eben in hoher Potenz natürlich, 15., 25., selbst 30. Potenz, Arnikainjektionen geben, so werden sie in den meisten Fällen finden, dass die Arnikainjektion so wirkt, dass der Kranke dann von sich aus auch sogar den Drang und Trieb bekommt, etwas zu tun gegen seine Nervenzustände« (R. STEINER, *Physiologisch-Therapeutisches auf Grundlage der Geisteswissenschaft*, 1965).

Von Rudolf Steiner wird hier betont, dass die Arnika aufgrund einer Ähnlichkeit mit der Nervenorganisation die schwersten Rückenmarksleiden, ja im Zusammenhang mit einem potenzierten Organpräparat der betroffenen Stelle sogar Hirnleiden zu heilen oder zu lindern vermag.

Allgemein fand sich in 70 Jahren anthroposophischer Medizingeschichte, dass Arnika bei einem jeglichen Schockzustand hilft, der in einem Missverhältnis der Seele und des Ich gegenüber dem funktionellen und physischen System besteht. Seele und Ich-Organisation lösen sich zu stark von der funktionellen und physischen Organisation, nachdem sie möglicherweise zunächst zu intensiv eingegriffen haben (zum Beispiel bei Hypertonie oder Angina pectoris) oder nachdem eine äußere Traumatisierung physischer oder psychischer Art stattgefunden hat.

»Dadurch wird der Leib sich selbst ein Stück entfremdet. Das Kennzeichnende für die Arnika-Krankheitssituation ist daher, dass der Patient keine Berührung von außen erträgt. Das gebrochene Bein ist berührungsempfindlich, das Bett wird als zu hart empfunden, das Keuchhustenkind lässt sich nicht auf den Schoß nehmen, es besteht Angst vor Berührung bis hinein in den geschlechtlichen Bereich. Diese Situation kann im Kleinen, in der einzelnen Gliedmaße, wie im ganzen Menschen (als Schock) stattfinden, im Gliedmaßenmenschen (Prellung, stumpfe Verletzung), im mittleren Menschen (Herzinfarkt, Angina pectoris, Pertussis), im Nerven-Sinnes-Menschen (Apoplexie, Commotio, Tabes, MS). Arnika als Mixtum compositum kann somit nicht als ein isoliertes Wirkungsprinzip auf ein bestimmtes Organ beschrieben werden, sondern es ist immer die Wirkung der ganzen Pflanze auf die vier Wesensglieder des ganzen Menschen«, so die anthroposophische Ärztin Franziska Roemer (ROEMER 1990).

Im Unterschied zur Homöopathie verwendet die Anthroposophische Medizin Arnika sowohl in phytotherapeutischer Weise als Wickel, Umschlag, Salbe und Gel wie auch potenziert. Grundsätzlich werden die Indikationen der Homöopathie und Phytotherapie bestätigt und um Erkrankungen im Nervengebiet (insbesondere Rückenmark) erweitert.

Arnika und Gold

> »Ich
> Ich bin dann König
> Und du
> Du Königin
> Obwohl sie
> Unschlagbar scheinen
> Werden wir Helden
> Für einen Tag
> Wir sind dann wir
> An diesem Tag«

David Bowie

Polaritäten verbinden, integrieren und steigern

Wir haben die Arnika als eine Pflanze kennengelernt, die Gegensätze liebt und in sich zum Ausgleich bringt. Urwüchsig und stark verwurzelt ist sie ein gut geerdetes Geschöpf. Ihr bodenständiger Charakter findet seinen polaren Ausgleich im Bereich von Spross und Blüte. Zum oberen Pol der Pflanze hin verschafft sich ihr aristokratisches, aufrechtes, ausstrahlendes Wesen seinen Ausdruck. Das Charisma der Arnika zeigt sich in der leuchtend gelben Blütenfarbe mit dem starken Sonnenbezug und erstreckt sich auf die Eigenwilligkeit ihres immer zerzaust wirkenden Kranzes von Zungenblüten. Eine majestätische Erscheinung, die unsere Blicke anzieht. Sie hat ohne Zweifel die Statur einer Königin.

Kiesel und Kalk

Nicht jeder verträgt hochdosierte Arnika so gut wie einer der Autoren dieses Buches, der einen mutigen Selbstversuch mit Arnikatee machte (siehe Seite 115). Von dem zu seiner Zeit sehr angesehenen homöopathischen Arzt Emil Schlegel (1852–1934; von ihm stammt auch das Gedicht auf Seite 10) ist in dessen Buch *Religion der Arznei. Das ist Herr Gotts Apotheke* (1915) folgender Bericht überliefert: »Als der Verfasser im Jahre 1872 mit der Arnika Bekanntschaft machte, verlockte ihn der angenehme Geruch der Tinktur, davon einige Tropfen in einem Glas Trinkwasser zu sich zu nehmen. Schon etwa fünf Minuten

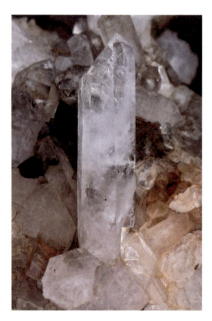

Bergkristall in einer Felsspalte (Brasilien).

später rasselte der Atem in eigener Weise, Husten trat ein, und es wurde reines Blut ausgeworfen.« Schlegel vermutete, dass bei ihm damals bereits »ein Anfang zur Lungenkrankheit« vorlag, und interpretierte den blutigen Husten als eine von der Arnika angeregte Abwehrreaktion des Organismus mit dem Ziel, »wieder Ordnung zu schaffen«, was die Arnika auf vielfältige Weise vermag.

Kosmische Kieselsäure

Gibt man Arnika als Arzneimittel, so versetzt man den Organismus in die Lage, bei Verletzung und Erkrankung seine ursprüngliche Struktur und Form wiederherzustellen. Diese ordnenden Kräfte verdankt die Arnika der Kieselsäure. Schlegel hat deren Bedeutung für die Arnika in seinem vorher genannten Buch trefflich beschrieben: »Sie gedeiht wirklich nur auf Gebirgs- oder Kieselboden. Kalk tötet sie; ihr Element ist die Kieselsäure. Kieselsäure dominiert im Bindegewebe und dieses in der Heiltätigkeit.« Als Kieselsäure oder »Kiesel« wird das Oxid des Siliziums (Siliziumdioxid, SiO_2) bezeichnet, das aus den beiden häufigsten auf der Erde vorkommenden Elementen (Sauerstoff und Silizium) besteht und in der Natur als Quarz gefunden wird. Der durchsichtige Bergkristall mit seiner klaren und durchstrukturierten Erscheinung kann als Prototyp des Kieseligen angesehen werden. Wenn man an den Bergkristall denkt, wird nachvollziehbar, was Rudolf Steiner in einem Vortrag am 10. Juni 1924 vor Landwirten erklärte: Das Kieselige sei »das kosmische Gestein«, welches »das Licht aufnimmt in die Erde und da das Licht zur Wirksamkeit bringt«. Und drei Tage später führte Steiner aus, dass man eben die Kieselsäure brauche, »um hineinzuziehen das Kosmische«. Dabei handelt es sich – mit Blick auf die biodynamische Landwirtschaft – um kosmische oder extraterrestrische Einflüsse, vergleichbar jenen, denen Pflanzen bei vermehrter Sonneneinwirkung ausgesetzt sind, zum Beispiel im Gebirge, wo sie oft viel prägnantere Gestalten, aber auch kräftigere Aromen und höhere Wirkstoffgehalte, zum Beispiel an ätherischen Ölen, entwickeln.

Tore öffnen

In der Anthroposophischen Medizin setzen wir auf Kieselwirkungen, wenn wir im Organismus ein Tor für den Kosmos öffnen und ihn empfänglich für strukturgebende Kräfte machen wollen. Oder aber wir wollen Nerven- und Sinnesfunktionen und damit das Instrumentarium stärken, auf dessen Grundlage sich die Seele mit dem Kosmos verbinden kann; auch da ist Quarz das Mittel der Wahl. In beiden Fällen können wir Bergkristall in Form von Globuli geben (zum Beispiel Quarz D20) oder aber

»pflanzlichen Bergkristall« in Gestalt der Arnika, mit den Worten von Rudolf Steiner: »Da hat man (…) die Kieselsäure, die in *Arnica montana* drinnen ist. (…) Die ist ungeheuer fein empfindlich, ein tief bedeutsames Reagens für alle möglichen kosmischen Einflüsse. Für alles, was auf die Erde wirkt, dafür ist die Kieselsäure ein ungemein feines Reagens« (Vortrag vom 2. Januar 1924).

Erdenschwer durch Kalk

Kommen wir zurück zu Emil Schlegel und seinem Selbstversuch, der in doppelter Hinsicht lehrreich war. Denn er behandelte seine Arnikasymptome er-

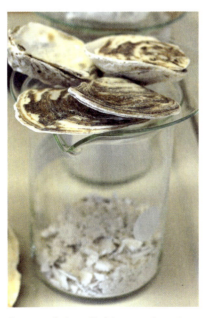

Austernschalen, die hier zum Arzneimittel verarbeitet werden.

folgreich mit dem Arzneimittel *Calcarea carbonica* (Austernschalenkalk). Kalk in allem Formen stellt für die Anthroposophische Medizin den Gegenpol zu Kiesel dar, und dass Schlegel mit einem Kalkpräparat dem Arnika-Kiesel-Aufruhr in seinem Körper ein Ende bereiten konnte, zeigt, wie zutreffend das ist. Während der Kiesel als »kosmisches Gestein« den Organismus für Formkräfte aufschließt, vermittelt der Kalk Erdenschwere, stoffliche Gestalt und Fülle.

Kiesel und Kalk sind wie Yin und Yang: Wenn das eine überwiegt, kann man es mit dem anderen ausgleichen, um wieder ein Gleichgewicht herzustellen. Anhand der Kiesel-Kalk-Polarität lässt sich auch erklären, warum Arnika so ausgezeichnet bei Durchblutungsstörungen aufgrund von Ablagerungs- und Verkalkungsprozessen der Blutgefäße und den damit verbundenen Krankheiten (wie Herzinfarkt und Schlaganfall, siehe rechts) hilft. Diesen Verkalkungsprozessen ist die durchlichtende, auflösende, kieselige Kraft der Arnika entgegengesetzt und in der Lage, das gestörte Kräftegleichgewicht wiederherzustellen. Zusätzlich wirkt sich die Arnika abschwellend, entzündungshemmend und durchblutungsfördernd auf die geschädigten Gewebe von Herz oder Gehirn aus und fördert deren Regeneration und die Wiederherstellung der Funktionen.

Die gelungene, kraftvolle und harmonische Integration von Polaritäten – im Sinne eines Mixtum compositum, wie Rudolf Steiner sie nannte – offenbart sich nicht nur in der Schönheit der Arnika, sondern auch in dem breiten Spektrum ihrer Heilwirkungen. Ihr umfassendes Wesen zeigt sich vor allem in der Wirkung auf das Zentralorgan Blut und dessen Kreislauf, das unermüdlich Ausgleich schaffend rhythmisch bewegt durch den menschlichen Organismus strömt. So profitieren die mit dem Blutkreislauf verbundenen Organe – das Herz und die Gefäße – in besonderem Maße von einer Behandlung mit Arnika. Sei es als zusätzliche Therapie in akuten, ja akut lebensbedrohlichen Situationen, sei es in der Nachbehandlung von Herzinfarkt, Schlaganfall und Gefäßverschlüssen.

Das System der Planetenmetalle
In der Anthroposophischen Medizin wurde die uralte Tradition neu aufgegriffen, pflanzliche Arzneimittel mit einem dem Wesen der Pflanze entsprechenden Metall zu paaren, mit dem Ziel einer gegenseitigen Wirkungsverstärkung. Hierbei greift man auf die sieben sogenannten Planetenmetalle (Blei, Zinn, Eisen, Gold, Kupfer, Queck-

Metall (deutsch/latein)	Himmelskörper	Organbereich
Blei (Plumbum)	Saturn	Milz
Zinn (Stibium)	Jupiter	Leber
Eisen (Ferrum)	Mars	Galle
Gold (Aurum)	Sonne	Herz
Kupfer (Cuprum)	Venus	Niere
Quecksilber (Mercurius)	Merkur	Lunge
Silber (Argentum)	Mond	Geschlechtsorgane
Antimon (Stibium)	Zusammenwirken der mit Kupfer, Quecksilber und Silber verbundenen Qualitäten	

Organzuordnungen der sieben Planetenmetalle und des Antimons, in der Mitte das Gold.

silber, Silber) zurück sowie auf das Antimon (Stibium), das Kupfer-, Quecksilber- und Silberprozesse in sich vereinigt. Der Mensch wird als »siebengliedriges Metall« verstanden, in dem die Planetenmetalle vor allem prozessual als kosmische Richtkräfte mit Bezug zu bestimmten Organtätigkeiten wirksam sind; nur das Eisen ist bekanntlich in größerer Menge als Substanz vorhanden.

Drei Metalle werden den sogenannten obersonnigen Planeten (Saturn, Jupiter und Mars) zugeordnet, drei den untersonnigen Planeten (Venus, Merkur und Mond). Diese Einteilung ergibt sich aus dem geozentrischen Weltbild, das bis ins Mittelalter leitend war. Die Erde befindet sich dabei in der Mitte des Planetensystems, während Sonne und Mond als Planeten angesehen wurden, die sich um die Erde bewegen. Das der Sonne zugeordnete Gold bildet ebenfalls die Mitte der sieben Metalle und hat eine Sonderstellung. Auf seinen besonderen Charakter weist schon seine Farbigkeit hin, denn es ist nicht grau wie andere Metalle, sondern sonnengolden, während das Kupfer rötlich ist. Des Weiteren gehört es zu den Edelmetallen, das heißt, es korrodiert (rostet) nicht und geht mit anderen Stoffen spontan keine Verbindungen ein. In der Natur wird es fast ausschließlich in seiner reinen Form gefunden.

Das leuchtende Gold ist der König der Metalle; nicht umsonst werden Kronen und andere königliche Insignien aus ihm hergestellt. Sein edler Charakter und die Tatsache, dass es keine Verbindungen sucht, sondern für sich bleiben will, unterstreichen seine Eigenständigkeit.

Die Arnika wurde so beschrieben, dass sie gegensätzliche Qualitäten miteinander verbindet und zu einer beeindruckenden Einzigartigkeit steigert. Darin ist ihr das Gold vergleichbar. Gold vereint polare Eigenschaften der anderen Metalle in sich und übertrifft sie in einzelnen Bereichen sogar. So ist Gold schwerer als Blei, leitfähiger als Silber und geschmeidiger als Zinn. Letzteres Phänomen lässt sich eindrucksvoll dadurch demonstrieren, dass man ein Gramm Gold zu hauchdünnem Blattgold mit einer Oberfläche von etwa einem halben Quadratmeter verarbeiten kann – oder zu einem Goldfaden von zwei Kilometern Länge.

Auch in anderer Beziehung umfasst Gold Polaritäten: In seiner hohen Dichte (bzw. Schwere) drückt sich eine starke Affinität zum Irdisch-Materiellen aus, während Farbe, Glanz und edler Charakter eine Tendenz zur Vergeistigung erkennen und den kosmischen Ursprung des Sonnenmetalls erahnen lassen. In seiner Weichheit, Geschmeidigkeit und Dehnbarkeit erscheint eine dritte, vermittelnde Qualität.

König und Königin
Bei den Farben, die Gold annehmen kann, zeigen sich polare Phänomene: Das fein verteilte kolloidale Gold ist purpurfarben (Goldpurpur) und wird zum Beispiel für die Herstellung von dunkelrotem Goldrubinglas (für Glasgeschirr oder Kirchenfenster) verwendet. Feinstes, durchscheinendes Blattgold hingegen ist im Durchlicht grünlich, bringt also eine zum Goldpurpur komplementäre Farbe hervor (siehe Abbildung nächste Seite). Gold trägt sowohl die Möglichkeit zum in sich ruhenden pflanzlichen Grün in sich als auch jene zum Rot des pulsierenden Blutes. Des Goldes Universalität offenbart sich in einer ganzen Farbenvielfalt, die es über Rot und Grün hinaus zu zeigen vermag: So kennen wir orangefarbene Goldchloridkristalle und gelbe Goldchloridlösungen; kolloidales Gold, das nicht nur rot, sondern in Abhängigkeit von der Größe der Kolloidpartikel auch pfirsichblütenfarben, violett und blau sein kann, sowie grünes Gold nicht nur im Durchlicht, sondern auch in der Flammenfarbe. Auch in Legierungen, die vor allem bei Schmuck (als Rotgold, Weißgold usw.) beliebt sind, kann das Sonnenmetall ein ganzes Farbenspektrum zum Erscheinen bringen: von Blau über Grün, Rosé, Hellgelb – bis hin zu Weiß. Gold trägt quasi den ganzen Regenbogen der Metallität in sich, das ganzes Spektrum von Metallqualitäten, nicht nur in farblicher Hinsicht, sondern auf allen Ebenen geistige und materielle Aspekte umfassend.

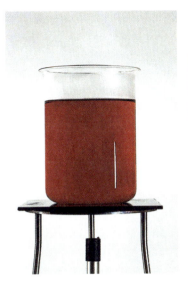
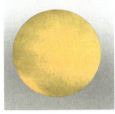

Farbenfrohes Edelmetall: Kolloidales Gold zeigt eine intensive Rotfärbung (links). Ein hauchdünner Goldspiegel glänzt im Auflicht golden (oben); seine Grünfärbung offenbart er erst im Durchlicht (unten). (Aus ENGEL 2002)

So wie die Arnika in der Polarität von kalten, moorigen Böden und der warmen, hellen Gebirgssonne gedeiht, zwischen dem sumpfigen Untergrund und der Klarheit der Gebirgsluft, steht das Gold zwischen Erdenschwere und filigraner Leichtigkeit, zwischen Dichte und Transparenz, zwischen dem Grün des kühlen Pflanzensaftes und dem Rot des warmen Blutes. Zugleich sind beide, wie wir gesehen haben, auf ihre Weise eigensinnig. Arnika, die stolze, königinnenhafte Heilpflanze mit ihrer Vielseitigkeit, und das königliche Gold mit seiner souveränen Universalität bieten sich daher für eine Kombination in Arzneimitteln geradezu an.

Worauf beruht diese innere Verwandtschaft, gibt es gemeinsame Ursprungsfaktoren oder Werdebedingungen? Es sei darauf hingewiesen, dass die Arnika als Untergrund dasselbe »kosmische Gestein« (Rudolf Steiner) bevorzugt, zu dem auch das Gold eine Affinität hat: die kieselsäurehaltigen Gesteine, die Quarz enthalten, jenes Mineral, das als Tor zwischen Erde und Kosmos gelten kann (siehe Kasten auf Seite 149). Gold und Quarz sind in der Natur in ebenso charakteristischer Weise vergesellschaftet wie die Arnika und Quarz, und quarzhaltige Gesteine sind typischerweise immer mehr oder weniger goldhaltig – bis hin zur Lagerstättenbildung in sogenannten Goldquarzgängen. Es ist daher kein Zufall, dass die beschriebenen Arnikastandorte im amerikanischen Westen zum großen Teil identisch sind mit den Goldfeldern, die während des Goldrauschs seit der

Mitte des 19. Jahrhunderts ausgebeutet wurden, zum Beispiel dem nordkalifornischen Goldfeld, in dem auch der Mount Shasta mit seinen heiligen Arnikawiesen (siehe Seite 14) liegt.

Deutlich wird die Verwandtschaft von Arnika und Aurum auch, wenn man die Arzneimitteltypen miteinander vergleicht. Hierunter versteht man Menschentypen, die bestimmte konstitutionelle Merkmale und Persönlichkeitsstrukturen aufweisen und damit besonders gut auf ein bestimmtes Arzneimittel reagieren, weil sie ihm entsprechen. Hierbei sind die Erfahrungen aus der Homöopathie und aus der Anthroposophischen Medizin leitend und hilfreich für die Behandlung. Im Kapitel »Arnika in der Homöopathie« wurde anhand eines Zitates des bedeutenden Homöopathen Willibald Gawlik bereits auf das Arzneimittelbild der Arnika und seine Ähnlichkeit mit jenem des Goldes (lateinisch *aurum*) hingewiesen (siehe Seite 122). Bei diesen Gemeinsamkeiten soll hier noch ein wenig verweilt werden, damit die Sinnhaftigkeit einer Hochzeit von Arnika und Gold greifbar wird.

Arnikatyp und Goldtyp

Körperlich sind beide, Arnikatyp und Aurumtyp, eher kräftige Menschen von athletischer Konstitution, die oft, vor allem im Alter, auch gestaut wirken können, mit Neigung zu Übergewicht. In erster Linie handelt es sich um »Fülletypen« im Sinne der Traditionellen Chinesischen Medizin, mit Stauungen vor allem im Bereich der oberen Körperhälfte einschließlich des Kopfes, der rötlich sein kann. Vielfach findet man bei diesen Fülletypen rosige Gesichtshaut oder gar eine rote Nase, oftmals verbunden mit Stoffwechselstörungen, bei denen die Transaminasen, Cholesterin- und Fettwerte, der Blutzucker, die Harnsäure usw. erhöht sind. Auch der Blutdruck ist eher zu hoch. Hieraus ergibt sich bereits die Neigung zu den zivilisatorischen Gefäß- und Herzkrankheiten, zu Schlaganfall, Herzinfarkt und Gefäßverschlüssen. Arnica und Aurum als Heilmittel wirken aber auch bei erschöpften Menschen von schwächlicher Konstitution.

Beide, sowohl der Arnika- als auch der Goldtyp, stehen in ihren sozialen Beziehungen häufig im Mittelpunkt. Der Goldtyp wird von den Mitmenschen bewundert und dadurch in den Mittelpunkt gerückt. Der Arnikatyp ist von Natur aus egozentrisch und von sich selbst in einem so hohen Maße überzeugt, dass er in Beziehungen häufig dominiert und die Führung übernimmt. Die hervorragende

Wirkung von potenzierter Arnika bei Traumata scheint hierzu auf den ersten Blick nicht zu passen, handelt es sich doch um Persönlichkeiten, die sich für vollkommen, unverletzlich und überlegen halten. Umso härter trifft sie jedoch eine seelische Verletzung oder ein sozialer Abstieg. Denn in ihrem Narzissmus durchleben sie das Trauma immer wieder und wieder. Während sie alle Erfolge, Anhängerschaft und materiellen Besitz als gegeben hinnehmen, fragen sie bei einem Versagen, einer Krankheit oder einem Unfall unentwegt: »Warum ich, warum ausgerechnet ich?« So machen Arnikatypen das Trauma immer wieder aufs Neue durch und können einen vergleichsweise kleinen Anlass als Frontalangriff auf das Ego, auf ihre Persönlichkeit erleben, dessen Opfer sie für den Rest ihres Lebens bleiben. Nicht umsonst zählte der amerikanische Homöopath Willis Alonzo Dewey, der sich besonders eingehend mit der homöopathischen Therapie von Verletzungen beschäftigt hat, zu den Charakteristika von Arnica als Heilmittel, dass das für den gegenwärtigen Zustand ursächlich verantwortliche Trauma sehr weit zurückliegen kann (siehe Kasten Seite 130/131). Ein Trauma kann für Arnikatypen zum »Dauerbrenner« werden, mit den Folgen seelischer Fixierungen und chronischer Entzündungen – oder aber es wirft sie völlig aus der Bahn und lässt sie dramatisch abstürzen. »Fallkraut«, die alte Bezeichnung für Arnika, die gemeinhin nur auf körperliche Stürze bezogen wird, bekommt mit Blick auf diese biografische Dramatik der Arnikatypen noch eine ganz andere Dimension.

Jeder Absturz setzt jedoch zunächst einen Aufstieg voraus, sei es mühsam, Schritt für Schritt in alpine Höhen wie bei der Arnika, sei es himmelstürmend wie beim Gold, zu dessen Signatur ebenfalls der Absturz gehört. Der klassische Goldtyp ist Ikarus, der sich voller Übermut mit wächsernen Flügeln zur Sonne aufschwingt und sein Ziel fast erreicht – bis seine Flügel schmelzen, er ins Meer stürzt und ertrinkt. Die Absteiger mit ihren verbrannten Seelenflügeln, die im Burnout oder in einem Herzinfarkt landen, müssen häufig durch eine tiefe Depression, in der sowohl Arnica als auch Aurum hilfreich sind, am besten als Arnica/Aurum. Sie erleben diesen Absturz als traumatischen »Verlust der Mitte«, in dem das sonnenhafte Gold, das zwischen äußerem und innerem Licht vermittelt, die beste Arznei ist, um innere Finsternis und Leere zu überwinden.

Einsatzgebiete für Kompositionen aus Arnica und Aurum sind organische Herz- und Kreislauf-Erkrankungen (insbesondere die

Arzneimittel aus Arnika und Gold

- Arnica/Aurum I (Globuli und Injektionslösung, WALA): Arnica e planta tota D5, Aurum metallicum D9
- Arnica/Aurum II (Globuli und Injektionslösung, WALA): Arnica e planta tota D19, Aurum metallicum D29
- Cardiodoron/Aurum comp. (Tropfen, Weleda): Arnica, Planta tota D10, Aurum metallicum praeparatum D10, ethanolische Digestio aus Onopordum acanthium, Flos rec., hergestellt mit 0,1-prozentigem Hyoscyamus niger, Herba rec. Urtinktur 0,05 Gramm; ethanolische Digestio aus Primula veris, Flos rec., hergestellt mit 0,1-prozentigem Hyoscyamus niger, Herba rec. Urtinktur 0,05 Gramm, Formica D10

Nachbehandlung von Herzinfarkt und Schlaganfall) sowie psychosomatische Störungen mit Beteiligung des Herzens, sogenannte funktionelle Herzbeschwerden. Auch gehören Depressionen und Angststörungen nach Herzinfarkt und Schlaganfall dazu. Des Weiteren wurden gute Erfahrungen mit Arnica/Aurum II bei der Behandlung von Operations- und Narkosefolgen gemacht (Kreislaufstörungen, Übelkeit usw.).

Fallgeschichte 1

Eine 71-jährige, rüstige, adipöse, selbst- und gesundheitsbewusste Patientin litt seit Monaten unter Missempfindungen in der Herzregion. Beim Abhören wurde ein Herzgeräusch festgestellt. Die Untersuchung bei Kardiologen erbrachte die Diagnose einer Aortenklappeninsuffizienz, worunter der unvollständige Schluss der Herzklappe zwischen linker Herzkammer und Aorta (Hauptschlagader) verstanden wird. Dadurch kam es zu einem Rückfluss von Blut aus der Aorta in die linke Herzkammer in jeder Erschlaffungsphase des Herzens. Die Patientin erhielt Arnica/Aurum I Globuli zur täglichen Einnahme (zweimal zehn). Außerdem ein Organpräparat (Valvula aortae), das einmal wöchentlich verabreicht wurde. Nach drei Wochen kam es zu einer deutlichen Besserung; nach zehn Wochen waren die Beschwerden verschwunden. Das Organpräparat wurde abgesetzt, die Therapie mit Arnica/Aurum I weitergeführt in der Dosis von einmal täglich 10 Globuli, um das Fortschreiten der

Herzklappenerkrankung zu verhindern und das Herzkreislaufsystem zu stärken.

Fallgeschichte 2

Ein 77-jähriger Pianist hatte einen Herzinfarkt und wurde daraufhin mit einem Stent versorgt. Zur Nachbehandlung erhielt er eine umfangreiche Medikation, hauptsächlich zur Blutgerinnungshemmung und einen Betablocker zur Blutdrucksenkung sowie zum Herzschutz mit dem Ziel der Vorbeugung eines erneuten Infarktes. Der Betablocker verschlimmerte die gleichzeitig bestehende Schuppenflechte, sodass der Wunsch entstand, ihn abzusetzen. Zeitgleich zum vorsichtigen Ausschleichen des Betablockers wurde Arnica/Aurum I gegeben. Die »Blutverdünnung« mit ASS (Aspirin) wurde beibehalten. Die Schuppenflechte besserte sich wieder, der Blutdruck stieg auch nach dem Absetzen des Betablockers nicht an. Und sieben Jahre später war der Patient immer noch völlig beschwerdefrei seitens des Herzens. Er hatte keinen zweiten Herzinfarkt erlitten und gibt weiterhin Konzerte im kleinen Kreis.

Fallgeschichte 3

Eine 44-jährige Innendesignerin hat vor vier Jahren durch einen Unfall ihren Lebensgefährten verloren. Er war beim Umzug von einer Leiter gefallen. Seitdem litt sie an Panikattacken, verbunden mit Herzbeschwerden und dem Gefühl, sie müsse gleich sterben. Die Medikation durch Hausarzt und Neurologen (Beruhigungsmittel, Antidepressiva) hat sie wegen Suchtpotenzial und Nebenwirkungen schnellstens wieder abgesetzt. Ein Jahr später hat sie Umstellungen ihres Lebensstils vorgenommen (bewusste Ernährung, Sport, Stressbewältigung), sie war insgesamt ruhiger, fitter und hatte ihre Angst und Panik gut im Griff. Vier Jahre später tauchten die Beschwerden wieder auf, nachdem sie ihren Lebensstil vernachlässigt hatte: mehr Stress zugelassen, sich weniger bewegt und zu viel gegessen. Sie erhielt nun Arnica/Aurum II einmal täglich 10 Globuli, verbunden mit der Aufforderung, ihre gesundheitsfördernden Routinen wieder aufzunehmen. Bereits wenige Tage nach Therapiebeginn war sie deutlich gelassener und gelöster. Die Panikattacken waren seltener und verschwanden nach einigen Wochen ganz. Inzwischen hatte sie auch eine Psychotherapie begonnen.

Fallgeschichte 4

Ein erst 47-jähriger Patient erlitt einen Schlaganfall (Hirninfarkt) infolge einer Aufspaltung der Gefäßschichten in der Hauptschlagader (Karotisdissektion). Dadurch war es zu akuten Durchblutungsstörungen im Gehirn mit Schädigung von Hirngewebe (Infarkt) gekommen. Die Folge waren eine Lähmung des linken Armes und Sprachstörungen. Nach der Akuttherapie im Krankenhaus und der Reha besserten sich seine Beschwerden nur langsam. Er litt unter Schwindel und Erschöpfung. Vor allem aber bestand eine Depression, die alle anderen Beschwerden noch belastender machte. In der Rehaklinik hatte er daher ein Antidepressivum erhalten. Durch die Gabe von Arnica/Aurum II (zweimal 10 Globuli) konnte eine deutliche Besserung der Depression bis hin zum völligen Verschwinden erzielt werden. Das Antidepressivum konnte abgesetzt werden, und auch die Erschöpfung sowie der Schwindel besserten sich langsam.

Fallgeschichte 5

Eine übergewichtige 60-jährige Frau von pyknischer Statur (sie wog 100 Kilogramm und war 175 Zentimeter groß) erlitt überraschend einen Schlaganfall. Als Ursache kamen Blutgerinnsel infrage, die sich aufgrund einer Herzrhythmusstörung (Vorhofflimmern) im Herzen gebildet, losgelöst und akute Mangeldurchblutung in der linken Gehirnhälfte ausgelöst hatten. Außerdem war das Herz zu schnell (Tachyarrhythmie). Folge war eine Lähmung der rechten Körperhälfte und eine Sprachstörung. Nach Akutbehandlung und stationärer Rehabilitation wollte die Patientin die ihr verordneten zahlreichen Medikamente (Cholesterinsenker, Betablocker, ACE-Hemmer, Blutgerinnungshemmer) absetzen. Das erfolgte nach und nach, während zugleich Cardiodoron/Aurum comp. Dilution (dreimal 15 Tropfen) verordnet wurden. Lediglich die Blutverdünnung wurde beibehalten. Seitdem ist die Herzrhythmusstörung so weit gebessert, dass keine bedrohlichen Schwankungen der Pulsfrequenz mehr auftraten. Seitens des Herzens blieb die Patientin beschwerdefrei (Beobachtungszeitraum acht Jahre). Ein erneuter Schlaganfall ereignete sich nicht.

Fallgeschichte 6

Ein gestresster Manager hatte mit 57 Jahren einen Herzinfarkt (Hinterwandinfarkt). Er war eine sportliche Erscheinung, sehr gepflegt und sehr gestresst, leistungsbewusst und bis auf den Stress ohne Risikofaktoren, ein Mensch mit hohen Ansprüchen an sich selbst und andere. Bis zu seinem Infarkt war er kaum beim Arzt. Nach dem Infarkt musste er einen Medikamentencocktail aus Cholesterinsenkern, zwei Blutdruckmitteln und Aspirin (ASS) zur Gerinnungshemmung einnehmen. Er fühlte sich unter dieser Medikation äußerst unwohl, lustlos und erschöpft. Sein Kardiologe erlaubte ihm jedoch nicht, etwas abzusetzen. Also hielt er durch. Nach zwei Jahren regelmäßiger Einnahme fand er sich auf der Intensivstation wieder, weil er als Nebenwirkung eine lebensbedrohliche Magenblutung mit hohem Blutverlust und Schock hatte. Daraufhin fasste er, gegen den Rat des Facharztes, den festen Entschluss, alle Medikamente abzusetzen. Er wurde auf die damit verbundenen Risiken aufmerksam gemacht und angehalten, die Tabletten nicht abzusetzen, sondern mit größter Vorsicht auszuschleichen. Zugleich erhielt er Cardiodoron/Aurum comp. Dilution (dreimal 15 Tropfen) und eine Vitamin-B-Kombination als Gefäßschutz. Außerdem nahm er eine meditative Praxis auf. Nach dem Absetzen der Medikamente besserten sich Lebensqualität und Leistungsfähigkeit. Außerdem wurde er gelassener. Zehn Jahre nach dem Infarkt war er in ausgesprochen gutem Gesundheitszustand. Das Herz war völlig gesund, bis auf die Narbe nach dem Infarkt. Der Kardiologe zeigte sich verblüfft.

Arnika beim Herzinfarkt

Als einen großen Verehrer der Arnikakräfte hatten wir bereits Johann Wolfgang von Goethe beschrieben. Am 24. Februar 1823 berichtet sein enger Vertrauter Eckermann das Folgende: »Der heutige Tag war in Bezug auf Goethe noch sehr beunruhigend, indem diesen Mittag die Besserung nicht erfolgte wie gestern. In einem Anfall von Schwäche sagte er zu seiner Schwiegertochter: ›Ich fühle, dass der Moment gekommen, wo in mir der Kampf zwischen Leben und Tode beginnt.‹ Doch hatte der Kranke am Abend sein volles geistiges Bewusstsein und zeigte schon wieder einigen scherzhaften Übermut. ›Ihr seid zu furchtsam mit euren Mitteln‹, sagte er zu Rehbein, ›Ihr schonet mich zu sehr! Wenn man einen Kranken vor sich hat, wie ich es bin, so muss man ein wenig napoleontisch mit ihm zu Werke gehen.‹ Er trank darauf eine Tasse eines Dekokts von Arnika,

»Liebend ins Unheil eingreifen« – Arnika in der Rettungsmedizin

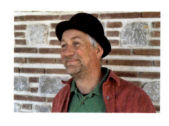

Interview mit Uwe-Michael Roth, Facharzt für Anästhesiologie im Großraum Ludwigshafen/Mannheim

Immer wieder ist in diesem Buch die Rede davon, dass Arnika bei schwerwiegenden und akuten Krankheiten wie Herzinfarkt, Schlaganfall, körperlichen Verletzungen sowie psychischen Traumata und Schocks helfen würde. »Wie realistisch ist das denn?«, mögen Sie sich beim Lesen vielleicht gefragt haben. »Werden heutzutage in der Notfallmedizin nicht viel wirksamere chemisch definierte Mittel gegeben? Hat die Pflanzenmedizin, die vielleicht in der Nachbehandlung hilfreich sein mag, bei akuten, lebensbedrohlichen Notfällen nicht ihre Bedeutung verloren? Oder anders gefragt: Gibt es die Notfallmediziner, die überhaupt auf die Idee kommen, Heilpflanzen einzusetzen?« Dass die Arnika vielen schulmedizinischen Notfallmitteln, mit denen sie gemeinsam eingesetzt wird, sogar überlegen ist, belegt das folgende Interview mit einem erfahrenen Notarzt, der um diese Dinge durchaus weiß. Er ist Facharzt für Anästhesie, hat vor dem Medizinstudium eine Ausbildung zum Rettungsassistenten abgeschlossen und war seither bei rund tausend Rettungseinsätzen mit Blaulicht dabei, seit Frühjahr 2012 auch als Notarzt, hat also große Erfahrung mit Notfällen und Intensivmedizin.

Uwe, außer der üblichen Notfallmedizin wendest du auch Naturheilmittel an. Wie verträgt sich das miteinander?
Beides ergänzt sich wunderbar. Auch in der Notfallmedizin, wo es viele schulmedizinische Leitlinien gibt, verwende ich sehr oft zusätzlich anthroposophische und homöopathische Mittel. Bei seelischen Notfällen meist nur anthroposophische Arzneimittel.

Sind die sanften Mittel der Homöopathie und der Anthroposophischen Medizin überhaupt wirksam bei so dramatischen Ereignissen wie Herzinfarkt, Schlaganfall, körperlichen und seelischen Traumata?
Die »sanften« Naturheilmittel können sehr schnell zur einstweiligen oder auch längerfristigen Stabilisierung der Situation führen. Sie bringen die Menschen wieder in eine engere Verbindung mit sich selbst inmitten eines Ereignisses, das sie weit von sich entfernt oder die schon stattgefundene Entfernung offenbart (wie bei Schlaganfall, Herzinfarkt, seelischen Notfällen als eventuelle Folge der Lebensweise).

Was bedeutet das?

Diese Mittel schaffen mehr Bewusstsein. Menschen in Notfallsituationen können mit ihrer Hilfe wieder beginnen, ihre Situation zu ergreifen. Zum Beispiel kann ein soeben noch verzweifelt um sein Leben kämpfender Patient im Herzinfarkt seiner Frau vor der raschen Abfahrt noch einen Kuss geben oder eine Frau mit Luftnot kann dankbar unter ihrer Beatmungsmaske lächeln. Ein eben noch unverständlich lallender, halbseitig Gelähmter kann wieder verständlich sprechen und vielleicht sogar seine Gliedmaßen wieder bewegen, oder jemand mit gebrochenen Knochen bei ungetrübten Sinnen kann sagen: »Das reicht an Schmerzmitteln, ich brauche nicht mehr.« In vielen dieser Fälle setze ich Arnika ein. Ich würde daher nur ungern auf sie verzichten müssen. Ohne Arnika kommen diese Notfallpatienten meist schlechter weg.

Welches sind die häufigsten Diagnosen, bei denen du Arnika gibst?

Arnika verwende ich in folgenden akuten Notfallsituationen: bei akuten Verschlüssen der Herzkranzgefäße einschließlich Herzinfarkt; hier wirkt Arnika intravenös als Spritze binnen Sekunden, bei der Gabe als Globuli innerhalb von wenigen Minuten. Die konventionellen Blutgerinnungshemmer wie ASS und Heparin hingegen wirken bei intravenöser Injektion erst nach einigen Minuten, und bei der Einnahme als Tablette braucht ASS eine halbe Stunde. Ansonsten gebe ich Arnika bei Hirninfarkten und starken körperlichen Schmerzen wie bei Knochenprellungen und -brüchen, Luxationen (Ver- und Ausrenkungen), Exartikulationen (Amputationsverletzungen), Weichteilschäden, Wirbelsäulensyndromen.

Hast du Tipps zur Selbstanwendung der Arnika bei Notfällen?

Ich gebe und empfehle Arnika in niedrigen Potenzen bei allen Prellungen, Quetschungen, Zerrungen, auch in Salbenform (zum Beispiel von Weleda, WALA oder Heel [Traumeel]). Bei Knochenbrüchen sowie unmittelbar vor Operationen und bis zum Abschluss der Wundheilung empfehle ich Arnika in den Potenzen D3 bis D6, meist als Globuli.

Und wann setzt du Gold ein?

Gold ist sehr wertvoll in der Behandlung verdunkelter, beschwerter Gemüter und angstvoller, verletzter Seelen, wie im Herzinfarkt, oder bei überwältigenden psychischen Traumata, wie etwa Vergewaltigung, gewalttätiger emotionaler Entgleisung und so weiter.

Kannst du deine notärztlichen Erfahrungen mit der Arnika in wenigen Worten zusammenfassen?

Anfangs dachte ich, Arnika sei eine Klischeepflanze aus der Naturmedizin. Jetzt habe ich große Achtung vor dieser Chaosmanagerin. Ich bewundere ihre enorme Fähigkeit, liebend und heilend ins stattgehabte Unheil einzugreifen. In der Rettungsmedizin vertraue ich auf ihre den Blutfluss regulierende Eigenschaft, zudem überwältigt mich ihre schmerzlindernde Wirkung zusammen mit *Rhus toxicodendron* (Giftsumach). Anstelle stärkster Opioide und deren unerwünschter Arzneimittelwirkungen können tatsächlich *Rhus toxicodendron* und Arnika verwendet werden.

welche gestern, im gefährlichsten Moment von Huschke angewendet, die glückliche Krisis bewirkt hatte« (PELIKAN 1988, S. 247).

Die Krankengeschichte des großen Dichters und Naturforschers gehört der Vergangenheit an, und die Mehrheit der Vertreter der Schulmedizin glauben, dass man heute in der Behandlung des Herzinfarktes ganz auf die Arnika verzichten könnte. Betrachtet man aber noch einmal genauer die Symptome des Herzinfarktes, so sind hier wieder zahlreiche Beobachtungen zu machen, die auf die Arnika als Heilpflanze weisen.

Beim Herzinfarkt handelt es sich um eine akute, lebensbedrohliche Durchblutungsstörung des Herzmuskels. Dabei richtet die Medizin ihr Augenmerk vor allem auf die Blutgefäße, die den Herzmuskel mit frischem, sauerstoffreichem Blut versorgen: die sogenannten Herzkranzgefäße oder Koronararterien. Der anthroposophische Arzt Heinz Hartmut Vogel (1914–1995) gibt jedoch zu bedenken, dass auch eine Blutstauung im Bereich der venösen Gefäße mit verantwortlich für den Infarkt sein könnte. Vogel teilt folgende Beobachtung mit: Fast die Hälfte des von den Koronararterien stammenden Blutes fließt aus dem Herzmuskelgewebe nicht über das außen am Herzen lokalisierte Venensystem ab, sondern über die Foramina Thebesii, wie man die kleinsten Venen nennt, über die das Blut aus dem Herzmuskel direkt in die linke Herzkammer abfließt. Stress nun führt zum einen zu einem verstärkten arteriellen Anfluten von Blut, mehr aber noch zu einem verzögerten Abfluss des Blutes aus dem Herzmuskel über die genannten Strukturen. Dadurch kommt es zu Stauungen und Schwellungen der venösen Strombahn des Herzmuskels, wie sie auch von der Pathologie beschrieben werden. Es kommt also beim Herzinfarkt zur venösen Stauung, zur Ödembildung (Gewebeschwellung) mit daraus folgender Gewebeschädigung – und diese Tatsache lässt den therapeutischen Einsatz von Arnika, die vor allem im venösen Bereich Blutstauungen beseitigt und den Abfluss verbessert, sinnvoll erscheinen.

Es ist eine schon fast über Jahrhunderte bekannte Wirkung der Arnika. So schreibt der homöopathische Arzt Chr. von Hartungen: »Ich wurde im Sommer 1928 zu einer reichsdeutschen Dame, A. G., ins Hotel gerufen. Sie zeigte eine äußerst schmerzhafte Attacke von Angina pectoris. Ich ließ Arnica D30 auf einem Esslöffel warmen Wassers in Abständen von fünf, zehn, später fünfzehn Minuten nehmen. Nach der dritten Gabe schwand der unerträgliche Schmerz schlagartig. Dies zur größten Verwunderung der Patientin wie ihres Mannes, der dies Schwinden geradezu als Wunder bezeichnete« (Hartungen 1954, S. 301ff.).

Und: »Graf W. L., 65 Jahre alt, pensionierter höherer österreichischer Marineoffizier, verheiratet, kinderlos, längere Zeit in den Tropen stationiert, litt an häufig einsetzenden Anfällen von Angina pectoris. Diese wurden nach Vorschrift der Schule mit Nitroglycerin behandelt. Patient kam im Sommer 1932 in meine Behandlung. Gleichwohl er Bedenken trug, hier zu bleiben, da er des beachtlichen Höhenunterschieds wegen, der zwischen Seis (1000 Meter) und der Meereshöhe besteht, eine Kumulierung der Anfälle befürchtete. Tatsächlich trat ein solcher am zweiten Tag seines hiesigen Aufenthalts ein. Ich griff sofort zu Arnica D6, das ich in kurzen Intervallen von zehn, fünfzehn, zwanzig Minuten in heißem Wasser nehmen ließ. Auch in diesem Fall schwanden die schmerzhaften, beängstigenden Druckgefühle, die bis zum linken Arm ausstrahlten, nach der zweiten oder dritten Gabe« (Hartungen 1954, S. 301ff.).

Auch heutige Internisten machen positive Erfahrungen mit der Arnika. Im folgenden von uns gekürzten Beispiel wurde die Arnika in Verbindung mit dem Arzneimittel Cactus grandiflorus vom Internisten Uwe Schulze verwendet.

»Ein 71-jähriger Patient wurde unter dem Bild einer endgradigen Nierenschwäche stationär eingewiesen. Bei ihm ist ein diabetischer Nierenschaden seit Langem bekannt. Der Patient hat zudem eine umfangreiche Vorgeschichte seitens des Herzens: schwere Durchblutungsstörungen des Herzmuskels (koronare Herzkrankheit), die bereits einen Herzinfarkt, eine Bypassoperation, das Setzen von Stents, das Legen eines Herzschrittmachers sowie umfangreiche medikamentöse Maßnahmen zur Verbesserung der Herzdurchblutung und der Herzmuskelschwäche nach sich gezogen hatten. Er war starker Raucher, hatte Übergewicht und wie bereits erwähnt Diabetes mellitus, sogenannten Alterszucker. Durchblutungsstörungen bestanden auch bereits in anderen Organen, insbesondere den Beinen. Die Nierenwerte, die anfänglich stark erhöht waren, ließen sich unter gezielter Therapie fast normalisieren. Jedoch traten schwere Anfälle von Herzenge, sogenannte Angina-pectoris-Beschwerden infolge der koronaren Herzkrankheit auf, die als Vorboten eines drohenden Herzinfarktes zu werten waren. Nun war die Therapie darauf gerichtet, die Durchblutung der Herzkranzgefässe durch Gabe von sogenannten Nitraten, durchblutungsfördernden Stickstoffverbindungen, in hoher Dosis zu verbessern, um den Herzinfarkt abzuwenden. Trotz der hochdosierten Nitrattherapie traten erneute Angina-pectoris-Anfälle auf, die nun mit Cactus-comp.-II-Injektionen (enthalten Arnica D 14) subkutan in den linken Oberarm behandelt wurden. Hierbei kam es nach jeweils fünf bis zehn Minuten zur völligen Beschwerdefreiheit. Der Patient konnte daraufhin entlassen werden. Die Angina-pectoris-Anfälle fanden sich im Verlauf der nächsten vier Wochen nicht mehr« (SCHULZE 2006, S. 255ff.).

Sonnenkönige unter Stress

Neben den klassischen Risikofaktoren wie hohem Blutdruck, Übergewicht, Bewegungsmangel, dem schon erwähnten Altersdiabetes, Rauchen und Fettstoffwechselstörungen spielen für den Herzinfarkt sogenannte psychosoziale Faktoren eine große Rolle. Weite Verbreitung erfuhr diese ganzheitliche Betrachtungsweise, die dem Menschen als bio-psycho-sozialem Wesen gerecht werden wollte, vor allem in den 1970er-Jahren. Man betrachtete das Zusammenwirken von Persönlichkeitsmerkmalen, individuellen Verhaltensmustern und sozialen Beziehungen (Paarbeziehung, Arbeitsplatz usw.) vor allem im Hinblick auf den daraus resultierenden Stress, der sich wiederum körperlich auswirkte. Damals war ein Persönlichkeitsmodell sehr populär, das 1959 erstmalig von den amerikanischen Kardiologen Friedman und Rosenman dargestellt wurde. Sie hatten eine Persönlichkeitsstruktur beschrieben, die sie Typ-A-Persönlichkeit nannten und als eigenständigen Risikofaktor für den Herzinfarkt darstellten. Dabei handelt es sich um Menschen, die ständig unter Stress stehen und auch Stress verbreiten, die dominant, ungeduldig, ruhelos, ehrgeizig und wettbewerbsorientiert sind. Typ-A-Persönlichkeiten nei-

Stadium	Arzneimittel
Angina pectoris, Präinfarkt	Cactus comp. II Globuli oder Ampulle
Akuter Infarkt	Arnica, Ampulle injiziert oder Globuli
Nachbehandlung	Arnica/Aurum I, Cardiodoron/Aurum comp.

Arnika bei Herzinfarkt, immer zusätzlich zur schulmedizinischen Therapie.

gen zu Ärger, Feindseligkeit und anderen negativen Emotionen, die auch unterdrückt sein können. Jeder kennt sicherlich solche Zeitgenossen, die wie geschaffen für das kapitalistische, auf Konkurrenz basierende Wirtschaftsleben zu sein scheinen – bis sie eines Tages zusammenbrechen.

An diesem Modell von Friedman und Rosenman ist auf jeden Fall etwas dran. Langfristig hat es sich allerdings nicht durchsetzen können, weil es doch etwas zu einseitig ist. Unserer Erfahrung mit vielen vom Herzinfarkt Betroffenen nach ist es vor allem zu stark auf die negativen Charakterzüge fixiert. So sind Menschen mit Herzinfarkt (vor allem die jüngeren) zweifelsohne aktive, extrovertierte Menschen, die sich stark über Aufstieg und äußere Erfolge definieren und entsprechend unter Stress setzen. Aber sie sind nicht zwangsläufig egozentrisch, sondern häufig auch sozial orientiert und Meister darin, andere für sich zu gewinnen und zu führen.

In der ganzheitlichen Medizin haben Organtypologien, die sowohl körperliche als auch seelische Schwachstellen offenbaren, seither eine große Bedeutung. So kennt man in der Traditionellen Chinesischen Medizin einen »Herztyp«, dessen maßgebliche Emotion die Freude ist. Der Herztyp ist der Sonnenkönig, der sich an seinem eigenen Erfolg berauscht und am liebsten im Mittelpunkt der Bewunderung steht. Er lässt sich gern feiern und ist spendierfreudig, neigt zu mitreißender Geselligkeit und teilt seine Freude gern mit anderen. Anderen Menschen begegnet er häufig mit aufrichtigem, wenn auch manchmal oberflächlichem Interesse und eignet sich damit ideal als Führungspersönlichkeit. Bei alldem vernachlässigt er jedoch weitgehend sein Inneres, kann mit Innenschau und Selbsterforschung oft recht wenig anfangen. Alle kennen und bewundern ihn – er selbst ist sich jedoch vielfach völlig fremd. Und wenn er nach seinem ikarushaften Aufstieg den unausbleiblichen Absturz erleidet, wenn die äußeren Erfolge und die Bestätigung von außen wegbleiben, dann wird er oft jäh mit der Leere in seinem Inneren konfrontiert und stürzt ins Nichts, in tiefe Depression, die man häufig als seelische Begleiterscheinung bei Herzerkrankungen sieht. Persönlichkeiten, die zum Herzinfarkt neigen, sind häufig so stark außenorientiert, dass sie sich selbst überhaupt nicht wahrnehmen und daher auch nicht in angemessener Weise innerlich für sich sorgen können.

Diese Orientierung nach außen bei gleichzeitiger Selbstvernachlässigung entspricht exakt der Entstehungsweise (Pathophysiologie) des Herzinfarktes auf der körperlichen Ebene. Denn ein Herzinfarkt beruht auf Durchblutungsstörungen des Herzmuskels selbst, verursacht durch Blutgerinnsel in einer Engstelle eines Herzkranzgefäßes und gestörte Zirkulation des Blutes im Herzmuskel. Das Herz kann hierbei zwar den ganzen Organismus mit Blut versorgen, für die eigene Durchblutung jedoch nur in unzureichender Weise sorgen. Die daraus resultierende Mangeldurchblutung führt in letzter Konsequenz zum Absterben des Herzens – analog dem Verlust der Mitte, die wir seelisch und biografisch bei vielen Herztypen beobachten können. Eine ganzheitliche Therapie des Herzinfarktes bedient sich daher neben der Arnika häufig des Sonnenmetalls Gold, das äußere Verluste und Niederlagen verschmerzen lässt, indem es einen Zugang zum inneren Licht eröffnet (siehe Seite 153).

Arzneimittel

- Cactus comp. II (Ampullen oder Globuli, WALA): Arnica montana e planta tota D14, Cinis e fructibus Avenae sativae cum Magnesio phosphorico D5 (Ampullen) oder D2 (Globuli), Crataegus e foliis et fructibus D2, Selenicereus grandiflorus ex herba D3 (Ampullen) oder D2 (Globuli)
- Arnica/Aurum I (Globuli und Injektionslösung, WALA): Arnica e planta tota D5, Aurum metallicum D9

- Cardiodoron/Aurum comp. (Tropfen, Weleda): Arnica, Planta tota D10, Aurum metallicum preaparatum D10, ethanolische Digestio aus Onopordum acanthium, Flos rec., hergestellt mit 0,1-prozentigem Hyoscyamus niger, Herba rec. Urtinktur 0,05 Gramm; ethanolische Digestio aus Primula veris, Flos rec., hergestellt mit 0,1-prozentigem Hyoscyamus niger, Herba rec. Urtinktur 0,05 Gramm, Formica D10

Arnika beim Schlaganfall

Der Schlaganfall gehört zu den häufigsten Erkrankungen in Deutschland und stellt hier die dritthäufigste Todesursache dar. Bei Stauungen und Engpässen in den Blutgefäßen, bei einer Verlangsamung des Blutflusses, bei Stoffwechselstörungen, medikamentösen, toxischen und hormonellen Einflüssen sowie unter Stress und bei Verletzungen der Blutgefäße selbst werden die Gerinnungsfaktoren, die stets in unserem Blut kursieren, aktiv. Es bildet sich ein Blutgerinnsel, das man als Thrombus bezeichnet (griechisch für »Klumpen«, »geronnene Masse«). Thromben können an den Innenwänden der Blutgefäße am Ort ihrer Entstehung haften bleiben, eine gefäßeinengende Wirkung ausüben und das Gefäß verstopfen. Besonders gefährlich wird es, wenn sich ein Thrombus losreißt. Man spricht dann von einem Embolus (griechisch für »hineinwerfen«). Der Embolus wird durch das Gefäßsystem geschwemmt, bis er in sich verengenden Blutgefäßen stecken bleibt und diese verschließt: Es kommt es zu einer sogenannten Embolie. Durch die Minderdurchblutung von bestimmten Hirnarealen (Hirninfarkt) kommt es zu den charakteristischen Lähmungserscheinungen an Gliedmaßen oder auch der Sprache. In etwa 10 Prozent der Fälle kann aber auch ein Gefäß plötzlich reißen und eine Blutung im Gehirn verursachen. Die Folgen sind ähnlich wie beim Hirninfarkt.

Letztlich liegen bei den meisten Schlaganfällen Verkalkungen der gehirnversorgenden Blutgefäße und Verfestigungsprozesse im Blut vor. Hier wirkt die Arnika antagonistisch. Denn mit ihren der Kalkbildung konträren Kräften wirken die Kieselprozesse Verkalkungen und Ablagerungen entgegen und schützen die zarten Gefäßstrukturen. Verstärkend kommt der Organbezug zwischen Arnikawurzel und Gehirn hinzu. Die Arnika wird – wie viele Heilpflanzen in der Anthroposophischen Medizin – nach dem Prinzip »Wurzel oben, Blüte unten« angewendet (Rudolf Steiner 1924 zu Otto Palmer, einen der ersten anthroposophischen Ärzte in einem Gespräch über die Arnika). Das heißt, dass die Wurzel dem Kopf des Menschen entspricht. Die sogenannten Ölgänge in der Arnikawurzel, welche die feurigen, duftenden, zur Auflösung und Verdunstung strebenden ätherischen Öle enthalten, entsprechen den Hirngefäßen, die beim Schlaganfall betroffen sind. In der Arnika werden die heilsamen ätherischen Öle bis in die Dunkelheit und Kälte der Wurzel, ins Zentrum der Verfestigung und Verhärtung hineingetrieben. Zum Arzneimittel verarbeitet, vermögen sie Verhärtungen und Verklumpungen im Hirnstromgebiet des Menschen aufzulösen und Licht in die Dunkelheit zu tragen, die der Schlaganfall meistens für die Betroffenen darstellt.

Wir konnten bereits sehen, dass auch die modernen pharmakologischen Forschungen zeigen, dass besonders der Inhaltsstoff Helenalin auf das Gerinnungssystem einwirkt, das bei einem Schlaganfall gestört ist. Auch stellt der Schlaganfall tatsächlich eine Art inneres Trauma dar (umgangssprachlich: »Ich glaub, mich trifft der Schlag!«), daher müssen zahlreiche Wundheilungsvorgänge aktiviert werden.

In der Anthroposophischen Medizin hat sich die Arnika bei dieser Indikation einen festen Platz erobert. Intensiv wird die Arnikatherapie in der Neurologie der Universität Witten-Herdecke durch Friedrich Edelhäuser durchgeführt. Sie ist dort fester Bestand der Therapie. Er berichtet: »Als Arzneimittel fördert die Arnika die Strukturierung im verletzten und zerstörten Gewebe durch ein Wiederordnen des Zusammenspiels der vier Wesensglieder immens. (…) Entsprechend verwenden wir die Arnika bei den erworbenen Schädigungen des Nervensystems und insbesondere bei Blutungen, Infarkten und Traumata im Zentralnervensystem (ZNS). Auch hier zeigt sich ihre restrukturierende Kraft und ihr Kieselbezug. Da sich in der Akutphase dieser Erkrankungen ebenfalls Gewebezerstörung und ein Dislozieren der Wesensglieder bis ins Physische hineinfinden, wird sie akut entsprechend niedrig potenziert als D3 oder D6 zum Beispiel in Ampullen subkutan ein- bis zweimal täglich verabreicht. Es hat sich insgesamt als hilfreich erwiesen, den Patienten quasi ›in Arnika zu baden‹, und wenn möglich gleichzeitig neben der Subkutan-Gabe eine Arnikakopfhaube durch Auflegen von Arnikaessenz-Kompressen oder Arnikagel-Verbänden oder das Besprühen des Kopfes (unter Augen- und Gesichtsschutz mit einem Waschlappen) mit Arnikaspray, hergestellt aus der Arnikaessenz in einer Verdünnung von 1:4 mit Wasser, zur Anwendung zu bringen. Weiterhin kann Arnika in höherer Potenzierung als D20 oder D30 zusätzlich zur niederen Potenzierung eingesetzt werden. Wir verwenden die höheren Potenzierungen vermehrt im Verlauf der akuten Erkrankung nach einigen Monaten. Die Empfehlung kann durchaus lauten, die Arnika im ersten halben bis ganzen Jahr nach der akuten Verletzung bei allen erworbenen ZNS-Schädigungen wie

Schlaganfall und Schädel-Hirn-Trauma umfänglich einzusetzen. Wir ergänzen die Arnikagaben durch Argentum als D20 oder D30 subkutan oder als Dilution, um die regenerative Seite des Nervensystems spezifisch anzusprechen und die inflammatorischen (entzündlichen) Zerstörungsprozesse in der Frühphase nach Schlaganfall oder Trauma zu begrenzen. Weiterhin kann die Behandlung durch den bereits erwähnten Quarz bereichert werden. Diese drei Medikamente werden ergänzt durch die den Schädigungsorten zugeordneten Organpräparate. Die Kombination dieser Mittel kann in der Frühphase der Erkrankung auch als ein- bis zweimal tägliche intravenöse Kurzinfusion eingesetzt werden« (EDELHÄUSER 2016, S. 332ff.).

In der Alexander-von-Humboldt-Klinik in Bad Steben erfolgt die Arnikatherapie auf der Grundlage der anthroposophischen Dreitypenlehre. Demnach lässt sich ein kopfbetonter, eher hagerer Mensch von einem bauchbetonten, eher kräftigen Menschen und dazwischen einem rhythmus-herzbetonten athlethischen Menschen unterscheiden. Besonders dieser letztere Typus profitiert von einer Arnikatherapie, wohingegen hagere Patienten öfter auf die Hilfe von Nicotiana tabacum und stoffwechselbetonte Patienten auf die Hilfe der Christrose *(Helleborus niger)* angewiesen sind.

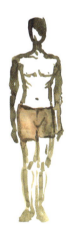
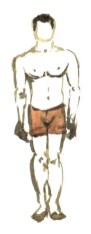
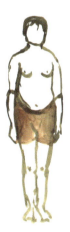

Konstitutionstyp	Arzneimittel
Neurasthenischer hagerer Typus	Nicotiana tabacum D10 bis D30
Athletischer Typus	Arnica D12 bis D20
Adipöser Typus	Helleborus niger D6 bis D12

Anthroposophische Schlaganfalltherapie nach der Dreitypenlehre.
(Aus WILKENS 2014)

Arzneimittel

- Nicotiana e foliis, Globuli und Injektionslösung (WALA), unterschiedliche Potenzen (siehe Tabelle) oder Tabacum (Weleda)
- Arnica, Planta tota, Injektionslösung, Globuli und Tropfen in unterschiedlichen Potenzen (WALA und Weleda)

- Arnica Rh D 20, Injektionslösung und Tropfen (Weleda)
- Helleborus niger e planta tota, Globuli und Injektionslösung (WALA), unterschiedliche Potenzen (siehe Tabelle)

Fallgeschichte 1

Nicht selten sind Patienten mit der Diagnose eines Schlaganfalls vielfältig schon vorher traumatisiert worden und dementsprechend einer Arnikatherapie sehr gut zugänglich. Das zeigt eindrücklich die folgende spannende Falldarstellung von Alla Selawry (gekürzt): »52-jähriger Patient. Keine besonderen Krankheiten in der Jugend. 1928 durch Sprengunfall beiderseitige Schwerhörigkeit, 1945 Gehirnerschütterung. April 1948 Gallenblaseneiterung, wird operiert, daraufhin eitrige Pleuritis, Lungenabszess und Thrombophlebitis beider Beine. Im August 1948 Klinikentlassung in großer Abmagerung und Schwäche. Seither bestehen zunehmende Schmerzen in Armen und Beinen, Kopfschmerzen, Unsicherheit in Händen und Beinen, Herabsetzung der groben Kraft, plötzliches Versagen der Beine mit Schwere; Schlaflosigkeit (Patient hat sich an größte Schlafmitteldosen gewöhnt). Seelisch wird der Kranke stark erschüttert durch die Sorge um den Lebensunterhalt der zahlreichen Familie.

Mitte Oktober 1948 tritt ein ›apoplektiformer Anfall‹ (eine Art Schlaganfall) ein, das heißt der Patient kann an einem Morgen zuerst kaum, später nur mühsam, undeutlich und ›verwaschen‹ sprechen. Starke Kopfschmerzen bestehen. Die Sprache bessert sich nach Tagen allmählich, dieser Anfall wiederholt sich noch zweimal. Der Patient geht mühsam, ataktisch, kann sich in der Sprechstunde den Rock nicht mehr selbst zu- und aufknöpfen, schreibt in fast unleserlicher zitteriger Handschrift, welche die Zeilen nicht einzuhalten vermag. Er fällt bisweilen hin, ›weil die Beine den Dienst versagen‹ und zeigt zu Haus Anfälle von Jähzorn (...).

Während seiner Sepsis war der Patient intensiv mit Sulfonamiden und zeitweise Penicillin in der Klinik behandelt worden. Der Kranke äußerte oft, es sei, ›als ob Hände und Füße nicht ihm gehörten‹. Auch die Sprachorgane, besonders die Zunge, empfindet der Kranke zeitweise als Fremdkörper, als ein zeitweises ›nicht mehr Gehorchen der Sprechwerkzeuge‹. Dieses erschütternde Bild bot der Kranke Mitte Dezember 1948. Der vernünftige Patient, mit dem ich den Heilplan besprach, ließ sich die Schlafmittel entziehen und nahm eine Zeit quälender Schlaflosigkeit auf sich, ehe die Arnikabehandlung einsetzte. Er erhielt sodann Arnikainjektionen D30 von Weleda dreimal wöchentlich. Bereits nach der dritten Injektion gibt er spontan an, dass ›er sich allgemein besser fühle‹. Er konnte nach der zweiten Woche bereits sicherer gehen, die Kleidung selbst auf- und zuknöpfen und besser schlafen. Der Patient lebte seelisch auf. Es wurden insgesamt acht Injektionen gegeben. Der Patient kam so weit, dass er die Einladung eines Bekannten annehmen konnte, in die Schweiz zu fahren, was er bisher aus körperlicher Unfähigkeit zu reisen hatte ablehnen müssen. Im April 1949 werden noch einmal fünf Arnikainjektionen D30 gegeben, die eine völlige Heilung des Patienten vollendeten. Der Mann geht heute einem neuen Beruf als Gasofenprüfer nach, steigt täglich treppauf, treppab, geht mit Instrumenten um und fühlt sich völlig beschwerdefrei.«

Fallgeschichte 2
Es passiert nicht häufig, aber es passiert eben doch: Schlaganfälle und Hirnblutungen gibt es schon bei Säuglingen. Dazu ein weiteres Besipiel: Die kleine Lea war Beckenendlage gewesen. Der normale Geburtsvorgang stockte und so war ein Kaiserschnitt notwendig geworden. Nach der Geburt blieb der Saugreflex aus und die linke Seite gelähmt. Im CT war die gesamte rechte Hirnhälfte schwarz als Zeichen einer schweren Blutung. Die Mutter kämpfte mit den Ansagen der Kinderärzte, die für Lea nur ein Dasein als schwerstpflegebedürftiges Kind sahen. Sie hatte Erfolg: Nach einem Jahr vermochte Lea etwas die linke Hand zu öffnen und konnte sich ein wenig mit dem linken Arm stützen. Im Bein zeigten sich eine spastische Tonuserhöhung und angedeutete Bewegungen. Jetzt suchte die Mutter zur Verstärkung ihrer eigenen Bemühungen Hilfe durch die Anthroposophische Medizin.

Hier war zunächst Hilfe von einer Verwandten der Arnika, der Kamille, zu erwarten, und wirklich verbesserten sich Spastik und die Bewegungen deutlich unter Chamomilla cupro culta D3. Schon einen Monat später konnte das Kind robben, griff besser mit dem linken Arm, ließ der Tonus in Bein und Arm nach. Im weiteren Verlauf und gerade auch nach mehreren Monaten der Arnikatherapie (Arnica e planta tota D20), die sich nach Hirnblutungen sehr bewährt, war das freie Sitzen, dann der Stand und nach zwei Jahren das freie Laufen möglich geworden.

Im Alter von fünf Jahren gelang es nur mit Mühe, das Mädchen von den Bäumen zu holen, wo es frei herumkletterte. Lediglich die linke Hand zeigt nach wie vor noch eine leichte Schwäche. Ärztlich prophezeit waren Bettlägerigkeit und Pflegebedürftigkeit auf Dauer, praktisch entwickelt hat sich zur Freude der ganzen Familie ein neugieriges, allseits interessiertes Mädchen.

Fallgeschichte 3

Arnika wirkt nicht nur bei Kindern, sondern selbst Jahre nach einem Schlaganfall. Betrachtet sei ein Sportlehrer, der mit 45 Jahren einen Kleinhirninfarkt erlitt. Es kam entsprechend zu Gleichgewichts- und Koordinationsstörungen. Der rechte Arm war komplett gelähmt. Die Beschwerden bildeten sich auch nach Jahren nur etwas zurück. Er musste seinen Beruf wegen Konzentrations- und Koordinationsstörungen aufgeben und wurde frühberentet. Bei der Aufnahme litt er noch immer unter den Folgen, besonders bei Wetterwechsel. Doppelbilder sah er bei Stress. Er vermochte Warm und Kalt an Armen und Beinen nicht klar zu unterscheiden. Es bestanden stete Kopfschmerzen im Hinterkopf. Eine auffallende Angst vor Berührung fand sich im Leber-Gallen-Bereich.

In seinem Fall wurde zu Arnica D30, einmal in der Woche fünf Globuli, geraten. Schon nach einem Monat wurden die Kräfte im Allgemeinen besser, die Empfindungsstörungen an den Armen und Beinen legten sich, die Konzentrationskraft stieg, und es war ihm nun nicht mehr unangenehm, wenn sich andere Menschen näherten. Der Hinterkopfschmerz verschwand gänzlich. Ein halbes Jahr später konnte er sogar wieder Klavier spielen.

Weitere Schlaganfall-Krankengeschichten auf Seite 156/157.

Arnika bei multipler Sklerose

Die multiple Sklerose (MS) oder Encephalomyelitis disseminata (ED) ist eine komplexe Erkrankung des Zentralnervensystems (ZNS), also von Gehirn und Rückenmark. Sie tritt vor allem in nördlichen Ländern auf, bei Menschen, die ihre Kindheit und Jugend im gemäßigten und lichtarmen statt im sonnenreichen oder gar tropischen Klima verbracht haben. Uns erscheint diese Tatsache, die auch als epidemiologisches Nord-Süd-Gefälle bezeichnet wird, bedeutsam, denn das hauptsächliche Verbreitungsgebiet der MS deckt sich weitgehend mit dem der Gattung Arnika.

Bis heute wird wissenschaftlich intensiv darüber diskutiert, wo die Ursachen für die Erkrankung liegen. Ein wichtiger begünstigender Faktor für das Auftreten der Nervenkrankheit scheint eine reduzierte Einwirkung von Sonnenlicht in den genannten Klimazonen zu sein und ein damit zusammenhängender niedriger Spiegel an Vitamin D, das der Organismus mithilfe von Sonnenlicht bildet. Vitamin D nimmt wichtige regulatorische Funktionen im Immunsystem und im ZNS wahr. Darüber hinaus wirkt sich Lichtmangel auch direkt auf das Gehirn aus, macht müde und depressiv, wie viele Menschen mit der sogenannten Winterdepression wissen. Auch die moderne, der Natur entfremdete Lebensweise, bei der Menschen überwiegend in geschlossenen Räumen und vor Bildschirmen aufwachsen und immer weniger Zeit draußen unter freiem Himmel verbringen, führt zu Lichtmangel. Daher ist eine weltweite Zunahme der MS zu erwarten.

Die MS gehört zu den sogenannten demyelinisierenden Erkrankungen. Die meisten Nervenfasern im ZNS sind von einer sogenannten Myelinscheide umgeben, einem vielschichtigen Mantel aus fetthaltigen Substanzen (Lipoproteinen). Bei der MS kommt es zur Zerstörung dieser Myelinschicht (die sogenannte Demyelinisierung) und zu Schäden an den Nervenfasern. Daraus können bleibende Defekte resultieren, in Form von feldförmigen Herden, die man in CT oder Kernspin sieht (sogenannte Plaques), bis hin zu diffusen Schädigungen und einer Schrumpfung des Gehirns über viele Jahre. Meist beginnt die MS mit Sehstörungen, Schwindel, Kribbeln oder anderen uncharakteristischen Beschwerden. Die Verläufe sind extrem individuell, sie variieren also sehr stark von Mensch zu Mensch und können schubförmig sein mit längeren Pausen zwischen den Schüben

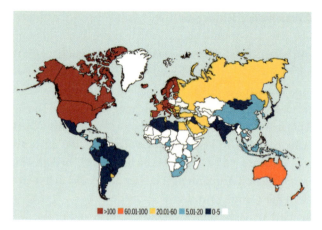

Multiple Sklerose tritt wie die Arnika vor allem in den nördlichen Länder (rot) auf. (Darstellung der MS International Federation)

oder auch langsam fortschreitend. MS kann in einzelnen Fällen zu schweren Behinderungen wie Lähmungen und Koordinationsstörungen führen, aber auch milde verlaufen mit nur geringen Beeinträchtigungen. Auch bei leichten Verläufen ohne Lähmungen und andere gravierende Ausfälle leiden die Betroffenen häufig unter chronischer Erschöpfung, der sogenannten Fatigue. Therapeutisch hat die Schulmedizin nicht viel anzubieten. Meist kommen Kortikosteroide (Kortison) zum Einsatz, vor allem im Schub, um diesen abzumildern, und Medikamente, die das Immunsystem beeinflussen (sogenannte Immunmodulatoren).

Von einem Verständnis dieser Erkrankung ist die Medizin, so scheint es, noch weit entfernt. Aktuell wird sie mehr als Entzündung angesehen. Das gilt mit Sicherheit für die Schübe. Es gibt aber durchaus klare Hinweise für eine degenerative Ursache. Dann stünden nicht die Entzündungsvorgänge, sondern die schleichenden Abbauprozesse im Vordergrund und wären für die bleibenden Schäden und Einschränkungen der Betroffenen verantwortlich. Insbesondere die Erschöpfung, ein Leitsymptom der MS und verbunden mit sehr hohem Leidensdruck für die Betroffenen (eine Domäne der Arnika!), lässt sich erst auf der Grundlage einer chronischen Degeneration verstehen.

Klinische Beobachtungen und Obduktionen bestätigen diese Gedanken und zeigen, dass die weiße oder graue Substanz im Gehirn bei Betroffenen pathologische Veränderungen und eine verminderte neuronale Dichte (Nervendichte) aufweist (EVANGELOU et al. 2005). Diese Nervenzerstörung kann diffus im ganzen ZNS vorkommen.

Bei der fortschreitenden Behinderung, wie sie bei der MS auftreten kann, muss also von sehr komplexen Ursachen ausgegangen werden.

Ist die multiple Sklerose damit eine primär degenerative Erkrankung, bei welcher der Zerfall und nicht die Entzündung des Nervensystems im Vordergrund steht? Diese These wird jedenfalls durch Rudolf Steiners Ausführungen in dem bereits erwähnten Vortrag unterstützt. Nach ihm besteht eine »natürliche« Neigung des Nervensystems als fast leblosem, wenig vitalem, nicht mehr teilungsfähigem Gewebe zum Zerfall. Diesem jedoch stelle sich die Arnika entgegen, da eine außerordentlich hohe Affinität des Nervengewebes zum Kieselsäureprozess und zur *Arnica montana* vorliegen würde, die geradezu ein »Phantom« dieses Prozesses im Nervengewebe sei. Er empfiehlt in diesem Zusammenhang die 15., 25. und auch 30. Potenz zusammen mit einem Organpräparat des Rückenmarks als Injektion. Tatsächlich lässt sich über diese Therapie immer wieder in beeindruckender Weise auf die MS einwirken, sodass in der anthroposophischen Ärzteschaft die Arnikatherapie die Basistherapie darstellt.

Die Entzündung hingegen scheint eher ein überschießender reaktiver Teil der Erkrankung zu sein, der dem fortschreitenden Abbau (Systematrophie) der grauen und weißen Nervensubstanz vorausgeht. Wer wäre besser geeignet, im ZNS zwischen Entzündung und Degeneration ausgleichend zu vermitteln, als die Arnika mit ihrer oben dargestellten Affinität zum Nervengewebe und ihrer zugleich vorhandenen Macht, Polaritäten auszugleichen und sich selbst zu behaupten, wie sie das auch in der Natur tut, eingespannt zwischen die funkelnde Bergsonnenglut und den dunklen feucht-kalten Untergrund? In der Anthroposophischen Medizin basiert die Arzneimittelfindung darauf, dass wir zu einem Krankheitsprozess oder für eine Organfunktion die Entsprechung in der äußeren Natur aufsuchen. Für die multiple Sklerose finden wir eine solche in der Arnika.

Multiple Sklerose	Arnika
Hochgradig individuelle Verlaufsformen; kein Krankheitsverlauf gleicht einem anderen	Individuelles, »ich-haftes« Erscheinungsbild; keine Pflanze gleicht der anderen
Epidemiologisches Nord-Süd-Gefälle	Im Norden zu Hause
Gestörtes Gleichgewicht zwischen Abbau- und Entzündungsvorgängen	Polaritäten umfassend und zum Ausgleich bringend

Gegenüberstellung der multiplen Sklerose und der Arnika.

Und je mehr wir uns in diese Königin der Heilpflanzen und ihre Signatur vertiefen, umso deutlicher tritt zutage, dass sie der Schlüssel zu einer der rätselhaftesten und bedrückendsten Zivilisationskrankheiten ist, an der aktuell etwa 2,5 Millionen Menschen leiden.

Nachfolgend die Fallbeispiele einiger von zahlreichen Patienten, die über eine längere Erfahrung mit multipler Sklerose verfügen und erst durch den Einsatz der Arnika eine echte Verbesserung ihres Leidens erfuhren.

Fallgeschichte 1

Eine 59-jährige hagere dunkelhaarige Patientin erkrankte vor 27 Jahren an einer MS vom primär schubförmigen Verlauf. Begonnen hatte die Erkrankung mit einer akuten Lähmung der rechten Seite bei vorausgegangenem Stress in der Arbeit. Im gleichen Jahr stellte sich erschwerend eine Colitis ulcerosa ein. Die Therapie erfolgte anfänglich mit Kortison, später vor allem mit Interferon. 2005 kam es zu einem embolischen Aortenverschluss, der die Anlage einer aortobifemoralen Y-Prothese notwendig machte. Medikamentenbedingt wurde 2007 eine primär biliäre Leberzirrhose festgestellt. 2009 erfolgte beidseits eine Hüftprothesenimplantation wegen einer Hüftkopfnekrose durch Osteoporose als Nebenwirkung der regelmäßigen Kortisonstoßtherapien. Weiterhin bestanden nun Beschwerden durch eine 2010 festgestellte Polyarthritis. 2010 flammte die Kolitis erneut auf. Allerdings ergab die jetzige Diagnostik eine kollagene Kolitis. Die Stuhlfrequenz war aber bei Aufnahme in meiner Praxis bereits von 30 auf sechs pro Tag gesunken. Es bestand ein Brennschmerz in beiden Beinen. Die Fersen schmerzten beim Aufliegen, sodass selbst der Kontakt zu einer Decke oder Wärme als schmerzhaft empfunden wurde.

Auf eine erste homöopathische Therapie mit Secale D12 (Brennschmerz der Beine bei allgemein degenerativen Erscheinungen) fühlte sie sich wohler, der Allgemeinzustand verbesserte sich und der Brennschmerz wurde gelindert. Sie nahm zwei Kilo zu und setzte ihr bisheriges MS-Mittel Avonex ab. In den nächsten zwei Monaten benötigte sie morgens etwas mehr Zeit, um ihren Haushalt führen zu können, ansonsten fühlte sie sich deutlich wohler.

Vier Monate nach Therapiebeginn kam es dann zu einem akuten Schub mit massiven brennenden Schmerzen beider Beine, Steifheitsgefühl in den Beinen sowie Taubheitsgefühlen beider Arme. Daraufhin quaddelte ich über der Wirbelsäule Arnica e planta tota D6 und Medulla spinalis Gl D6 als Mischspritze. Zwei Stunden später fühlte sie sich bereits erheblich besser. Bei einer Injektionsfrequenz von zwei- bis dreimal pro Woche für drei Monate zeigte sie sich auch allgemein gebessert: Die Beine brannten kaum noch, kein Einschlafen der Arme und Hände mehr, keine Kopfschmerzen, deutlich besseres Gleichgewicht, bessere Laufleistung. Erneute Schübe (Taubheit, Brennen der Füße) vermochte sie seither binnen weniger Stunden durch selbst verabreichte Injektionen zuverlässig zu beherrschen.

Insgesamt hatte sie seit der Beendigung der schulmedizinischen Therapie vor sieben Jahren erheblich an Lebensqualität und an Kraft gewonnen. Gerade aber die schnellen Besserungen auf die Injektionen mit Arnika und dem Organpräparat gaben ihr ein neues Sicherheitsgefühl, das sie unter der Kortisontherapie so nie erlebt hatte: »Da hat es immer Tage gedauert.«

Fallgeschichte 2
Bei einem 62 Jahre alten Patienten hatte sich Anfang der 90er-Jahre unvermittelt das Sehen verändert. Plötzlich habe er alles nur noch in Grau gesehen. Parallel verschlechterte sich stetig die Laufleistung. Eine MS vom chronisch progredienten Verlauf war bald gesichert worden. Im Laufe der Jahre ging es ihm stetig schlechter. Die Laufleistung betrug zuletzt wenige hundert Meter am Stock. Es bestand eine stete Spastik im rechten Bein. Außerdem hatten sich Konzentrationsstörungen eingestellt. An Medikation bekam er seit vielen Jahren Urbason, Fampyra und Baclofen. Alle drei Medikamente wollte er auch nicht absetzen.

Für die Spastik der Beine half nun Lathyrus sativus D4. Parallel injizierte er zweimal pro Woche Arnica D6 und Medulla spinalis D6 subkutan. Bereits drei Wochen später war das Laufen wesentlich besser. Das Gleichgewicht wurde stabiler, einen Stock benötigte er nicht mehr. Die Spastik im rechten Bein war praktisch verschwunden. Er konnte sich im Bett wieder frei von links nach rechts drehen und fühlte sich überhaupt so wohl wie schon seit Langem nicht mehr. Er selbst führte dies auf die Gabe von Lathyrus sativus zurück. Deshalb erfolgte über die nächsten Wochen eine alleinige Therapie mit diesem Mittel.

Weitere zwei Monate später kam der Anruf, dass es ihm wieder schlechter gehen würde. Ich empfahl daher erneut die Injektionsbehandlung. Bereits die erste Spritze führte zu einer schnellen Besserung und weiterer Stabilisierung, die bis zu seinem Tod nach einem Unfall anhielt.

Fallgeschichte 3

In die Praxis kam ein Patient, der seit zehn Jahren unter einer MS vom primär chronischen Verlauf leidet. Er war bis zu seinem 36. Lebensjahr enorm stark gewesen, habe in seinem Betrieb die schwersten Arbeiten verrichtet, nichts sei ihm zu viel gewesen. Er sei »immun« gegen Schmerzen und auch in der Freizeit als Schwerathlet sportlich unterwegs gewesen. Um die 8000 Kilokalorien habe er pro Tag essen müssen. Eines Tages habe er dann erst den Stuhl nicht mehr halten können, dann sei das halbe Gesicht eingeschlafen und ein Bein blieb beim Laufen hängen. In der Klinik konnte dann die Diagnose MS gestellt werden. Im Verlauf der letzten zehn Jahre hätten ihn dann aber die verabreichten Medikamente (Rebif, Kortison und Natalizumab) regelrecht »heruntergebracht«. Seine Frau habe sich von ihm scheiden lassen. Nun ist er Rollstuhlfahrer mit spastischen Lähmungen der Beine, könne kaum noch durchatmen und leide unter einer kloßigen Sprache und Schluckstörungen.

Bei diesem Patienten wurde Arnica e planta tota D15 und Medulla spinalis Gl D6 dreimal pro Woche subkutan verordnet. Schon nach einem Monat ging es dem Mann besser. Die Bewegungen waren flüssiger, die Spastik ließ nach, er konnte besser durchatmen. Einen Monat später und nach der ergänzenden Gabe von Schlangengiften (Naja comp.) konnte er besser schlucken und sprechen. Die kloßige Sprache verlor sich. Einen weiteren Monat später vermochte er erstmalig seit drei Jahren wieder selbstständig zu stehen, und es bahnten sich die ersten selbstständigen Schritte an. Stuhl- und Miktionsfrequenz hatten sich halbiert. Nach jeder Spritze spürte er gleich eine prompte Besserung.

Fallgeschichte 4

Ähnlich erging es einem 33-jährigen Sportler, der nach einem erfolgreichen Marathonlauf ein Taubheitsgefühl im linken Bein verspürte, wenig später am rechten Arm. Eine multiple Sklerose wurde auch hier gesichert und eine Therapie mit Kortison, später Teriflunomid und Fampridin eingesetzt. Dennoch kam es weiter zu schubförmigen Verschlechterungen. Zuletzt und nach 15 Jahren der

Erkrankung vermochte er kaum noch 100 Meter zu gehen. Er fühlte sich immer müde und bei Berührung hochempfindlich an Armen und Beinen.

Wieder konnte Arnica e planta tota D15 zusammen mit Medulla spinalis Gl D6 eingesetzt werden. Der Erfolg ließ nicht lange auf sich warten. Nach zwei Monaten kam die Nachricht, dass er besser und länger zu laufen vermag. Zweimal am Tag ein bis zwei Kilometer seien kein Problem mehr und es hätten ihn schon Leute auf sein verbessertes Laufbild angesprochen. Er sei auch nicht mehr so müde und innerlich zufriedener. Die Medikamente gegen Spastik (Baclofen) und zum Laufantrieb (Amantadin) habe er selbstständig abgesetzt. Dennoch hätten sich auch die spastischen Schmerzen gänzlich gelegt.

Fallgeschichte 5

Eine Patientin, die seit ihrem 60. Lebensjahr an einer multiplen Sklerose mit massivem Befall des Hals- und Brustrückenmarkes sowie in geringerem Maße auch des Gehirns leidet, stellte sich mit 64 Jahren in einem akuten Schub ihrer Erkrankung vor. Dabei hatten sich vorbestehende Lähmungen, Missempfindungen und Schmerzen in Armen und Beinen verschlechtert. Unter einer Injektionstherapie mit dem Weihrauch enthaltenden Arzneimittel Olibanum comp., Antimon (Stibium metallicum praeparatum), Christrose *(Helleborus niger)* und Mistelextrakt Iscador (wegen einer zugleich bestehenden Krebserkrankung) ließen sich die Beschwerden so weit bessern, dass die Patientin auf den Stand vor dem Schub zurückversetzt wurde und zufrieden war. Sie hatte bereits zwei Schübe hinter sich, die nur mit nebenwirkungsreichen immunschwächenden Therapien beherrschbar waren. Eine erneute immununterdrückende Therapie (mit Mitoxantron) konnte vermieden werden. Beim nächsten Schub nach weiteren zwei Jahren kam es zu einer massiven Verschlechterung vor allem der Schmerzen und zu einer Zunahme von Schwindel. Seitdem erhielt sie zusätzlich zu den genannten Mitteln eine Spritze mit Arnica e planta tota D30 alle ein bis zwei Wochen, wodurch sich die durch den Schub ausgelösten Beschwerden rasch besserten und in den nächsten sechs Jahren keine weitere Verschlechterung auftrat.

Fallgeschichte 6

Ein 45-jähriger Marktforscher und Familienvater kam in die Praxis, weil er sich seit zwölf Jahren zunehmend leer und ausgebrannt fühlt. Er habe zum Schluss in seiner Firma und in der Familie nur noch funktioniert wie eine Marionette. Stets habe er 150 Prozent gegeben und bis zum Zusammenbruch gearbeitet. Vor wenigen Tagen wurde dann die Diagnose einer fortgeschrittenen multiplen Sklerose gestellt mit einer großen Anzahl von Herden (Plaques) beidseits im Großhirn sowie im Halsrückenmark. Es handelte sich um eine sogenannte primär fortschreitende multiple Sklerose mit schleichendem Verlauf über viele Jahre, die über lange Zeit unerkannt blieb. Es bestanden neben der schweren Erschöpfung eine leichte Gesichtsnervenlähmung, Empfindungsstörungen und Missempfindungen sowie ein leicht erhöhter Muskeltonus (Spastik) in beiden Beinen sowie Störungen bei der Harnentleerung. Konventionelle Therapien lehnte der Patient ab, vielmehr suchte er Rat hinsichtlich Stressreduktion und wünschte eine anthroposophische Therapie. Er wurde entsprechend beraten und erhielt zur Dauertherapie Injektionen mit Calcium silicium comp., einem anthroposophischen Arzneimittel auf Grundlage einer Zubereitung aus Arnikawurzel und einer Silikatschmelze in der Potenz D30 und später D20. Er spritzte es sich einmal wöchentlich in die Bauchdecke. Außerdem wurde wegen einer konstitutionellen Leberschwäche ein Lebermittel auf der Basis von Walderdbeer- und Weinblättern verordnet (Vitis comp.): zur Einnahme von einmal zwei Tabletten täglich. Unter dieser Therapie, die in Bedarfssituationen um anthroposophische Arzneien wie Skorodit (natürliches Eisenarsenat), Ferrum sidereum (Meteoreisen) und Bitterstoffe (Gentiana) ergänzt wurde, konnte das Fortschreiten der Krankheit aufgehalten werden (Beobachtungszeitraum acht Jahre). Die Ausfälle und vor allem die Erschöpfung waren so weit gebessert, dass der Patient weiterhin vollzeitig im Berufsleben verbleiben konnte und dabei gelernt hat, besser mit seinen Kräften zu haushalten.

Fallgeschichte 7

Eine 38-jährige Sekretärin und Mutter erkrankte an einer multiplen Sklerose mit Befall des Halsrückenmarks. Sie klagte über Müdigkeit und Abgeschlagenheit, Lähmungen, Bewegungsstörungen, Schmerzen und Mißempfindungen in beiden Armen und Händen,

Die Therapie der multiplen Sklerose (Encephalomyelitis disseminata) nach dem *Vademecum Anthroposophische Arzneimittel*

Grundlage der anthroposophischen MS-Therapie ist Arnica (Planta tota) als Basismittel gemeinsam mit Medulla spinalis. Wirkt in jedem Lebensalter, auch in alten Fällen und unter der konventionellen Therapie. Besonders wirksam, wenn im akuten Schub eine Berührungsempfindlichkeit vorhanden ist. Dosierung: Als Mischinjektion eine Ampulle D6 bis D30 gemeinsam mit einer Ampulle Medulla spinalis (tota) Gl D6 (WALA) zweimal pro Woche subkutan in Herdnähe paravertebral, bei zerebralen Herden auch nuchal.

Wirkungseintritt: Unterschiedlich rasch. Im Schub kann unter Umständen schon nach drei Stunden eine Besserung der Missempfindungen und eine Kraftzunahme in den betroffenen Gliedmaßen beobachtet werden. In chronischen Fällen auch verzögerte Reaktion nach einigen Wochen.

Therapiedauer: drei Monate bis zu einem Jahr, oft auch länger.

Nebenwirkungen: Keine.

Weitere Empfehlungen: Bei kräftigen Patienten eventuell ergänzend Graphites D30 (Ampullen, WALA.) Bei Spastik Lathyrus sativus D4, bei brennenden Missempfindungen Secale cornutum e grano D12 bis D30 (Ampullen, WALA). Bei Augenbeteiligung Ruta graveolens D12 als Globuli oder auch Cerebrum comp. A (Ampullen, WALA).

Abweichend vom *Vademecum Anthroposophische Arzneimittel* wurde in zwei der oben genannten Fallgeschichten Calcium silicium comp. eingesetzt, eine anthroposophische mineralische Arzneimittelkomposition nach dem Vorbild der Arnikawurzel, die als Besonderheit eine Silikatschmelze (gewonnen aus Quarz, Kalium carbonicum und Calciumoxid) enthält sowie neben weiteren Bestandteilen auch ätherisches Öl aus der Arnikawurzel (Arnicae montanae radicis aethereolum).

Nach den Erfahrungen der Autoren sind die hier dargestellten Therapien der Behandlung mit Kortison und den modernen immunologisch eingreifenden Arzneien gleichwertig, bei Nutzung weiterer Arzneien aus dem Bereich der Anthroposophischen Medizin und der Homöopathie der konventionellen Therapie häufig sogar überlegen.

war deprimiert und emotional labil. Auch im Gehirn lagen bereits zahlreiche Entzündungsherde vor, beiderseits im Großhirn. Sie hatte in der Nervenklinik einen Kortisonstoß erhalten, den sie nicht gut vertragen habe, zudem habe er keine Besserung bewirkt. Sie erhielt nun einmal wöchentlich Calcium silicium comp. D20 intravenös und anschließend Calcium silicium comp. D6 zweimal wöchentlich subcutan sowie Medulla spinalis Gl in unterschiedlichen Potenzen. Unter dieser Therapie, die nach zwölf Wochen abgeschlossen war, kam es zu deutlichen und anhaltenden Besserungen der Lähmungen und der Bewegungsstörungen; in den nächsten drei Jahren nur noch leichte Restbeschwerden.

Arnika und die Honigbiene bei Nerven-entzündungen und -schmerzen

Insekten gehören nicht gerade zu den Lieblingstieren der meisten Menschen. Viele fühlen sich von ihrem Summen, Brummen und Flattern genervt und fürchten oft auch ihre Stiche. Und so verhält es sich mit den Insekten wie mit der Arnika: Ein globales Bewusstsein für ihre Bedeutung erwacht erst, wenn ihr Fortbestehen in besorgniserregender Weise bedroht ist. In Deutschland ist es so weit. Denn hier hat der Insektenbestand im letzten Vierteljahrhundert um fast achtzig Prozent abgenommen. Das hat katastrophale Folgen für die europäischen Ökosysteme, weil vier von fünf Wildpflanzen auf die Bestäubung durch Insekten und sechzig Prozent der Vögel auf Insekten als Nahrung angewiesen sind. Auch die Honigbienen sind bedroht, und zwar weltweit. Obwohl die Kausalität im Einzelnen schwer nachzuweisen ist, spielt vor allem die industrielle Landwirtschaft eine Schlüsselrolle beim Sterben der Insekten im Allgemeinen und speziell bei dem der Bienen. Ähnlich wie die Arnika sind die Bienen bedroht, wenn auch aus anderen Gründen. Zugleich gehen die Honigbiene, die Königin der Insekten, und die Arnika als Königin der Heilpflanzen heilsame Verbindungen in Arzneimitteln ein, die der ganzheitlichen Therapie von entzündlichen und schmerzhaften Erkrankungen dienen.

Bei der botanischen Betrachtung der Arnika wurden wir bereits auf die besondere Beziehung dieser Pflanze zum Insektenreich aufmerksam. Sie wird in auffälliger Weise von verschiedenen Insekten befallen oder bewohnt, wie von der vorn besprochenen Bohrfliege *Tephritis arnicae*, die ihre Eier in die Knospen der Blütenköpfchen ablegt (siehe Seite 42). Aber auch zahlreiche Vertreterinnen der Bienen sind Stammgäste der Arnika, darunter viele Hummeln und andere Wildbienen sowie die Honigbiene, insbesondere die weitverbreitete Westliche Honigbiene (*Apis mellifera* oder *Apis mellifica*). Letztere gehört wegen ihrer großen Bedeutung für die Bestäubung vieler Blütenpflanzen zu den wichtigsten Nutztieren des Menschen überhaupt. Mit dem Sterben der Wildinsekten ist sie in dieser Hinsicht noch wichtiger geworden. Darüber hinaus liefern die Honigbienen den Honig als gesundheitsförderndes Lebensmittel sowie zahlreiche weitere Imkereiprodukte (wie Pollen, den Weiselfuttersaft Gelée royale und das antibiotisch wirksame Kittharz Propolis), die alle auch medizinisch verwendet werden können. Das gilt sogar für die Bienenstockluft. Alles, was Bienen produzieren, ist zugleich Arznei!

Auch die Biene ist, vergleichbar dem der Arnika verbundenen Wolf, im antiken Griechenland verehrt worden, als ein »nährendes, reines, sinniges, still wirkendes, Ordnung liebendes, aber auch streitbares Thier«, wie es der Historiker Franz Fiedler zusammenfasste. Wie der Wolf (siehe Seite 92) stand auch sie der Muttergöttin oder Großen Göttin nahe. Der Honig als veredelte Blütensubstanz galt als Sinnbild für das menschliche Bewusstsein – und die Biene als Symbol für »die geistige Erhebung des Menschen aus der Materie« (FIEDLER 1823).

Die medizinische Anwendung der Bienenprodukte wird auch Apitherapie genannt und wird wohl schon seit Menschengedenken praktiziert. Eine vereinfachte Form der Apitherapie ist es, sich von Bienen stechen zu lassen. Heute sind die heilsamen Wirkungen von Bienenstichen weitgehend in Vergessenheit geraten. Dennoch berichten immer wieder Patienten, vor allem Hobbyimker, dass sich rheumatische Beschwerden, chronische Schmerzen, Infektanfälligkeit oder Nervenleiden durch Bienenstiche bessern. Manche von ihnen lassen sich regelmäßig stechen und können dadurch ein Leben ohne Schmerzen und Schmerzmittel führen. In der eigentlichen Apitherapie werden Bienenstiche gezielt appliziert, zum Beispiel in Akupunkturpunkte. Voraussetzung ist natürlich, dass keine Allergie gegen Bienengift vorliegt, wodurch in seltenen Fällen lebensbedrohliche Überempfindlichkeitsreaktionen (allergischer Schock) ausgelöst werden können.

Auch das Auftragen von Honig auf Wunden und Geschwüre bewährt sich seit Jahrhunderten. Heute sind die antibiotischen Wirkungen des Honigs so weit untersucht, dass auf der Grundlage dieser Erkenntnisse hochwirksame Wundauflagen entwickelt wurden und sich die Wundbehandlung mit speziellen Honigsorten, zum Beispiel mit Honig aus dem Nektar von Manuka, der neuseeländischen Südseemyrte, sogar in manchen Kliniken etabliert hat.

In vielen Kulturen der Welt handeln uralte Überlieferungen vom göttlichen Ursprung der Bienen. Im alten Ägypten wurden sie als Tränen des Sonnengottes Re angesehen. Das ist ein treffendes Bild, das sich gut nachempfinden lässt. Denn ein feurig brennender Bienenstich kann sich so anfühlen, als sei ein Tropfen Sonnenglut auf die Haut und in den Körper gelangt. Verantwortlich gemacht werden Histamin, Enzyme und eiweißähnliche Stoffe wie das Polypeptid Mellitin, über das auch Verwandte der Honigbiene wie Wespen und Hornissen verfügen. Es schädigt die Zellmembranen und führt zum Zelltod, zur Zerstörung von speziellen Abwehrzellen (Mastzellen) mit der Folge der Freisetzung von Entzündungsstoffen (unter anderem wieder Histamin zusätzlich zu dem im Bienengift enthaltenden), der Erweiterung von Blutgefäßen und der Auflösung von roten Blutkörperchen (Hämolyse). Bienengift (und in milderer Form auch die anderen Bienenprodukte) hat eine anregende Wirkung, die sich beim Stich sofort in einer starken Rötung, Schwellung und Überwärmung zeigt; die Durchblutung wird verstärkt, der Stoffwechsel intensiviert und eine ganze Kaskade von Abwehrprozessen ausgelöst. Bienenstiche sind, wie jeder weiß, schmerzhaft, und darüber hinaus wird das Nervensystem bis hin zu Ruhelosigkeit und Übererregtheit aktiviert. In extremen Fällen können Bienenstiche Gewebeschäden (Nekrosen) bewirken und neurologische Störungen bis hin zu Krämpfen und Lähmungen auslösen. Aus den dargestellten Erscheinungen beim Bienenstich leitet sich der breite Einsatz von Apis, der Zubereitung aus der Honigbiene, als Heilmittel in der Homöopathie nach dem Ähnlichkeitsprinzip ab: bei Entzündungen, die mit Stechen, Brennen, Überwärmung, Rötung und Schwellung einhergehen.

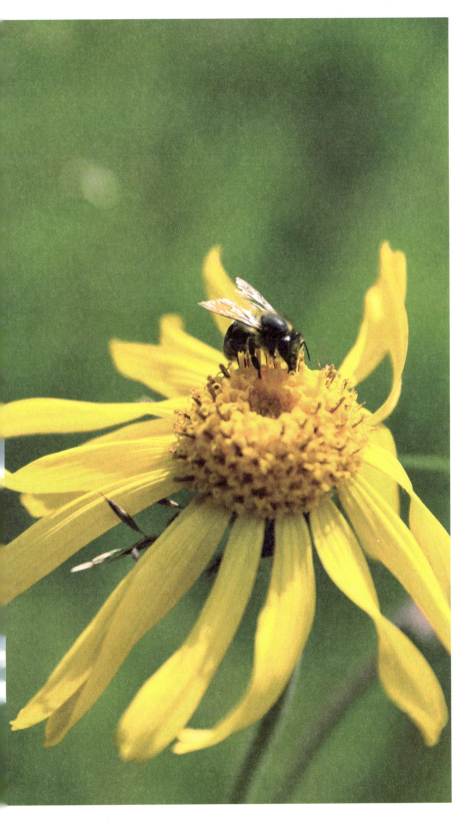

Sonnenlicht und Sonnenglut

Bienenstiche gleichen der Arnika darin, dass sie nicht nur an der Oberfläche wirken, sondern bis in die Tiefe des Organismus hinein. Und wie die Arnika haben sie eine Affinität zum Nervensystem und zum Blut. Das Besondere der Honigbiene ist die Wärmebeziehung, die sich in der Überwärmung beim Stich zeigt, aber auch in dem Phänomen, dass ein Bienenvolk in seinem Stock Temperaturen zwischen 33 und 36 Grad Celsius aufrechterhalten kann – selbst unter Extrembedingungen. Die Arbeiterinnen bewerkstelligen das, indem sie Wasser versprengen, warme Luft aus dem Stock fächern oder aber durch Muskelarbeit und Zusammenrücken Wärme erzeugen.

Sie gehören zusammen: auf der einen Seite die Arnika mit ihrer Beziehung zum Sonnenlicht – und auf der anderen Seite die Honigbiene mit ihrer Eigenwärme als verkörperter Sonnenglut. Die besondere Kompetenz der Bienen im Umgang mit Wärme kommt beim therapeutischen Einsatz von Apis, der potenzierten Zubereitung aus der Honigbiene, bei entzündlichen Erkrankungen mit Überwärmung und Wärmeregulationsstörungen zum Tragen. In ihrer geschilderten Beziehung zum menschlichen Bewusstsein und zur geistigen Erhebung über die Leiblichkeit hinaus liegt die schmerzlindernde Wirkung von Apis begründet. Sie vermag das ins Entzündungsgeschehen eingebundene Seelische so weit zu lockern, dass es sich erheben kann über die Qual der Schmerzempfindung.

Fleißige Bienentypen

Bienentypen sind gut organisiert wie ein Bienenvolk und sehr arbeitsorientiert. Auf sie passt die Redewendung »fleißig wie eine Biene«. So sagt Buddha in seinen Reden (»Längere Sammlung«, 31):

> »Der Kluge, tüchtig so bewährt,
> Wie strahlend Feuer glänzt er hell;
> Vermögen schafft er, sammelt an,
> Der Biene gleich, die Honig saugt.«

Dank ihrer Tugendhaftigkeit sind die »fleißigen Bienen« als Persönlichkeitstyp allseits beliebt, denn sie sind arbeitsam, ordnungsliebend und halten ihr Umfeld keimfrei und sauber wie das Bienenvolk seinen Stock. Trotz ihrer Uneigennützigkeit sind Bienentypen ähnlich dominant und ehrgeizig wie Arnikatypen. Ihre Emsigkeit, Zappeligkeit, Reizbarkeit und Rastlosigkeit kann allerdings für die Umgebung zum Problem werden; auch ihre Härte gegen sich selbst, die sie mitunter auf ihr Umfeld ausdehnen. Berührung ist dem Bienentyp unangenehm, das hängt mit seiner Überempfindlichkeit zusammen. Bienentypen sind schwer zufriedenzustellen und leicht gereizt, zugleich jedoch harmoniebedürftig und auf der Suche nach Nähe zu anderen Menschen. In ihrer Umgebung versuchen sie stets eine Art Gleichgewicht aufrechtzuerhalten. Sie haben es im Sommer gern kühl und im Winter gern warm und regulieren, vergleichbar den Arbeiterinnen im Bienenstock, die Wohnungstemperatur durch geschicktes Öffnen und Schließen von Türen und Fenstern. Sie verfügen auch über eine ausgeprägte soziale Ader sowie Gerechtigkeitssinn und sind stets bemüht, die Interessen und Bedürfnisse ihrer Mitmenschen auszugleichen.

Apis und Arnica – ein starkes Paar in der Therapie

In der Therapie von schmerzhaften Entzündungen erschließen die Heilmittel Arnica und Apis dem erkrankten Organismus die Qualitäten von Licht und Wärme. Speziell bei entzündlichen Erkrankungen mit starken brennenden und stechenden Schmerzen sowie mit schmerzhaften Bläschen und Quaddeln wirkt Apis zusätzlich zu Arnica entzündungs- und schmerzlindernd. Zur gezielten Therapie stehen Apis/Arnica Globuli und Injektionslösung (Ampullen) von WALA zur Verfügung, die Apis und Arnica planta tota in tiefen

---

Arzneimittel

- Apis/Arnica Globuli und Ampullen (WALA): Apis mellifica ex animale toto Gl Dil. D4, Arnica montana e planta tota D2
- Apis comp. Tropfen (Weleda): Apis mellifica D3, Arnica montana D10, Berberis, Cortex D3, Colchicum, Tuber Rh D4, Formica D4, Gelsemium D3, Leontopodium alpinum, Planta tota D3
- Arnica/Levisticum D3 comp. Ampullen (Weleda): Apis mellifica Dil. D2, Arnica, Planta tota D3, Levisticum officinale Rh Dil. D3
- Arnica/Levisticum D6 comp. Ampullen (Weleda): Apis mellifica Dil. D6, Arnica, Planta tota D6, Levisticum officinale Rh Dil. D6

Potenzen enthalten. Die Globuli eignen sich auch zur Einnahme im Rahmen der Selbstmedikation, während die Injektionen lokal in Form von Quaddelungen und Umspritzungen durch einen Arzt erfolgen sollten.

Achtung: Vor Beginn der Behandlung muss eine Allergie gegen Bienengift ausgeschlossen werden. Rezeptpflichtig sind die Apis comp. Tropfen und Injektionslösung (Weleda), die neben Arnica und Apis noch weitere potenzierte Bestandteile in einer Komposition enthalten, die auf die Behandlung von Rheuma und Ischiasschmerzen abgestimmt ist. Wirksam bei Schmerzsyndromen des Stütz- und Bewegungsapparates sind auch die Injektionslösungen Arnica/Levisticum D3 comp. und Arnica/Levisticum D6 comp., die vor allem in Wirbelsäulennähe gequaddelt werden. Sie enthalten neben Apis und Arnica zusätzlich noch Levisticum (Liebstöckel). Zu den zugelassenen Anwendungsgebieten gehören neben Ischiasschmerzen und Hexenschuss (Lumbago) auch akute Bandscheibenschäden.

Fallgeschichte 1
Ein 56-Jähriger erkrankte an einer schmerzhaften Gürtelrose. Neben den lokalen Schmerzen am betroffenen Segment des Brustkorbes hatte er ein starkes Zerschlagenheitsgefühl. Da die Erkrankung be-

---

Arnika und Hornissengift: Eine anthroposophische Variante der Neuraltherapie

Mit einer Verwandten der Honigbiene, der Hornisse, gelingen, ebenfalls in Kombination mit Arnika, ganz erstaunliche Verbesserungen von Narbenstörungen. Nach dem Begründer der Neuraltherapie, Walter Huneke, stellt jede Narbe im Körper ein »Störfeld« dar, das zu chronischen Erkrankungen führen kann. Entsprechend werden die Narben mit einem Lokalanästhetikum behandelt und »entstört«.

Nach unseren Erfahrungen ist aber die Arnika in Zusammenarbeit mit der Hornisse, der Spezialistin, um hartes Holz papierweich zu kauen, eine viel bessere Neuraltherapeutin. Damit gelingt es mit wenigen Injektionen Narben abzuflachen und selbst Sehnenkontrakturen (Morbus Dupuytren) aufzuweichen (Arnica, Planta tota D20, Vespa crabro D6 aa, subkutan Nähe Narbe).

reits zum wiederholten Male auftrat und das schulmedizinische Medikament (Virostatikum) zur Vermehrungshemmung der auslösenden Viren nicht gut vertragen wurde, entschloss er sich zu einer alleinigen naturheilkundlichen Therapie. Diese erfolgte mit Apis/ Arnica Globuli, die in einer Dosis von fünfmal 10 Stück eingenommen wurden. Zusätzlich wurde die befallene Region mehrfach mit Apis/Arnica-Injektionslösung umspritzt. Nach zwei Tagen kam es zu einer Zunahme der Schmerzen und des Zerschlagenheitsgefühls und nach drei Tagen dann zu einer allmählichen Besserung mit völliger Ausheilung nach drei Wochen.

Fallgeschichte 2

Ein 60-jähriger Patient litt unter akuten Ischiasschmerzen mit Ausstrahlung in die Rückseite des rechten Beines bis in die Ferse. Er erhielt eine Ampulle Apis comp. unter die Haut und Apis comp. zur Einnahme von viermal 15 Tropfen. Unmittelbar nach dem Arztbesuch trat eine deutliche Besserung ein. Nach wenigen Tagen war der Patient schmerzfrei.

Fallgeschichte 3

Eine 71-jährige Patientin litt seit ihrer Kindheit unter einer Wirbelsäulenverkrümmung (Skoliose). Sie war gerade erst umgezogen, hatte ihr neues Haus selbst eingerichtet und sich dabei übernommen. Aufgrund der Vorschädigung der Lendenwirbelsäule mit Einengung von Nervenaustrittsöffnungen und Arthrosen (krankhaften Verformungen) der Wirbelgelenke hatte sie seit sechs Wochen sehr starke, in die Beine ausstrahlende Rückenschmerzen. Ursächlich waren die eingeengten Nervenwurzeln und eine entzündliche Aktivierung der Arthrose. Übliche Schmerz- und Rheumamittel vertrug sie nicht; Spritzen durch den Orthopäden und Krankengymnastik hätten nicht ausreichend geholfen. Sie erhielt Apis comp. Tropfen zur drei- bis viermaligen täglichen Einnahme. Bereits nach wenigen Tagen trat eine deutliche Besserung ein, nach drei Wochen war sie schmerzfrei.

Arnika bei Hirntumoren

Überraschend gute Erfahrungen lassen sich mit der Arnika als ergänzendem Heilmittel bei Hirntumoren machen. Dazu – und vor allem in Verbindung mit Christrose und Mistel – finden sich erstaunlich viele interessante Einzelfallschilderungen, die bis hin zur Heilung gehen. Einige Patienten mit Hirntumoren geben gar nicht selten schwere Kopftraumata Jahre vor der Erkrankung in der Anamnese an, wieder eine Arnikaindikation.

Fallgeschichte 1

Bei einem international tätigen Künstler war bereits vor einigen Jahren ein Astrozytom WHO III mit Infiltration des Temporallappens, der Insel, des Okzipitallappens, der Basalganglien und des Hippocampus aufgetreten und in den nächsten Jahren trotz Operation und Radiatio weitergewachsen. Nach Ansetzen der Hochpotenz einer Apfelmistel in der D30 und der Christrose in der D12 konnte im nächsten Jahr eine allgemeine Stabilisierung und kein weiteres Wachstum gefunden werden, außerdem kamen die epileptischen Anfälle seltener.

Doch erst nach Injektionen mit Arnica e planta tota D15 und Medulla spinalis Gl D6 stabilisierte sich die Sprache. Schwerste Paraphasien besserten sich, und nach sechs Monaten der Therapie konnte der Mann wieder flüssig sprechen und sich gut artikulieren. Seither traten keine weiteren Grand-mal-Anfälle mehr auf, und er sah sich wieder in der Lage, seiner musikalischen Betätigung für ein bis zwei Stunden am Tag konzentriert nachzugehen. Der Tumor wächst seither nicht mehr weiter.

Fallbeispiel 2

Bei einem 75-jährigen Patienten trat bei einer Bergtour plötzlich eine Beinschwäche auf. Es wurde zunächst der Verdacht auf eine MS geäußert. Daraufhin wurde ihm eine Kur mit Arnica e planta tota D15 und Medulla spinalis Gl D6 empfohlen. Direkt nach den ersten Injektionen ging es ihm schnell besser und die Schwächezustände gingen zurück.

Zwischenzeitlich wurde er aber im Rahmen eines Klinikaufenthaltes genauer untersucht, und man fand ein multilokuläres Glioblastom. Unter Fortführung der Arnikatherapie, nun noch mit ergänzenden Gaben von Christrose und Tannenmistel jeweils in Hochpotenzen, sowie einer Chemotherapie mit Temodal ließ sich überraschenderweise ein 70-prozentiger Rückgang des Tumors binnen dreier Monate beobachten. Der Mann konnte sich bester Lebensqualität erfreuen. Nach weiteren drei Monaten kam es dann aber zu einer erneuten Verschlechterung und dem raschen Sterben des Patienten.

Fallgeschichte 3
Der Kinderarzt Christoph Tautz berichtet über den Verlauf bei einer zweijährigen Patientin mit einem Glioblastom WHO IV, dem bösartigsten Hirntumor, der unbehandelt in der Regel nur eine auf Monate begrenzte Lebenszeit zulässt: Im Oktober 1990 war es bei dem Kind zu einem linksbetonten zerebralen Krampfanfall gekommen. Es stellte sich ein hochmaligner Tumor heraus. Zusätzlich zur Chemotherapie wurden Formica D6, Quarz D30, Argentum D30, Hepatodoron, Arnica Rh D12 und Iscador P 3 Prozent (Kiefernmistel) 4 Tropfen in aufsteigender Dosierung mit Steigerung um einen Tropfen täglich bis auf 10 Tropfen über eine Woche gegeben und dann wieder mit 4 Tropfen in der zweiten Woche begonnen und so weiter. Ab Januar 1991 gab es zusätzlich Heileurythmie.

Ein halbes Jahr später musste ein Rezidiv operiert werden, dazu wurde eine lokale Strahlenbehandlung durchgeführt. Bis 1996 erfreute sich das Kind eines guten Zustandes, wie die Mutter berich-

Mistelextrakte, vor allem Nadel-baummisteln von Kiefer und Tanne	Hemmung des Tumorwachstums, Verbesserung der Lebensqualität
Christrose *(Helleborus niger)*	Vor allem bei ventrikel-(hirnkammer-)nahen Tumoren und bei allgemeiner Verlangsamung, Hemmung des Tumorwachstums
Arnika	Vor allem bei Tumoren, die mit Blutungen einhergehen (Glioblastome), zur Restrukturierung des Nerven-systems
Quarz in Hochpotenz	Grundlegende Stärkung des Nerven-Sinnes-Systems
Weihrauch *(Olibanum)*-Kompositionen der Anthroposophischen Medizin	Verbesserung der Lebensqualität und geistigen Begleiterscheinungen; bei zerebralen Lymphomen

Behandlung von Hirntumoren.

tete. Dann musste ein inoperables Rezidiv festgestellt werden. Das Kind erblindete und verstarb im Oktober 1997.

Dem Laien mag dieser Fall mit Todesausgang erschreckend erscheinen, für den Arzt hingegen ist dieser Verlauf bei einer Erkrankung, die in der Regel binnen eines Jahres zum Tode führt, erfreulich und erstaunlich.

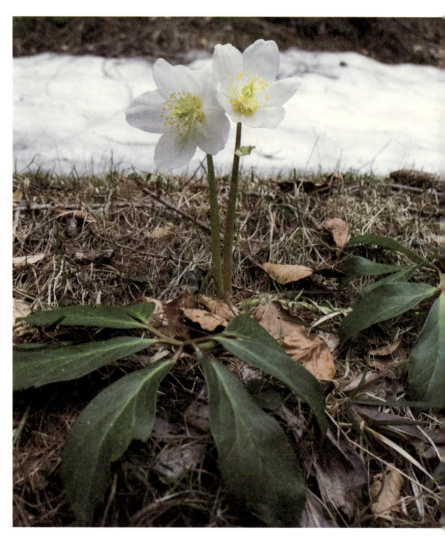

Die Christrose *(Helleborus niger)* wird wie die Arnika auch bei Hirntumoren eingesetzt.

Arzneimittel

- Mistelpräparate der AM (Injektionslösungen): Iscador, Iscucin, Abnobaviscum, Helixor. Zusammensetzung: Extrakte der Weißbeerigen Mistel *(Viscum album)* in unterschiedlichen Dosen, Metallzusätze (Iscador)
- Helleborus niger e planta tota (Injektionslösung und Globuli, WALA, in unterschiedlichen Potenzen, Ampullen D3 bis D30, Globuli D6 und D 12)
- Helleborus niger aquos (Injektionslösung, Helixor, in unterschiedlichen Potenzen, D3 bis D30)
- Arnica (Planta tota, Injektionslösung, Globuli und Tropfen in unterschiedlichen Potenzen, WALA und Weleda)

- Arnica Rh (Injektionslösung und Tropfen, Weleda, in unterschiedlichen Potenzen, Ampullen D20 und D30, Tropfen D3 bis D 30), Wurzelstock mit Wurzeln
- Quarz D20 und D30 (Injektionslösung und Globuli, WALA)
- Olibanum comp. (Injektionslösung und Globuli, Weleda): Aurum metallicum praeparatum D30, Myrrha D6, Olibanum D12
- Aurum comp. (Injektionslösung und Globuli, WALA). Zusammensetzung Ampullen: Aurum metallicum D6, Myrrha D3, Olibanum D3. Zusammensetzung Globuli: Aurum metallicum D7, Myrrha D4, Olibanum D4

Arnika und Auge

Viele Pflanzen, die wie die Arnika im Gebirge wachsen, haben eine besondere Beziehung zu den Organen des Kopfes, also zu den Sinnesorganen und dem Gehirn. Rudolf Steiner hatte das in einem medizinischen Vortrag am 17. September 1924 als einen allgemeinen Grundsatz für die Anthroposophische Medizin formuliert: »Nehmen wir an, wir seien jetzt ein Heilmittelsammler in der Welt und wir wollen dafür sorgen, dass jene Geisteskräfte, die bei einer in der Nerven-Sinnes-Organisation wurzelnden Krankheit auftreten, geheilt werden durch den Geist in der Außenwelt, kriechen wir hinauf in die hohen Berge, sammeln dort die Mineralien und Pflanzen und bringen von dort die Heilmittel für die Kopfkrankheiten. Wir verfahren aus unserem schöpferischen Denken heraus. Es bringt unsere Beine in Schwung zu jenen Dingen in der Erde, wo wir das Entsprechende finden müssen. Die richtigen Gedanken, die aus dem

Kosmos stammen, müssen beschwingen das menschliche Handeln bis in das Konkrete hinein.«

Pflanzen, die auf nährstoffarmen, kristallinen, felsigen Untergründen in den Bergen wachsen, korrespondieren aufgrund der von ihnen bevorzugten kargen und winterlichen Umweltbedingungen mit dem Winterlichen in uns, mit den Nerven und den Sinnesorganen und deren Neigung zur Bildung von kristallinen und harten Strukturen, wie zum Beispiel der Augenlinse, den glasklaren Horn- und Bindehäuten am Auge, den Gehörknöchelchen und den Statolithen oder Otolithen, den sogenannten Ohrsteinen im Gleichgewichtsorgan. Hier wäre auch das Felsenbein, der härteste Knochen im Skelett von Menschen und Säugetieren zu nennen, welches das Innenohr umgibt. In umgekehrter Weise meiden viele Pflanzen, die sich für Erkrankungen des Stoffwechsel- und Gliedmaßensystems eignen, die winterlichen Höhen und bevorzugen die nährstofffreichen Ablagerungen in den Tälern und Ebenen als Lebensraum.

Beispiele für Gebirgspflanzen, die bei Erkrankungen der Sinne und des Nervensystems eingesetzt werden, sind – neben der Arnika – das Edelweiß (*Leontopodium nivale*, siehe Seite 81), das bei Erkrankungen des Innenohres gegeben wird, der Augentrost *(Euphrasia officinalis)* als spezifische Heilpflanze für Augen und Sehsinn, der Eisenhut *(Aconitum napellus)*, eine der stärksten Giftpflanzen überhaupt mit hervorragenden Wirkungen bei Nervenschmerzen (Neuralgien), und der Weiße Germer *(Veratrum album)* mit seinen Wirkungen auf das vegetative Nervensystem und vor allem auf die Gefäß- und Kreislaufregulation.

Arnika-Augentropfen

Für die Anwendung am Auge steht die Arnika in Form von zwei verschiedenen Augentropfen zur Verfügung. Zum einen handelt es sich um die Augentropfen Arnica, Planta tota Rh D3 von Weleda. Sie enthalten eine Zubereitung aus der ganzen Pflanze (Arnica, Planta tota), die speziellen rhythmischen Verfahren unterzogen wurde, dem sogenannten Rh-Verfahren, das mit dem Ziel entwickelt wurde, Wirkung und Haltbarkeit von pflanzlichen Substanzen zu verbessern. Diese Augentropfen haben sich bei Prellungen des Auges bewährt, auch bei solchen mit Verletzungen der Bindehaut (Konjunktiva) und der Hornhaut (Kornea). Es versteht sich von selbst, dass in solchen Fällen eine augenärztliche Untersuchung und (Mit-)Behandlung unverzichtbar ist. Viele Patienten mit solchen Augenverletzungen kommen ohnehin erst nach bereits erfolgter Erstversorgung beim Augenarzt in eine ganzheitliche Behandlung. Häufig wurde ihnen nach einer Augapfelprellung nichts gegeben, da die konventionelle Augenheilkunde Mittel wie Arnica nicht kennt.

Bei Traumata, in erster Linie bei stumpfen Verletzungen (Prellungen) der Augen wird mehrmals täglich ein Tropfen Arnica, Planta tota Rh D3, in das betroffene Auge gegeben. Zusätzlich empfiehlt sich die Einnahme von Arnika, zum Beispiel Arnica e planta tota D12, dreimal täglich 10 Globuli. Ein weiteres Einsatzgebiet ist das sogenannte Hyposphagma, bei der das Auge plötzlich blutunterlaufen erscheint. Ursächlich sind meist spontan auftretende, flächige Einblutungen unter die durchsichtige verschiebliche Bindehaut. Sie werden häufig erst bemerkt, wenn man in den Spiegel schaut oder von anderen darauf angesprochen wird. Neben der spontanen Entstehung auf der Grundlage des leichten Platzens kleinster Blutgefäße (Kapillaren, Haargefäße) können auch Verletzungen, plötzliche Drucksteigerung zum Beispiel bei Anstrengungen, beim Husten oder Niesen sowie Blutgerinnungsstörungen (auch medikamentös bedingt) verantwortlich sein. Unbedingt sollte der Blutdruck gemessen werden, da hoher Blutdruck als Risikofaktor gilt. Das Hyposphagma bildet sich in der Regel von selbst zurück, sodass blutunterlaufene Augen nach zwei Wochen meist wieder normal aussehen. Jedoch lässt sich die Heilung durch die Gabe von Arnica, Planta tota Rh D3 Augentropfen, beschleunigen: zwei- bis dreimal täglich ein Tropfen. Auch bei der Neigung zum wiederholten, rezidivierenden Auftreten ohne erkennbaren Grund (nachdem hoher Blutdruck und Blutgerinnungsstörungen ausgeschlossen bzw. behandelt wurden), können diese Tropfen das Wiederauftreten verhindern. In solchen Fällen werden sie regelmäßig über Wochen und Monate genommen. Auch beim Hyposphagma können wie bei der Augenprellung zusätzlich Arnica-D3-Globuli eingesetzt werden, falls die Wirkung der Tropfen nicht ausreichend sein sollte (was aber sehr selten der Fall ist). Die exzellente Wirkung der Arnika speziell bei blutunterlaufenen Augen kann so verstanden werden, dass hier der winterlich-kristalline Charakter des Auges – der ja gerade auf einer reduzierten Durchblutung beruht, um die Durchsichtigkeit und den Lichteinfall zu ermöglichen – angegriffen wird, indem Blut die durchsichtige Bindehaut überflutet. Welche Therapie könnte hier passender sein als eine mit einer winterlich-alpinen Pflanze, die sich bereits bei Blutungen an anderen Stellen so bewährt hat?

Fallgeschichte 1

Eine 52-jährige Patientin litt seit einem halben Jahr unter wiederkehrenden spontanen Einblutungen unter die Bindehaut des rechten Auges (Hyposphagma). Beide Augen seien laut Augenarzt gesund, und die internistische Untersuchung brachte keinen Hinweis auf Risikofaktoren. Sie erhielt Arnica, Planta tota Rh D3 Augentropfen, zweimal täglich einen Tropfen in das rechte Auge. Nach drei Wochen trat noch einmal eine leichte Einblutung auf. Nach sechs Wochen wurden die Tropfen abgesetzt. Seitdem ist die Patientin über Jahre hinweg beschwerdefrei geblieben.

Netzhauterkrankungen und Makuladegeneration

Eine weitere Anwendungsmöglichkeit der Arnika am Auge besteht in der Verabreichung der Nervus opticus Arnica comp. Augentropfen. Sie enthalten ebenfalls eine Zubereitung aus der ganzen Arnikapflanze (*Arnica montana* e planta tota), allerdings in mittelhoher Potenz (D14) mit dem erklärten Ziel, auf die Blut- und Nervenprozesse am Augenhintergrund regulierend und stärkend einzuwirken. Zusätzlich sollen durch potenzierte Bestandteile von Organen, die dem Sehprozess zugrunde liegen (Sehnerv, Netz- und Aderhaut, Vierhügelplatte und Augenmuskelnerv) in niedriger Potenz D5 die Lebenskräfte am Augenhintergrund selbst gestärkt werden. Vor allem die besonders häufig im Alter auftretenden degenerativen Erkrankungen der Netzhaut und des Sehnervs gehören zu ihrem Einsatzgebiet, aber auch die akuten und chronischen Sehnerventzündungen bei der multiplen Sklerose. Beispielhaft können die trockene und die feuchte Form der Makuladegeneration, bei denen der Punkt des schärfsten Sehens betroffen ist und die daher häufig zu Sehbehinderung und Erblindung führen, genannt werden. Hier hat sich neben den schulmedizinischen Standardtherapien eine begleitende anthroposophische Therapie mit Nervus opticus Arnica comp. bewährt. Es wird ein- bis zweimal täglich ein Tropfen in beide Augen im Sinne einer Dauertherapie gegeben. Gleiches gilt für die durch Diabetes mellitus hervorgerufene Netzhauterkrankung (diabetische Retinopathie), einer häufigen Ursache von Erblindung bei Erwachsenen, deren Grund die Schädigung kleiner Blutgefäße bei Diabetes ist, und für andere Formen von Durchblutungsstörungen am Augenhintergrund. Bei all diesen Störungen können medizinische Maßnahmen bereits eingetretene Veränderungen nicht rückgängig machen, sondern den Verlauf nur verzögern und in einzelnen Fällen für längere Zeit stoppen. Umso mehr ist es geboten, bei diesen Erkrankungen alle sinnvollen und bewährten Möglichkeiten, einschließlich Naturheilmitteln und Umstellung des Lebensstils (insbesondere der Ernährung beim Diabetes), auszunutzen.

Fallgeschichte 2

Bei einem 92-jährigen Patienten lag seit vielen Jahren eine Sehschwäche aufgrund einer Makuladegeneration vor. Ganz plötzlich, innerhalb weniger Tage erlitt er einen massiven Abfall der Sehkraft des linken Auges. Ursache für diese akute Verschlechterung war eine Einblutung in die Makula, den Punkt des schärfsten Sehens, aus kleinen Blutgefäßen, die ober- und unterhalb der Netzhaut liegen. Der Augenarzt rechnete nicht damit, dass sich das ausgetretene Blut wieder resorbieren könnte, und stellte eine pessimistische Prognose in Richtung Erblindungsgefahr. Der Patient erhielt Arnica, Planta tota Rh D3 Augentropfen, zweimal täglich einen Tropfen in das rechte Auge über sechs Wochen. Nach acht Wochen erfolgte die Kontrolle durch den Augenarzt mit dem Ergebnis, dass sich die Blutung vollständig zurückgebildet und das Sehvermögen wieder deutlich gebessert hatte. Nun konnten zur Basistherapie der Makuladegeneration sowie zur Verhinderung von Komplikationen Nervus opticus Arnica comp. Augentropfen als Dauertherapie angesetzt werden.

Fallgeschichte 3

Bei einer 55-jährigen Patientin war durch eine Retinopathia pigmentosa ab Mitte dreißig die Sehkraft zunehmend zurückgegangen und schließlich fast komplett erloschen. Unter einer Retinopathia pigmentosa versteht man eine erbliche Augenerkrankung, die zu einer Zerstörung der Netzhaut (Retina) führt. Für diese Erkrankung gibt es bis heute keine Therapie. Die Patientin war blendempfindlich, ansonsten aber ohne jegliche aktive Sehleistung. Sie zeigte sich sehr eloquent und war trotz der schweren Erkrankung voller Tatendrang. Unter einer Therapie mit Schlangengiften (Naja comp. zweimal pro Woche subkutan) und Nervus opticus Arnica comp. Augentropfen war die Blendempfindlichkeit nach wenigen Tagen behoben. Mehr noch, nach 2 bis 3 Monaten der Therapie, vermochte sie wieder ab und an kleine Einzelheiten zu erkennen, und sie kann nun, ein Jahr später und unter konstanter Fortführung der Therapie, mit einer Lupe das Display Ihres Handys sehen und betätigen.

Arnika bei und nach Impfungen

Es ist schwierig geworden, über Nutzen und Risiken von Impfungen zu diskutieren. Die allgemeine medizinische Debatte spricht sich klar für Impfungen aus. Der zweifellos vorhandene Nutzen vieler Impfungen ist im öffentlichen Bewusstsein fest verankert. Gefahren, die von Impfungen ausgehen, werden hingegen oft bagatellisiert oder gar nicht erst wahrgenommen. Nach unseren Erfahrungen sind diese Gefahren jedoch durchaus gegeben. So haben ungefähr fünf Prozent unserer Patienten mit multipler Sklerose einige Wochen bis zwei Jahre zuvor eine Hepatitis-B-Impfung bekommen. Da sich aber im Augenblick Medizin, Politik, Medien und auch die meisten Patienten klar zu einem unkritischen Gebrauch der Impfungen bekennen, muss auch hier die Arnika, am besten vorbeugend gegeben, wieder mögliche negative Wirkungen ausgleichen, denn Impfungen können das Nervensystem empfindlich beeinflussen. »Darin aber liegt das Problem des Impfens: Der Organismus soll zu einer Sinnes- und Gedächtnisbildung veranlasst werden bzw. gezwungen werden, ohne eine entsprechende Aktivität seiner Wärmeorganisation (man kann das auch Willenstätigkeit nennen) zu entwickeln (zum Beispiel Fieber und Ausschlag bei Masern)« (SOLDNER 2011). Eine Impfung

Quarz D20 bis D30 oder Silicea D30	Dreimal 5 Globuli im Abstand von 12 Stunden
Arnica e planta tota D15	Einmal 5 Globuli

Vorbeugung von Impfnebenwirkungen.

Arzneimittel

- Quarz D20 oder D30 Globuli (WALA)
- Silicea D30 Globuli (DHU und andere Hersteller)
- Arnica e planta tota D15 Globuli (WALA)

kann also den Nervenpol einseitig überlasten und dadurch ungewollt zu Erkrankungen führen. Nach Steiner wird aber eben gerade der Nervensinnespol durch die Arnika oder durch Quarz gestärkt. Entsprechend kann nach jeder Impfung der Einsatz von Arnica e planta tota D15 und Silicea/Quarz D20 bis D30 empfohlen werden. Der Kinderarzt Georg Soldner empfiehlt Silicea, dreimal 5 Globuli D30 im Abstand von zwölf Stunden nach einer Impfung sowie einmalig 5 Globuli Arnica.

Arnika und Arseneisen bei Muskeldystrophie

Muskeldystrophien werden bis heute als unheilbare Erkrankungen gewertet, die jeglicher modernen Therapie trotzen. Es lohnt aber auch in diesem Bereich, mal etwas »altmodisch« zu denken und interessante Erfahrungen aus dem Bereich der Anthroposophischen Medizin bei diesem Erkrankungsbild zu integrieren. Die Arnika ist da nur ein kleiner Teil der Therapie, aber ohne Arnika wäre auch diese Therapie deutlich schwieriger.

Zur Ermutigung sei eine Krankengeschichte von der Ärztin Alla Selawry gekürzt eingebracht: »Rudolf B. kam mit fünf Jahren erstmals zur Behandlung, klein, blass, schwächlich. Er war immer kränklich. Das Gehen ging in den letzten zwei Jahren immer schlechter, er schwankte häufig und fiel. Der Orthopäde diagnostizierte eine progressive Muskeldystrophie erheblichen Grades, es muss mit einer völligen Lähmung gerechnet werden.

Im Gesamtbild sah es nach einer Eisenprozessstörung aus, die sich in einer früheren mehrfachen Lungenentzündung, einer rezidivierenden Bronchitis und eben dem Muskelschwund auswirkte. Als Therapie wurde Skorodit, ein natürliches Eisenarsenat, verordnet, jeweils sechs Wochen lang: zweimal wöchentlich als subkutane Injektion in den Oberschenkel (D6) bzw. in den Oberarm (D20). Dazwischen Kupferglanz D6, jeweils zwei Wochen lang injiziert, zur Anregung des Aufbaustoffwechsels. Kupfer aktiviert die Eisenfunktion. Im Verlaufe von sechs Monaten besserte sich das Allgemeinbefinden deutlich. Der Junge war weniger ängstlich, spielte mit anderen, war nicht mehr so müde. Die Gliedmaßenmuskulatur zeigte sich zunehmend erholt und nahm an Umfang zu.

Mit der Einschulung gab es wieder Beschwerden. Doch unter anhaltenden Skoroditinjektionen, Arnikabädern und Massagen mit Arnikaöl ging es besser. »Eine sprechende Wandlung erfahren seine Zeichnungen: Anfangs hatte er mit schwarzem Stift Strichmännlein und ein dürres Gestrüpp als Bäume gezeichnet. Jetzt wählt er gern grüne und rote Farben und streicht damit breite Flächen an, seine Menschen, Tiere und Bäume gewinnen üppigere und lebensvollere Gestalten« (SELAWRY 1973). Entgegen der vom Facharzt genannten Prognose einer Lähmung war der Junge ziemlich aktiv; statt der Sonderschule für Körperbehinderte absolvierte er die Volksschule ohne Schwierigkeit und begann danach eine Elektrikerlehre.

Arzneimittel

- Arnica, planta tota, Injektionslösung, Globuli und Tropfen in unterschiedlichen Potenzen (WALA und Weleda)
- Skorodit D8 und D30 Injektionslösung D6 und D10 Verreibung (Pulver) (Weleda)

- Arnica comp./Cuprum ölige Einreibung (Weleda): Cuprum metallicum praeparatum; Auszug aus Arnicae flos, Betulae folium, Calendula officinalis Herba; Lavandulae aetheroleum,   . Rosmarini aetheroleum

Epilog

Das Höchste
»Suchst du das Höchste, das Größte? Die Pflanze kann es dich lehren:
Was sie willenlos ist, sei du es wollend — das ists!«

Friedrich Schiller 1795

In diesem Buch haben wir unterschiedliche Zugänge zur Arnika dargestellt. Wir haben uns an ihre Standorte in wilden Bergwelten und auf sorgsam gepflegten Wiesen begeben, haben sie mit dem Blick des großen Naturforschers Goethe betrachtet, gleichermaßen ihre majestätische Schönheit und ihren Reichtum an Inhaltsstoffen bewundert, sind ihrem Wesen in den Mythen und Überlieferungen der Völker nachgegangen und haben anhand ihrer beeindruckenden Heilwirkungen aufzeigen können, dass diese Königin der Bergwiesen eine Heilpflanze für den modernen Menschen und seine Krankheiten ist. Wir haben Sie, liebe Leserinnen und Leser, mit der erstaunlichen Tatsache bekannt gemacht, dass die Arnika nicht nur bei Verletzungen und Gelenkbeschwerden hilft, sondern auch eine echte Alternative in der modernen Behandlung der multiplen Sklerose sein kann, dass oft erst mit ihrer Unterstützung umfassende Heilungen bei Schlaganfall gelingen, dass sie sich sogar in der Notfallmedizin und der Behandlung von Herzkrankheiten bewährt und sich mit ihrer Hilfe nicht nur Zerrungen, sondern auch schwerwiegende Muskelerkrankungen lindern lassen. Wir haben unzählige Einzelheiten aus unseren unterschiedlichen Fachgebieten und ärztlichen Erfahrungen zusammengetragen, um ein möglichst umfassendes Bild der Arnika auszubreiten, wie es das in Buchform bisher noch nicht gab.

Doch etwas Wichtiges fehlt noch. Es hat mit dem Geheimnis zu tun, das Friedrich Schiller in seinem Gedicht »Das Höchste« anspricht. Dieses ist entstanden aus der Zusammenarbeit von zwei grundverschiedenen Persönlichkeiten, Goethe und Schiller, die sich nur langsam annäherten und im Laufe der Zeit schließlich zu engen Freunden wurden. Erst nachdem sie begriffen hatten, dass sie auf der Grundlage ihrer gegensätzlichen Fähigkeiten gemeinsam viel mehr erreichen können, als ein Einzelner es vermag, entschlossen sie sich zu ihrer äußerst fruchtbaren Zusammenarbeit. Schiller würdigte mit seinem Gedicht höchst umfassend die botanischen Forschungen Goethes.

Eine jede Pflanze hat ihre Entsprechung im Menschen. Das gilt nicht nur im medizinischen Sinne mit Blick auf ihre Heilwirkungen, die wir im Buch dargestellt haben, sondern auch im Sinne von Idealen, denen nachzustreben sich lohnt. In diesem Sinne können Pflanzen unsere Lehrer sein. Indem wir bewusst dem nacheifern, was Pflanzen unbewusst, »willenlos«, wie Schiller es nennt, sind, werden wir nicht nur gesündere Menschen, sondern können zugleich zu unserer eigenen Weiterentwicklung beitragen. Als Buddha einmal nach der Essenz seiner Lehre gefragt wurde, hielt er wortlos eine Blume in die Runde seiner Schüler.

Die Frage liegt nahe: Welche Eigenschaften hält uns die Arnika als Entwicklungsideale vor? Sie strebt nach Höherem und bleibt dabei bodenständig, sich selbst treu, ist unverwechselbar, eigenständig und einzigartig. Von der Arnika können wir lernen, geradlinig zu sein und gleichzeitig mit Widersprüchen zu leben. Denn mehr als ihre Verwandten verbindet die Arnika Gegensätze, und mehr als diese zeigt sie die Aufrichtung während des Blühens und Fruchtens. Die Arnika ist so besonders, weil sie sich tief innerlich »seelisch berühren« lässt und so das ätherische Öl ganz in sich aufnimmt, sozusagen »von Kopf bis Fuß«, von Wurzeln und Rhizomen über die Stängel bis in die Blütenköpfe hinein. Dabei hält sie sich in der physischen Massebildung zurück, mit einer äußerst geringen Zahl an Blütenköpfen, die dafür aber leuchtend groß und dynamisch sind. Die Arnika ist kein Schwergewicht, sie ist pure Dynamik, die sich aus der horizontalen Ebene des Rhizoms aufrecht zur Sonne hin erhebt und darin dem Kranken ähnelt, der sich wie jener am Teich Bethesda aus neu gewonnener Kraft dem Krankenbett entwindet und vor Gesundheit nur so strotzt!

Die Kraft, sich wieder neu zu erheben und auszurichten, wenn uns Niederlagen und Traumen niederdrücken und aus der Bahn werfen, der Jungbrunnen für Kranke, Blinde, Lahme, Ausgezehrte – das ist die Arnika. Möge diese Kraft auch mit Ihnen sein, und mögen Sie in der Arnika eine würdige Lehrerin finden.

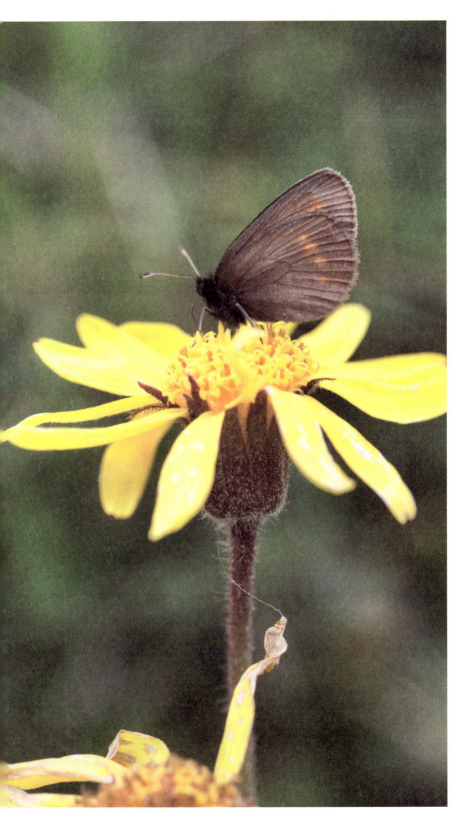

Literatur

Adkison, J., et al.: The Effect of Topical Arnica on Muscle Pain, The Annals of Pharmacotherapy, 44, 10 (2010): 1579–1584

Ahmad, M., et al.: Neuro-pharmacological and analgesic effects of *Arnica montana* extract, International Journal of Pharmacy and Pharmaceutical Science, 5 (2013): 590–593

Aiello, N., et al.: Seed yield and germination characteristics of wild accessions of *Arnica montana* L. from Trentino (Italy), Journal of Applied Research on Medical and Aromatic Plants, 1 (2014): 30–33

Aiello, N., et al.: Morpho-quantitative and qualitative traits of *Arnica montana* L. wild accessions of Trentino, Italy, Industrial Crops and Products, 40 (2012): 199–203

Albertini, H., et al.: Bilan de 60 observations randomiseés. Hypericum-Arnica contre Placébo dans les Névralgies dentaires, Homéopathie, 1, 1 (1984): 47–49

Allen, T. F.: The Encyclopedia of Pure Materia Medica, Jain Publishers, New Delhi 1976

Alonso, D., et al.: Effects of topical Arnica gel on post-laser treatment bruises, Dermatologic Surgery, 28 (2002): 686–688

Appelt, H.: Ein Beitrag zur Arnika-Therapie, Weleda Korrespondenz-Blätter für Ärzte, 3 (1950)

Arncken, T., Ortin, U.: Echinacea in Nordamerika, Arbeitsgruppe Heilmittelerkenntnis, Forschungsinstitut der Naturwissenschaftlichen Sektion am Goetheanum, Dornach 1994

Arncken, T., Ortin, U.: Arnika. Ein Wesensbild, Forschungsprojekt, Forschungsinstitut der Naturwissenschaftlichen Sektion am Goetheanum, Dornach 1996

Aulagnier, G.: Action d´un traitement homéopathique sur la reprise du transit post opératoire, Homéopathic, 2, 6 (1985): 42–45

Bailey, D., Shackleton, R. (Hrsg.): Harvard Studies in Classical Philology, Bd. 85, Harvard University Press, Cambridge, Massachusetts/London 1982

Baillargeon, I.: Les effets de l´Arnica montana sur la coagulation sanguine, Le Médecin de famille canadien, 39 (1993): 2362–2367

Bauer, R., Wagner, H.: Echinacea, Wissenschaftliche Verlagsgesellschaft, Stuttgart 1990

Bäumler, S.: Heilpflanzenpraxis heute. Porträts, Rezepturen, Anwendung, Urban & Fischer, München/Jena 2007

Beard, G. M.: American nervousness. Its causes and consequences. A supplement to Nervous exhaustion (neurasthenia), Putnam Publishers, New York 1881

Bellavite, P., et al.: Immunology and Homeopathy. 3. Experimental Studies on Animal Models, Evidence-based Complementary and Alternative Medicine, 3, 2 (2006): 171–186

Bendre, V.V., Dharmadhikari, S. D.: Arnica montana and Hypericum in dental practise, The Hahnemannian Gleanings, 47 (1980): 4770–4772

Bevilaqua, C. H.: Avalisao do uso medicamento homeopatica Arnica montana no tratamento da dor e edema pos-operatorios em cirurgia buco-maxilo-facial, Dissertation, Sao Paulo 2003

Biehl, G.: Prophylaxe postoperativer Schwellungen mit Irritren, Fortschritte der Medizin, 99, 19 (1981): 745–748

Bilia, A. R., et al.: Development and stability of semisolid preparations based on a supercritical CO_2 arnica extract, Journal of Pharmaceutical and Biomedical Analysis, 41 (2006): 449–454

Bockemühl, J.: Ein Leitfaden zur Heilpflanzenerkenntnis, Bd. 2, Verlag am Goetheanum, Dornach 2000

Böhmer, D., Ambrus, P.: Behandlung von Sportverletzungen mit Traumeel-Salbe. Kontrollierte Doppelblindstudie, Biologische Medizin, 21, 4 (1992): 260–268

Bomme, U.: Anbau und Züchtung von *Arnica montana*. Zeitschrift für Phytotherapie, 21, 1 (2000): 52

Bourgois, J. C.: Action du capital veineux chez les perfusées au long cours dans le cancer du sein, Dissertation der Universität Bobigny Paris Nord, Paris 1984

Brand, N.: *Cynara scolymus* L. Die Artischocke, Zeitschrift für Phytotherapie, 11, 5 (1990): 169-175

Breitkreuz, T., Meyer, F.: Erkrankungen des Herz-Kreislauf-Systems, Weleda, Schwäbisch Gmünd 2009

Brinkhaus, B., et al.: Homeopathic Arnica therapy in patients receiving knee surgery. Results of three randomised double-blind trials, Complementary Therapies in Medicine, 14, 4 (2006): 237–246

Brock et al.: Assessment report on Arnica montana L., flos., European Medicines Agency (Science medicines agency), EMA/HMPC/198794/2012: 1–25

Bühring, M. K., et al. (Hrsg.): Naturheilverfahren und Unkonventionelle Medizinische Richtungen (Loseblattsystem), Springer Verlag, Berlin/Heidelberg/New York 2013

Bundesamt für Naturschutz, Bonn, zu Arnica montana https://www.bfn.de/fileadmin/ BfN/natura2000/Dokumente/Pfl_Arnimont.pdf, gesehen am 18.01.2018 auf Seite https://www.bfn.de/themen/natura-2000/management/massnahmenkonzepte.; pdf-Datei; 11 S.

Bundesinstitut für Arzneimittel und Medizinprodukte: Liste der Monographien der Kommission E (Phytotherapie), http://www.bfarm.de

Camacho, C., et al.: Effectiveness of Homoeopathic medicine Arnica 7ch versus Naproxen on post operative extraction of third molar including pain relief, 3rd Congress of the Liga Medicorum Homoeopathica Internationalis, Oostende 2008

Camargo, R. A. de, et al.: Effect of the oral administration homeopathic Arnica montana on mitochondrial oxidative stress, Homeopathy, 102, 1 (2013): 49–53

Campbell, A.: Two Pilot Controlled Trials of Arnica montana, British Homoeopathic Journal, 65, 3 (1976): 154–158

Campbell, A.: Three Modern Provings, British Homoeopathic Journal, 73, 4 (1984): 226–228

Castro, F. C. B., et al.: Effects of microcurrent application alone or in combination with topical Hypericum perforatum L. and Arnica montana L. on surgically induced wound healing in Wistar rats, Homeopathy, 101, 3 (2012): 147–153

Chaiet, S.R., Marcus, B. C.: Perioperative Arnica montana for Reduction of Ecchymosis in Rhinoplasty Surgery, Annals of Plastic Surgery, 76, 5 (2016): 477–482

Clair, S.: Arnica. A proven first aid remedy for injuries and accidents, Journal of New Zealand Association of Medical Herbalists, (2010): 12–13

Colau, J.-C., et al.: Efficacy of a Non-Hormonal Treatment, BRN-01, on Menopausal Hot Flashes. A Multicenter, Randomized, Double-Blind, Placebo-Controlled Trial, Drugs in R&D, 12, 3 (2012): 107-119

Conche, B.: Effets sur la coagulation sanguine de l'Arnica à doses infinitésimales, Dissertation der Universität René Descartes, Paris 1979

Cornu, C., et al.: No effect of a homoeopathic combination of Arnica montana and Bryonia alba on bleeding, inflammation, and ischaemia after aortic valve surgery, British Journal of Clinical Pharmacology, 69, 2 (2010): 136–142

Creuzer, G. F.: Symbolik und Mythologie der alten Völker, besonders der Griechen. I. bis IV. Theil, Bd. 2, Heyer und Leske Verlag, Leipzig/Darmstadt 1820

Czygan, F.-C., Schulz, E.: Die Artischocke und Johann Wolfgang von Goethe, Zeitschrift für Phytotherapie, 24, 6 (2003): 277–282

Daems, W.: Die Arnika. Eine Provokation, Weleda Korrespondenz-Blätter für Ärzte, 74 (1969)

Deterding, E.: Grippe und Paradentose im Gegensatz zu Meningitis und Cervicalsyndrom, Beiträge zu einer Erweiterung der Heilkunst nach geisteswissenschaftlichen Erkenntnissen, 17, 6 (1964): 219–223

Dewey, W. A.: Essentials of Homoeopathic Materia Medica. Being a Quiz Compend upon the Principles of Homoeopathy, Homoeopathic Pharmacy, and Homoeopathic Materia Medica. Arranged and Compiled Especially for the Use of Students of Medicine, Boericke & Tafel, Philadelphia 1894

Diederich, K.: *Taraxacum officinalis*, Der Merkurstab. Zeitschrift für Anthroposophische Medizin, 60, 6 (2007): 566–571

Diederich, K., et al.: Multiple Sklerose. Ihr Verständnis und ihre Therapie aus naturwissenschaftlicher und menschenkundlicher Sicht. Eine Fallstudie, Der Merkurstab. Zeitschrift für Anthroposophische Medizin, 63, 3 (2010): 235–252

Diederich, K., Riggers, U.: Die Arnika, Der Merkurstab. Beiträge zu einer Erweiterung der Heilkunst, 56, 2 (2003): 61–76

Dold, K.: Apistherapie und deren Anwendung bei degenerativen Nervenerkrankungen, Der Merkurstab. Zeitschrift für Anthroposophische Medizin, 68, 3 (2015): 204–208

Dietz, V.: Homeopathic and herbal preparations of Arnica montana for treatment of musculoskeletal injuries, Integrative Medicine, 1 (1998): 42–44

Dorfman, P., et al.: Evaluation de l´activité d´Arnica 5 CH sur les troubles veineux après perfusion prolongée, Cahiers de Biothérapie, 98, Supplement (1988): 77–82

Dorfman, P., et al.: Iléus post-opératoire et homéopathie. Bilan d´une évaluation clinique, Cahiers de Biothérapie, 114 (1992): 33–39

Dorfman, P., et al.: Préparation á l´accouchement par homéopathie. Expérimentation en double insu versus placebo, Cahiers de Biothérapie, 94 (1987): 77–81

Douglas, J. A., et al.: Sesquiterpene lactones in Arnica montana. A rapid analytical method and the effects of flower maturity and simulated mechanical harvesting on quality and yield, Planta Medica, 70 (2004): 166–170

Dziki, U. G., et al.: Seeds of Arnica montana and Arnica chamissonis as a potential source of natural antioxidants, Herba Polonica, 55 (2009): 60–71

Edelhäuser, F.: Therapeutische Möglichkeiten in der neurologischen Rehabilitation. Die Aufgaben des Nervensystems beim Wahrnehmen und Bewegen, Der Merkurstab. Zeitschrift für Anthroposophische Medizin, 69, 5 (2016): 332–344

Ekenäs, C.: Phylogenies and Secondary Chemistry in Arnica (Asteraceae), Digital Comprehensive Summaries of Uppsala Dissertations from the Faculty of Science and Technology 392, Acta Universitatis Upsaliensis, Uppsala 2008, urn:nbn:se:uu:diva-8459

Engel, W.: Kolloidales Gold und Goldspiegel. Wie das Gold in Farben und Wärme erlebt werden kann, Der Merkurstab. Beiträge zu einer Erweiterung der Heilkunst, 55, 6 (2002): 456–461

Engel, W.: Pharmazeutische Aspekte zur Verarbeitung von Bienenkönigin, Arbeiterin und Drohne, Der Merkurstab. Zeitschrift für Anthroposophische Medizin, 68, 3, (2015): 212–215

Ernst, E., Pittler, M. H.: Efficacy of homeopathic Arnica, Archives of Surgery, 133 (1998): 1187–1190

Ernst, E.: The benefits of Arnica. 16 case reports, Homeopathy, 92, 4 (2003): 217–219

Estrangin, M.: Essai d´approche expérimentale de la thérapeutique homéopathique, Dissertation der Université Scientifique et Médicale de Grenoble, 1979

European Pharmacopeia, 9. Auflage, Strasburg 2016: 1251

Evangelou, N., et. al.: Pathological study of spinal cord atrophy in multiple sclerosis suggests limited role of local lesions, Brain. A journal of neurology, 128 (2005): 29–34, doi:10.1093/brain/awh323. PMID 15548559

Feldhaus, H.-W.: Zur Frage der Wirtschaftlichkeit homöopathischer Behandlungsmethoden in der Kassenzahnarztpraxis, Allgemeine Homöopathische Zeitung, 237, 3 (1992): 115–122

Fiedler, F.: Mythologie der Griechen und italischen Völker. Für studierende Jünglinge und Freunde des klassischen Alterthums, Druck und Verlag Karl Grunert, Halle 1823

Fischer-Rizzi, S.: Medizin der Erde. Legenden, Mythen, Heilanwendung und Betrachtung unserer Heilpflanzen, Hugendubel Verlag, München 1984

Foster, St., Hobbs, Ch.: Indian herbalogy of North America. A Field Guide to Western Medicinal Plants and Herb, Houghton Mifflin Co., Boston 2002

Friedman, M., Rosenman, R.: Association of specific overt behaviour pattern with blood and cardiovascular findings, Journal of the American Medical Association, 169 (1959): 1286–1296

Friedrich, A.: Die Arnika als Prototyp einer Heilpflanze, Weleda Korrespondenz-Blätter für Ärzte, 3 (1950)

Friedrich, A.: Über die Arnika-Wirkung im Brandheilmittel Combudoron, Weleda Korrespondenz-Blätter für Ärzte, 39 (1959)

Ganzera, M., et al.: Quantitative analysis of flavonoids and phenolic acids in Arnica montana L. by micellar electrokinetic capillary chromatography, Analytica Chimica Acta, 614, 2 (2008): 196–200

Garrett, J. T.: The Cherokee Herbal. Native Plant Medicine from the Four Directions, Bear & Company, Rochester 2003

Gawlik, W.: Arzneimittelbild und Persönlichkeitsportrait, Hippokrates Verlag, Stuttgart 1990

Gershenson, D. E.: Apollo the Wolf-god, Journal of Indo-European Studies, Monograph Series, 8 (1992)

Gesellschaft Anthroposophischer Ärzte in Deutschland e.V: Vademecum Anthroposophische Arzneimittel, 4. Auflage, Dornach 2017

Gibson, J., et. al.: Double blind trial of Arnica in acute trauma patients, British Homoeopathy Research Group Communications, 21 (1991): 34–41

Goedemans, A., et al.: Topical Arnica and mucopolysaccharide polysulfate (Hirudoid) to decrease bruising and pain associated with haemodialysis cannulation related infiltration: a pilot study, Renal Society of Australasia Journal, 10, 2 (2014): 62–65

Goethes Naturwissenschaftliche Schriften, hrsg. von Rudolf Steiner, Bd. 1, S. 217–238, Rudolf Steiner Verlag, Dornach 1975

Grah, T.: Therapie einer primär chronischen Polyarthritis (PCP) mit begleitender Iridocyclitis, Der Merkurstab. Beiträge zur einer Erweiterung der Heilkunst, 55, 6 (2002): 466–467

Grohmann, G.: Die Pflanze. Ein Weg zum Verständnis ihres Wesens, Bd. I und II, Stuttgart 1991

HagerROM 2010. Hagers Enzyklopädie der Arzneistoffe und Drogen, DVD-ROM, Wissenschaftliche Verlagsgesellschaft Stuttgart, Springer Verlag, Stuttgart 2010

Hagers Handbuch der pharmazeutischen Praxis, Bd. 4, Chemikalien und Drogen A–D, Springer Verlag, Stuttgart 2013

Hahnemann, S.: Organon der Heilkunde, Hippokrates Verlag, Stuttgart 1982

Hahnemann, S.: Reine Arzneimittellehre, Nachdruck der 3. Auflage, Dresden 1830, Haug Verlag, Heidelberg 1994

Hallmann, C. A., et al.: More than 75 percent decline over 27 years in total flying insect biomass in protected areas, PLOS ONE, 12, 10 (2017): e0185809. doi.org/10.1371/journal.pone.0185809

Hart, O., et al.: Double-blind, placebo-controlled, randomized clinical trial of homoeopathic Arnica C30 for pain and infection after total hysterectomy, Journal of the Royal Society of Medicine, 90 (1997): 73–78

Hartungen, C. von: Arnica Montana., DHM, 5, 6 (1954): 301-310

Heeger, E. F.: Handbuch des Arznei- und Gewürzpflanzenbaus, Nachdruck von 1956, Verlag Harri Deutsch, Frankfurt am Main/Thun 1989

Hering, C.: The guiding symptoms of our materia medica, Jain Publishers, New Delhi 1974

Hildebrandt, G., Eltze, C.: Über die Wirksamkeit verschiedener Potenzen (Verdünnungen) von Arnica beim experimentell erzeugten Muskelkater, Erfahrungsheilkunde, 33, 7 (1984): 430–435

Hildebrandt, G., Moog-Schulze, B.: Arbeitsbericht für die Karl und Veronica Carstens-Stiftung vom 28.03.1991, 1991

Hildegard von Bingen: Naturkunde. Das Buch von dem inneren Wesen der verschiedenen Naturen in der Schöpfung. Nach den Quellen übersetzt und erläutert von Peter Riethe, Otto Müller Verlag, Salzburg 1959

Hintermeier, H., Hintermeier, M.: Blütenpflanzen und ihre Gäste, Obst- und Gartenbauverlag, München 2002

Hintermeier, H., Hintermeier, M.: Blütenpflanzen und ihre Gäste, Teil 3, Eigenverlag, Gallmersgarten 2012

Hör, K. H.: Arnica und Pertussis, Deutsches Journal für Homöopathie, 5, 4 (1986): 378

Hofmeyr, G. J., et al.: Postpartum homoeopathic Arnica montana. A potency-finding pilot study, British Journal of Clinical Practice, 44, 12 (1990): 619–621

Huber, R., et al.: Arnica and stinging nettle for treating burns. A self-experiment, Complementary Therapies in Medicine, 19 (2011): 276–280

Iannitti, T., et al.: Effectiveness and safety of Arnica montana in post-surgical setting, pain and inflammation, American Journal of Therapeutics, 23, 1 (2014): 1–17

Ives, G.: Recent research with Arnica, British Homoeopathic Research Group Communications, (1996): 2423–2425

Jawara, N., et al.: Homeopathic Arnica and Rhus toxicodendron for delayed onset muscle soreness, British Homoeopathic Journal, 86, 1 (1997): 10–15

Jeffrey, S., Belcher, H.: Use of Arnica to relieve pain after carpal tunnel release surgery, Alternative Therapies in Health and Medicine, 8, 2 (2002): 66–68

Karow, J.-H., et al.: Wirkung von Arnica montana D4 auf den Heilungsverlauf nach Hallux-valgus Operationen im Vergleich zu Diclofenac, Der Merkurstab. Zeitschrift für Anthroposophische Medizin, 61, 5 (2008): 445–451

Karow, J.-H., et al.: Efficacy of Arnica montana D4 for healing of wounds after Hallux valgus surgery compared to diclofenac, Journal of Alternative and Complementary Medicine, 14, 1 (2008): 17–25

Kaufmann, H.: Mineralische Kompositionen nach dem Modell von Heilpflanzen, Weleda Korrespondenz-Blätter für Ärzte, 100 (1981)

Kawakami, A. P., et al.: Inflammatory process modulation by homeopathic Arnica montana 6CH. The role of individual variation, Evidence-Based Complementary and Alternative Medicine, 2011; 2011: 917541

Kaziro, G.: Metronidazole (Flagyl) and Arnica montana in the prevention of post-surgical complications. A comparative placebo controlled clinical trial, British Journal of Oral and Maxillofacial Surgery, 22, 1 (1984): 42–49

Kennedy, C. O.: A controlled trial, British Homoeopathic Journal, 60, 2 (1971): 120–127

Kennedy, J. F., et al.: Analysis of the oligosaccharides from the roots of *Arnica montana* L., *Artemisia absinthium* L., and *Artemisia dracuncula* L. Carbohydrate Polymers, 9 (1998): 277–285

Keysell, G. R., et al.: An investigation into the analgesic activity of two homoeopathic preparations Arnica & Hypericum, Midlands Homeopathy research Group Communications, 11 (1984): 32–34

Kiehs-Glos, C.: Arnika. Eine Heilpflanze voll Kraft und Sensibilität, Verlag Freies Geistesleben & Urachhaus, Stuttgart 2002

Klejinen, J., et al.: Clinical trials of homoeopathy, British Medical Journal, 302 (1991): 316–323

Knauer, R.: Wie wir auf den Hund gekommen sind. Die ersten Haustiere der Menschen, Stuttgarter Zeitung, 5.6.2016, http://www.stuttgarter-zeitung.de/inhalt.die-ersten-haustiere-der-menschen-wie-wir-auf-den-hund-gekommen-sind.39a676b8-05ca-4db3-948e-ca156e276d5f.html

Knuesel, O., et al.: Arnica montana gel in osteoarthritis of the knee. An open, multicenter clinical trial, Advances in Therapy, 19, 5 (2002): 209–218

Köhler, G.: Lehrbuch der Homöopathie, Bd. 2, Hippokrates Verlag, Stuttgart 1986

Koo, H., et al.: In vitro antimicrobial activity of propolis and Arnica montana against oral pathogens, Archives of Oral Biology, 45, 2 (2000): 141–148

Kosch, A.: Handbuch der Deutschen Arzneipflanzen, Springer Verlag, Berlin/Heidelberg 1939

Kotlus, B. S., et al.: Evaluation of homeopathic Arnica montana for ecchymosis after upper blepharoplasty. A placebo-controlled, randomized, double-blind study, Ophthalmic Plastic & Reconstructive Surgery, 26, 6 (2010): 395–397

Krause, H. H.: Zur Behandlung von Myelitis, Ärzte-Rundbrief der Ärztegruppe der Anthroposophischen Gesellschaft Stuttgart, 1, 5 (1947): 38

Kresken, J.: Die Sesquiterlactone in den Blüten der Unterarten und Varietäten von Arnica chamissonis Less., Inaugural-Dissertation, Düsseldorf 1984

Kries, M. von: Arnika-Behandlung der Furunkulose, Weleda Korrespondenz-Blätter für Ärzte, (5) 1949

Kriplani, P., et al.: *Arnica montana* L. A plant of healing: review, Journal of Pharmacy and Pharmacology, 69, 8 (2017): 925-945. doi: 10.1111/jphp.12724

Krüger, H.: Aphoristisches über Arnica montana und ihre Heilkraft, Weleda Korrespondenz-Blätter für Ärzte, 3 (1950)

Krüger-Woernle, C.: Studie zu den Heilkräften der Arnika, Weleda Korrespondenz-Blätter für Ärzte, 74 (1969)

Kubo, I., et al.: Antimicrobial agents from Heterotheca inuloides, Planta Medica, 60, 3 (1994): 218–221

Kucera, M., et al.: Arnica/Hydroxyethyl salicylate combination spray for ankle distortion: a four-arm randomised double-blind study, Pain Research and Treatment, 2011; 2011: 365625

Kutschera, L., Lichtenegger, E.: Wurzelatlas mitteleuropäischer Grünlandpflanzen, Bd. 2 (1), Gustav Fischer Verlag, Stuttgart/Jena/New York 1992

Kundu, T., et al.: Homeopathic medicines substantially reduce the need for clotting factor concentrates in haemophilia patients: results of a blinded placebo controlled cross over trial, Homeopathy, 101, 1 (2012): 38–43

Lass, C., et al.: Anti-inflammatory and immune-regulatory mechanisms prevent contact hypersensitivity to Arnica montana L., Experimental Dermatology 17, 10 (2008): 849-857

Leu, S., et al.: Accelerated resolution of laser-induced bruising with topical 20% arnica: a rater-blinded randomized controlled trial, British Journal of Dermatology, 163, 3 (2010): 557–563

Leven, W., Willuhn, G.: Spectrophotometric determination of sesquiterpenelactone (S1) in Arnicae Flos DAB 9 with m-Dinitrobenzene, Planta Medica, 52 (1986): 537–538

Linné, C. von: Vollständiges Pflanzensystem, nach der dreyzehnten lateinischen Ausgabe und nach Anleitung des holländischen Houttuynischen Werks, übersetzt und mit einer ausführlichen Erklärung ausgefertigt von G. F. Christmann und G. W .F. Panzer, Gabriel Nicolaus Raspe, Nürnberg 1777–1788

Lökken, P., et al.: Effect of homoeopathy on pain and other events after acute trauma. Placebo controlled trial with bilateral oral surgery, British Medical Journal, 310 (1995): 1439–1442

Lüdtke, R., Hacke, D.: Zur Wirksamkeit des homöopathischen Arzneimittels Arnica montana, Wiener medizinische Wochenschrift, 155, 21/22 (2005): 482–490

Lyss, G., et al.: Helenalin, an anti-inflammatory sesquiterpene lactone from Arnica, selectively inhibits transcription factor NF-kappaB, Biological Chemistry, 378, 9 (1997): 951–961

Macedo, S. B., et al.: Effect of Arnica montana 6 cH on edema, mouth opening and pain in patients submitted to extraction of impacted third molars, Ärztezeitschrift für Naturheilverfahren 46, 6 (2005)

Madaus, G.: Lehrbuch der biologischen Heilmittel, Bd. 1-11, Mediamed Verlag, Ravensburg 1987

Mahlangu, J. N., et al.: Arnica montana has no effect on coagulation and bleeding time in vivo, International Society on Thrombosis and Haemostasis, 7, Supplement 1 (2009): 1–1204

Mandera, R.: Wandlungen der Durchdringungs-Metamorphose am Beispiel von Mariendistel, Benediktendistel und Eselsdistel, Tycho de Brahe-Jahrbuch für Goetheanismus 1987, S. 164-197, Tycho Brahe-Verlag, Niefern 1987

Marchishin, S. M.: Efficacy of the phenol compounds of Arnica in toxic lesion of the liver, Farmakologiia i Toksikologiia, 46, 2 (1983): 102–106

Mariani, E., et al.: Anthroposophical injectable Arnica montana extract in acute low back pain: a prospective study, European Journal of Integrative Medicine, 1, 4 (2009): 239–240

Mayer, J. G., Czygan F.-C.: *Arnica montana* L. oder Bergwohlverleih, Zeitschrift für Phytotherapie, 21, 1 (2000): 30–36

Merfort, I.: Arnika. Aktueller Stand hinsichtlich Wirksamkeit, Pharmakokinetik und Nebenwirkungen, Zeitschrift für Phytotherapie, 31, 4 (2010): 188–192

Merfort. I.: Caffeoylquinic acids from flowers of Arnica montana and Arnica chamissonis, Phytochemistry, 31, 6 (1992): 2111–2113

Meyer, F., Loewensprung, St. von: Besondere Weleda Arzneimittel und ihre Wirkweise, Schwäbisch Gmünd 2010

Meyer, F.: Anthroposophische Medizin (Kapitel 2.3), in: Schmiedel, V., Augustin, M. (Hrsg.): Leitfaden Naturheilkunde. Methoden, Konzepte und praktische Anwendung, Urban & Fischer, München/Jena 2017

Meyer, F., Straub, F.: Die Magischen 11 der heilenden Pflanzen, Gräfe und Unzer Verlag, München 2011

Meyer, U.: Arnika ist ein Gedicht bei stumpfen Verletzungen, PTA-Forum, 3 (1999)

Mezger, J.: Gesichtete Homöopathische Arzneimittellehre, Haug Verlag, Heidelberg 1981

Michaud, J.: Action d'Apis mellifica et d'Arnica montana dans la prévention des œdèmes post-opératoires en chirurgie maxillo-faciale à propos d'une expérimentation clinique sur 60 observations, Dissertation, Nantes 1981

Miller, G.: Körper – Seele – Homöopathie. Die Psychosomatik von 170 Arzneipersönlichkeiten, Books on Demand, Norderstedt 2013

Mittelstadt, U., et al.: The Homeopathic treatment of sports injuries: A mixed systematic review exploring effectiveness, Journal of Case Studies in Homeopathy, 1, 3 (2013): 9–53

Moerman, D. E.: Native American Ethnobotany, Timber Press, Portland, Oregon 1998, 5. Auflage 2004

Momsen, J.: Das ausdauernde Gänseblümchen. Ein heilkräftiger Immerblüher, Der Merkurstab. Zeitschrift für Anthroposophische Medizin, 61, 3 (2008): 270–283

Müller, Kanzler Friedrich von: Unterhaltungen mit Goethe. Kritische Ausgabe von Ernst Grumach, Böhlau Verlag, Weimar 1956

Müller-Ebeling, C., et al.: Hexenmedizin. Die Wiederentdeckung einer verbotenen Heilkunst. Schamanische Traditionen in Europa, AT Verlag, Aarau 1998, 7. Auflage 2009

Nager, F.: Goethe – Der heilkundige Dichter, Insel Verlag, Frankfurt am Main 1994

Native American Ethnobotany Database http://naeb.brit.org/uses/search/?string=Arnica

Nayak, C., et al.: A Prospective Multicenter Observational Study to evolve the usefulness of the nine predefined homoeopathic medicines in Furunculosis, Indian Journal of Research in Homoeopathy, 4, 1 (2010)

Niebauer, G. W., et al.: Die Wirkung von homöopathischen Arnica D12 und Actihaemyl auf die Wundheilung im Tierexperiment, Der praktische Tierarzt, 61, 2 (1980): 168–132

Oberbaum, M., et al.: Homeopathy and emergency medicine. A case series, Homeopathy, 92 (2003): 44–47

Oberbaum, M., et al.: The effect of the homeopathic remedies Arnica montana and Bellis perennis on mild postpartum bleeding. A randomized, double-blind, placebo-controlled study. Preliminary results, Complementary Therapies in Medicine, 13, 2 (2005): 87–90

Obon, C., et al.: Arnica. A multivariate analysis of the botany and ethnopharmacology of a medicinal plant complex in the Iberian Peninsula and the Balearic Islands, Journal of Ethnopharmacology, 144 (2012): 44–56

Offterdinger, G. G.: Anleitung für das Landvolk in Absicht auf seine Gesundheit, Zürich 1782

Oi, J., et al.: Flora of Japan (in English). Vereinheitlichte, komplett überarbeitete und erweiterte Übersetzung, Smithsonian Institution, Hamilton, Washington 1965

Paldamus, V. H. L.: Versuch einer Toxicologie, Rengersche Buchhandlung, Halle 1803

Paris, A.: Effect of homeopathy on analgesic intake following knee ligament reconstruction. A phase III monocentre randomized placebo controlled study, British Journal of Clinical Pharmacology, 65, 2 (2008): 180–187

Paßreiter, C.M.: Co-occurrence of 2-pyrrolidineacetic acid with the pyrrolizidines tussilaginic acid and isotussilaginic acid and their 1-epimers in Arnica species and Tussilago farfara, Phytochemistry, 31, 12 (1992): 4135–4137

Pavlova, A., Dancheva M.: Primi risultati della terapia con Arnica –Heel® e Arnica comp. –Heel® in pazienti emofilici, La Medicina Biologica, 2 (2001)

Pawlaczyk, I., et al.: Polyphenolic-polysaccharide compounds from selected medicinal plants of Asteraceae and Rosaceae families. Chemical characterization and blood anticoagulant activity, Carbohydrate Polymers, 77, 3 (2009): 568–575

Pelikan, W.: Heilpflanzenkunde, Bd. I–III, Verlag am Goetheanum, Dornach 1988

Petrova, M., et al.: Biotechnological approaches for cultivation and enhancement of secondary metabolites in Arnica montana L., Acta Physiologiae Plantarum, (2012): 123–133

Pharmazeutische Zentralhalle für Deutschland, Jg. 20, Springer, Berlin 1879

Pinsent, R. J., et al.: Does Arnica reduce pain and bleeding after dental extraction?, Communications of the British Homoepathy Research Group, 15 (1986): 3–11

Pleier, I.: Ein Weg zum Verständnis der Echten Kamille über den Vergleich mit anderen Kamille-Arten, Elemente der Naturwissenschaft, 60 (1994): 9–31

Plezbert, J., Burke, J.: Effects of the homeopathic remedy Arnica on attenuating symptoms of exercise-induced muscle soreness, Journal of Chiropractic Medicine, 4, 3 (2005)

Plinius: Naturalis historia. Verschiedene Ausgaben

Pljevljakusic, D., et al.: Rhizome and root yield of the cultivated Arnica montana L., chemical composition and histochemical localization of essential oil, Industrial Crops and Products, 39 (2012): 177–189

Pöllmann. L., Hildebrandt, G.: Long-term control of swelling after maxillo-facial surgery. A study on circaseptan reactive periodicity, International Journal of Chronobiology, 8, 2 (1982): 105–114

Pöllmann, L., Hildebrandt, G.: Zur Gabe von Arnica Planta tota D3 bei kieferchirurgischen Eingriffen, Erfahrungsheilkunde, 7 (1985): 503–506

Preller, L.: Griechische Mythologie Theogonie, Götter – Kapitel 27, http://gutenberg. spiegel.de/buch/-4906/27

Puhlmann, J., et al.: Immunologically active polysaccharides of Arnica montana cell cultures, Phytochemistry, 30, 4 (1991): 1141–1145

Rafai, N.: Arnica und Hypericum D30 nach operativer Weisheitszahnentfernung, Dissertation, Aachen 2005

Ramelet, A., et al.: Homeopathic Arnica in postoperative haematomas. A double-blind study, Dermatology, 201, 4 (2000): 347–348

Raschka, C., Trostel, Y.: Effekt einer homöopathischen Arnikapräparation (D4) auf Muskelkater. Plazebokontrollierte Crossover-Studie, MMW-Fortschritte der Medizin, 148, 2 (2006): 93–95

Reinhard, J., Baumann, A.: Unerhörtes aus der Medizin. Gespräche eines Anthroposophen mit dem Physiker, Naturheilarzt und Bergführer Dr. med. Jürg Reinhard, Hallwag Verlag, Bern/Stuttgart 1989

Reinhard, J., Baumann, A.: Sanfte Heilpraxis mit selbstgemachten Medikamenten, Hallwag Verlag, Bern/Stuttgart 1993

Reitzner, T. G.: Explorative Studie über die Wirksamkeit von Arnica in den homöopathischen Dezimalpotenzen D2, D3, D4, D6 und D8, Inaugural-Dissertation, Marburg 1985

Rivoir, A.: Kupfer, Zink und Schwefelsäure als Ansatz zur Therapie der Multiplen Sklerose, Der Merkurstab. Beiträge zur einer Erweiterung der Heilkunst, 54, 3 (2001): 190–192

Robertson, A., et al.: Homeopathic Arnica montana for post-tonsillectomy analgesia. A randomised placebo control trial, Homeopathy, 96, 1 (2001): 17–21

Roeber, G.: Arnica montana. Behandlung der Gehirntumoren. Mitteilungen 2 und 3, 1984, Verein für Krebsforschung Arlesheim/Schweiz

Roemer, F.: Arnica montana, Bergwohlverleih, Manuskript vom 25. Juni 1990, bezogen über die WALA Heilmittel GmbH, Eckwälden

Roemer, F.: Zur Verwendung von *Taraxacum officinale*, *Cichorium intybus* und *Carduus marianus* bei der Therapie von Lebererkrankungen, Der Merkurstab. Beiträge zur einer Erweiterung der Heilkunst, 54, 4 (2001): 250–257

Roemer, F.: Überlegungen zur Arnika-Krankheit hinsichtlich des Wesensgliederverständnisses, der Pathologie und des Arzneimittelbildes – zur medizinisch-pharmazeutischen Arbeit an der Sektion. Protokoll vom 6.4.1994 der medizinisch-pharmazeutischen Sektionstagung im März 1994 am Goetheanum, bezogen über die WALA Heilmittel GmbH Eckwälden

Rüping, J., Kook, D.: Facts Augenheilkunde, KVM Verlag, Marburg 2010

Sacred Destinations: Mount Shasta, Mount Shasta City, http://www.sacred-destinations.com/usa/mount-shasta

Savage, R. H.: A Double Blind Trial to Assess the Benefit of Arnica Montana Acute Stroke Illness, British Homoeopathic Journal, 66 (1977): 207–220

Savage, R. H.: A Further Double-blind trial to Assess the Benefit of Arnica Montana Acute Stroke Illness, British Homoeopathic Journal, 67 (1978): 210–222

Schiller, F. Gedichte. 1789-1805, Holzinger Verlag, Berlin 2013

Schröder, H., et al.: Helenalin and 11, 13 Dihydrohelenalin, two constituents from *Arnica montana* L., Inhibit human platelet function via Thiol-dependent pathways, Thrombosis Research, 57, 6 (1990): 839–845

Schüpbach, M.: Kristalle, Licht und Farben im Stein, Verlag am Goetheanum, Dornach 1997

Schulze, U.: Die Wirkung von Cactus comp II anhand einer Falldarstellung, Der Merkurstab. Beiträge zu einer Erweiterung der Heilkunst, 59, 3 (2006): 255–257

Seeley, B. M., et al.: Effect of homeopathic Arnica montana on Bruising in Face-lifts. Results of a Randomized, Double-blind, Placebo-Controlled Clinical Trial, Archives of facial plastic surgery, 8, 1 (2006): 54–59

Selawry, A.: Gestufte Eisentherapie des Gelenkrheumatismus. Beiträge zu einer Erweiterung der Heilkunst nach geisteswissenschaftlichen Erkenntnissen, 25, 4 (1972): 125–130

Selawry, A.: Eisentherapie bei progressiver Muskeldystrophie. Beiträge zu einer Erweiterung der Heilkunst nach geisteswissenschaftlichen Erkenntnissen, 26, 5 (1973): 194–197

Selawry, A.: Silicium-Wirkungsbereiche, Ärzte-Rundbrief der Ärztegruppe der Anthroposophischen Gesellschaft Stuttgart, 1, 3 (1947): 5–11

Simonis, W.: Apis. Die Honigbiene. *Apis mellifica* L., Teil I, Beiträge zu einer Erweiterung der Heilkunst nach geisteswissenschaftlichen Erkenntnissen, 14, 3 (1961): 95–109

Simonis, W. C.: Heilpflanzen und Mysterienpflanzen, Novalis Verlag, Schaffhausen 1981

Soldner, G.: Cuprum/Quarz in der Akutbehandlung traumabedingter Hämatome, Der Merkurstab. Beiträge zu einer Erweiterung der Heilkunst, 58, 3 (2005): 221

Soldner, G., Stellmann, M.: Individuelle Pädiatrie. Leibliche, seelische und geistige Aspekte in Diagnostik und Beratung. Anthroposophisch-homöopathische Therapie, Wissenschaftliche Verlagsgesellschaft, Stuttgart 2011

Sommer, M.: Multiple Sklerose. Was können wir an ihr verstehen und wie behandeln wir sie?, Der Merkurstab. Zeitschrift für Anthroposophische Medizin, 69, 4 (2016): 297–313

Sparaco, A., et al.: Clinical patterns in odontoiatric surgery patients. Comparison between antibiotics plus analgesics versus Arnica planta tota D3 plus Silicea compositum, European Journal of Integrative Medicine 2 (2010): 175–215

Spitaler, R., et al.: Altitudinal variation of secondary metabolite profiles in flowering heads of Arnica montana cv. ARBO, Phytochemistry, 67, 4 (2006): 409–417

Spitaler, R., et al.: Altitudinal variation of phenolic contents in flowering heads of Arnica montana cv. ARBO. A 3-year comparison, Journal of Chemical Ecology, 34, 3 (2008): 369–375

Stammel, H.J.: Die Apotheke Manitous. Das Heilwissen der Indianer, Rowohlt Taschenbuch Verlag, Reinbek bei Hamburg 2000

Staneva, J., et al.: Quantitative analysis of sesquiterpene lactones in extract of Arnica montana L. by 1H NMR spectroscopy, Journal of Pharmaceutical and Biomedical Analysis, 54, 1 (2011): 94–99

Steiner, R.: Welt, Erde und Mensch, Vortrag vom 6.8.1908, GA 105, Rudolf Steiner Verlag, Dornach 1983

Steiner, R.: Geisteswissenschaftliche Menschenkunde, Vortrag vom 21.10.1908, GA 107, Rudolf Steiner Verlag, Dornach 1988

Steiner, R.: Geisteswissenschaft und Medizin, GA 312, Rudolf Steiner Verlag, Dornach 1990

Steiner, R.: Physiologisch-Therapeutisches auf Grundlage der Geisteswissenschaft, Vortrag vom 2.1.1924, GA 314, Rudolf Steiner Verlag, Dornach 1989

Steiner, R.: Das Zusammenwirken von Ärzten und Seelsorgern, Vortrag vom 17.9.1924, GA 318, Rudolf Steiner Verlag, Dornach 1984

Steiner, R.: Geisteswissenschaftliche Grundlagen zum Gedeihen der Landwirtschaft, Vorträge vom 10.6. und 13.6.1924, GA 327, Rudolf Steiner Verlag Dornach 1979

Stevinson, C., et al.: Homeopathic Arnica for prevention of pain and bruising. Randomized placebo-controlled trial in hand surgery, Journal of the Royal Society of Medicine, 96, 2 (2003): 60–65

Stirnadel, M.: Arnika als Heilpflanze, Nr. 38, Hippokrates Verlag, 1937

Stirnadel, M.: Med. Welt 1936, Nr. 21, Seite 767

Straube, M.: Versuch eines Konzepts der Traumatherapie, Der Merkurstab. Zeitschrift für Anthroposophische Medizin, 69, 6 (2016): 431–438

Thiel, B., Borho, B.: Die Therapie von frischen, traumatischen Blutergüssen der Kniegelenke (Hämarthros) mit Traumeel N Injektionslösung, Biologische Medizin, 20 (1991): 506–515

Thiel, E. J.: Beiträge zur Behandlung der Mastitis puerperalis, Weleda Korrespondenz-Blätter für Ärzte, 4/5 (1949)

Totonchi, A., Guyuron, B.: A Randomized, Controlled Comparison between Arnica and Steroids in the Management of Postrhinoplasty Ecchymosis and Edema, Plastic and Reconstructive Surgery, 120, 1 (2007): 271–274

Traversier, R.: Westliche Pflanzen und ihre Wirkungen in der TCM, Haug Verlag, Stuttgart 2014

Treichler, M.: Zur Therapie neurologischer Erkrankungen, Weleda Korrespondenz-Blätter für Ärzte, 74 (1969)

Troll, W.: Organisation und Gestalt im Bereich der Blüte, Springer Verlag, Berlin 1928

Turner, Nancy J.: Thompson Ethnobotany. Knowledge and Usage of Plants by the Thompson Indians of British Columbia, Memoir No. 3, Royal British Columbia Museum, Victoria 1990

Tveiten, D., et al.: Effekt av Arnica D 30 ved hard fysisk angtrengelse. En dobbeltblind randomisert undersøkelse under Olso Maraton 1990 (Effect of Arnica D 30 during hard physical exertion. A double-blind randomized trial during the Oslo Marathon 1990), Tidsskrift for den Norske Laegeforening, 111, 30 (1991): 3630–3631

Tveiten, D., et al.: Effects of the homoeopathic remedy Arnica D30 on marathon runners. A randomized, double-blind study during the 1995 Oslo marathon, Complementary Therapies Medicine, 6, 2 (1998): 71–74

Ulrich, B.: Anregung der Sinne bei einem Frühgeborenen, Der Merkurstab. Beiträge zur einer Erweiterung der Heilkunst, 4 (2000): 261–262

Unna, P. G.: Allgemeine Therapie der Hautkrankheiten, Urban & Schwarzenberg, Berlin/ Wien 1899

Unna, P. G.: Dermatologische Wochenschrift, 13 (1917): 313

Usui, K., et al.: Identification of HSP70-inducing activity in Arnica montana extract and purification and characterization of HSP70-inducers, Journal of Dermatological Science, 78, 1 (2015): 67–75

Ventoskovskiy, B. M., Popov, A. V.: Homoeopathy as a practical alternative to traditional obstetric methods, British Homoeopathic Journal, 79, 4 (1990): 201–205

Vermeulen, F.: Homöopathische Substanzen. Vom Element zum Arzneimittelbild. Eine neuartige Materia medica, Sonntag Verlag, Stuttgart 2004

Verrill, A., Hyatt A. H.: The American Indian. North, South and Central America, The New Home Library, New York 1943

Vickers, A. J., et al.: Homoeopathy for delayed onset muscle soreness. A randomised double ble blind placebo controlled trial, British Journal of Sports Medicine, 31, 4 (1997): 304–307

Vigneron, J. P., et al.: Optical structure and function of the white filamentary hair covering the edelweiss bracts, Physical Review, E 71, 011906, 8 (2005)

Vogel, H.-H.: Wege der Heilmittelfindung am Beispiel der WALA Heilmittel-Kompositionen, Salumed Verlag, Berlin 2015

Vogel, H.-H.: Der Herzinfarkt, Der Merkurstab. Beiträge zu einer Erweiterung der Heilkunst, 47, 4 (1994): 348–357

Vogel, S.: Die Blattgestalt. Ein Hinweis zur therapeutischen Wirkungsweise, Der Merkurstab. Beiträge zur einer Erweiterung der Heilkunst, 45, 1 (1992): 23–28

Vogel, V. J.: American Indian Medicine. The Civilization of the American Indian Series, Bd. 95, University of Oklahoma Press, Norman 1970

Vonarburg, B.: Natürlich gesund durch Heilpflanzen, Haug Verlag, Heidelberg 1996

Wagner, H., Jurcic, K.: Immunologische Untersuchungen von pflanzlichen Kombinationspräparaten, Arzneimittelforschung/Drug Research, 41, 2 (1991): 1072–1076

Wagner, H., et al.: Immunstimulierend wirkende Polysaccharide (Heteroglykane) aus höheren Pflanzen, Arzneimittelforschung/Drug Research, 35, 7 (1985): 1069–1075

Wagner, S., Merfort, I.: Skin penetration behaviour of sesquiterpene lactones from different Arnica preparations using a validated GC-MSD method, Journal of Pharmaceutical and Biomedical Analysis, 43, 1 (2007): 32–38

Weiss, R. F.: Lehrbuch der Phytotherapie, Hippokrates Verlag, Stuttgart 1986

Weremczuk-Jezyna, I., et al.: Constituents of the essential oil from hairy roots and plant roots of Arnica montana L., Journal of Essential Oil Research, 23, 1 (2011): 91–97

Werness, H. B., et al.: The Continuum Encyclopedia of Animal Symbolism in Art, Continuum, New York/London 2006

Wichtl – Teedrogen und Phytopharmaka. Ein Handbuch für die Praxis. Hrsg. W. Blaschek, 6. Auflage, Wissenschaftliche Verlagsgesellschaft, Stuttgart 2016

Widrig, R., et al.: Choosing between NSAID and Arnica for topical treatment of hand osteoarthritis in a randomised, double-blind study, Rheumatology International, 27, 6 (2007): 585–591

Wilkens, J.: Arnica D30 in der Wundheilung. Ein Wirksamkeitsnachweis und sein wissenschaftliches Umfeld, KVC Verlag, Essen 2003

Wilkens, J.: Die Heilkraft der Christrose, AT Verlag, Aarau 2014

Wilkens, J., Böhm, G.: Misteln. Kraftvolle Krebsheiler aus der Natur, AT Verlag, Aarau 2016

Willuhn, G.: Sesquiterpenlactone, potentielle Leitsubstanzen für die Arzneistoffindung, Deutsche Apotheker Zeitung, 127 (1987): 2511–2517

Willuhn, G., et al.: Weitere Helenanolide aus den Blüten von Arnica chamissonis subsp. foliosa, Planta Medica, 56, 1 (1990): 111–114

Willuhn, G., Leven, W.: On the Qualitative and Quantitative Analysis of the Sesquiterpene Lactones of Arnicae flos DAB 9, Pharmazeutische Zeitung Wissenschaft, 136, 1 (1972): 32–39

Woerdenbag, H. J., et al.: Decreased helenalin-induced cytotoxicity by flavonoids from Arnica as studied in a human lung carcinoma cell line, Phytomedicine, 2, 2 (1995): 127–132

Wolf, M., et al.: Efficacy of Arnica in varicose vein surgery: results of a randomized, double-blind, placebo-controlled pilot study, Forschende Komplementärmedizin und klassische Naturheilkunde, 10, 5 (2003): 242–247

Wood, M.: Arnica montana, Homeopathy Today, 1, 5 (1994): 23–25

Wotschke, C.: Ein Fall einer peripheren Durchblutungsstörung, die zu Gangrän führt, Ärzte-Rundbrief der Ärztegruppe der Anthroposophischen Gesellschaft Stuttgart, 2, 4 (1949): 186–187

Wotschke, C.: Beitrag zur Multiplen Sklerose, Ärzte-Rundbrief der Ärztegruppe der Anthroposophischen Gesellschaft Stuttgart, 1, 4 (1947): 27–30

Zedrosser, A.: Der Wolf (Canis lupus). Kehrt ein Mythos zurück?, Stapfia, 37 (1995): 243–250

Zell, J., et al.: Behandlung von akuten Sprunggelenksdistorsionen. Doppelblindstudie zum Wirksamkeitsnachweis eines homöopathischen Salbenpräparates, Fortschritte der Medizin, 106, 5 (1988): 96–100

Zeller, O.: Blütenknospen. Verborgene Entwicklungsprozesse im Jahreslauf, Urachhaus Verlag, Stuttgart 1983

Bildnachweis

Frank Meyer: Seite 2, 4, 18, 21, 23, 32, 47, 59, 65, 67, 71, 75, 77, 78, 83, 91, 98, 146, 147, 183, 190, 201
Ruth Mandera: Seite 33, 37, 55, 61, 83, 134
Jan Albert Rispens: Seite 35
Michael Straub: Seite 8/9, 51
WALA: Seite 57
Weleda: Seite 49
DHU: Seite 122
National Park Service: Seite 44
Gary Kramer, US Fish and Wildlife Service: Seite 93
Wikimedia Commons: Seite 85, 100
Wikipedia: Seite 87

Die Autoren

Dr. med. Johannes Wilkens
Ärztlicher Direktor der geriatrischen Rehabilitationsklinik Alexander von Humboldt in Bad Steben sowie in Privatpraxis tätig. Forschungsarbeiten im Bereich der Homöopathie und der anthroposophischen Medizin. Zahlreiche Artikel zu homöopathischen Arzneimitteln sowie Buchveröffentlichungen zu zentralen gesundheitlichen Themen wie der Krebstherapie, zu Schlaganfall, Demenz, Morbus Parkinson, Rückenschmerzen und der Wundheilung.
www.drjohanneswilkens.de

Dr. med. Frank Meyer
Seit über 30 Jahren als Facharzt für Allgemeinmedizin, Naturheilverfahren und Anthroposophische Medizin tätig, seit 1994 als integrativer Hausarzt in Nürnberg niedergelassen. Autor zahlreicher Zeitschriften- und Buchpublikationen zu Themen der Ganzheitlichen Medizin. Tätigkeit in der ganzheitlichen ärztlichen Fortbildung.
www.hertlein-und-meyer.de

Ruth Mandera
Botanikerin, seit 1998 freiberufliche Dozentin für Botanik und goetheanistische Heilpflanzenbetrachtungen. Studium der Biologie in Frankfurt und Ausbildung an der Freien Hochschule für Geisteswissenschaft in Dornach/Schweiz. 1983 bis 1998 Mitarbeiterin der Firma WALA Heilmittel GmbH in Bad Boll-Eckwälden. Grundlagenforschung zur Steigbildmethode und zur Heilpflanzenerkenntnis.
www.anthrobotanik.eu

Stichwortverzeichnis

Botanische Pflanzennamen sind *kursiv* gesetzt.

Herzinfarkt 100, 102f, 109, 120, 144, 148, 152ff.,157, 158f., 160f., 162,163
Herzkrankheit, koronare 111, 161, 162
Herzkrankheiten 152, 199
Herzmuskelschwäche 77, 111, 161f.
Herzrasen 110
Herzrhythmusstörungen 110, 111, 156
Hildegard von Bingen 86
Hinterwandinfarkt 156
Hirn- und größere Hautblutungen 88
Hirngefäßarthrose 102
Hirntumor 188ff.
Histamin 133
Hochdruckherz 77
Hör, Klaus Roman 140
Hörnerv, Erkrankungen 82
Hörverlust 82
Hufeland, Christoph Wilhelm 88
Hühneraugen 69
Husten 65, 113, 135, 146, 193
Hyoscyamus niger 77, 81, 154, 164
Hypertonie 121, 144
Hypopigmentation 109
Hyposphagma 193f
Ikarus 153
Impfung 196f.
Infektionen 62
Infektionserkrankungen, akute 101f., 121
Insektenstiche 137, 138
Iscador 177, 191
Iscador P 189
Kamille 43, 56ff., 107, 170
Karbunkel 88
Karotisdissektion 156
Karpaltunnelsyndrom 132
Keloide 56, 138
Keuchhusten 122, 140, 144
Kiefernmistel 189
Kleinhirninfarkt 170
Kneipp, Sebastian 88
Knochenbrüche 65
Knollenblätterpilzvergiftung 75
Köhler, Gerhard 121f.
Kollaps 110
Kontaktallergie 106ff.
Kopfschmerzen 114, 132, 140, 168, 170
Kopftraumata 188
Korbblütler 20ff., 30, 34, 37, 53, 104, 107, 142
Krampfadern 113, 121

Krämpfe 123f., 125, 182
Krampfhusten 101
Krebserkrankung 69, 129
Kupfer 148, 149, 197
Kupferglanz 197
Lähmung 88, 132, 165, 172, 174, 176, 177, 178, 180, 182, 197
Lathyrus sativus 175, 179
Laubersheimer, Andreas 69
Leber- und Galleerkrankungen 79, 80
Leber- und Nierenerkrankungen 80
Leberdurchblutung, Anregung 79
Leberzirrhose 69, 75
Leontopodium nivale 81ff., 185, 192
Leto 93
Leukämie 108
Linksherzversagen 103
Linné, Carl von 29, 42, 87
Lippenblütler 30, 39, 41, 61
Löwenzahn 35, 42, 66ff.
Lumbalpunktion, Folgen 132
Lumboischialgie 132, 133
Lungenabszess 168
Lungenstauung 163
Luxationen (Ver- und Ausrenkungen) 159
Magengeschwür 101
Makuladegeneration 194f.
Malaria 80, 88, 121
Mandelentzündung 63
Mariendistel 74ff.
Marienpflanzen 55, 74, 96
Masern 121
Matricaria chamomilla 56
Matricaria recutita 56ff., 107, 170
Matthaeus Sylvaticus 86
Matthioli, Pietro Andrea 80
Mayer, Johannes Gottfried 40, 79
Medulla spinalis 157, 176, 177, 179, 180, 188
Menière-Krankheit 82
Menstruationsbeschwerden 65
Merfort, Irmgard 107, 109
Meteoreisen 178
Meyer, H.C.F. 62
Mezger, Julius 121
Miller Beard, George 26
Mistelextrakt 177, 189
Momsen, Jürgen 63, 65
Mononukleose (Pfeiffersches Drüsenfieber) 55

© 2018
AT Verlag, Aarau und München
Lektorat: Diane Zilliges, Murnau
Grafische Gestaltung und Satz: AT Verlag, Aarau
Druck und Bindearbeiten: Westermann Druck, Zwickau
Printed in Germany

ISBN 978-3-03800-081-5

Dieses Buch ist auch als E-Book erhältlich

www.at-verlag.ch

Der AT Verlag, AZ Fachverlage AG, wird vom Bundesamt für Kultur
mit einem Strukturbeitrag für die Jahre 2016–2020 unterstützt.

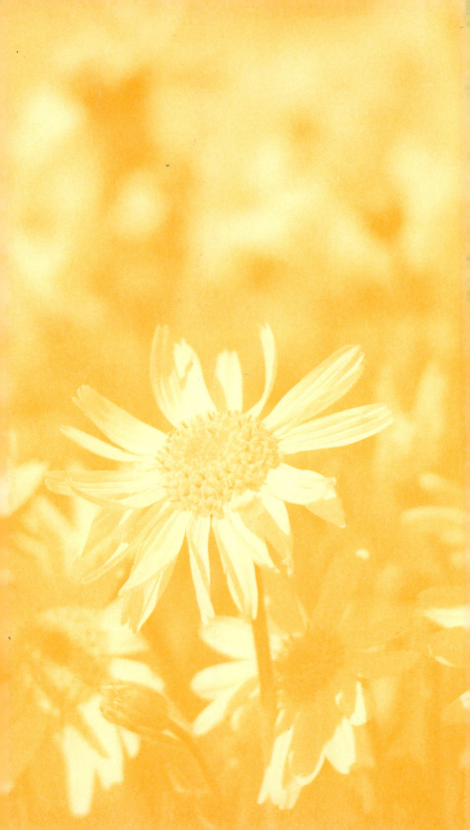